Für dich

Ich danke dir für alles! Für deine immer klugen, klaren, differenzierten Worte und deine treue, bedingungslose Liebe!

Begleitwort

Jahrzehntelang dominierte die Frage nach der universellen „richtigen Ernährung" die Diskussion in der Ernährungswissenschaft – ein Ansatz, der oft vernachlässigt, dass jeder Mensch und sein Stoffwechsel einzigartig ist, und der dazu führt, dass viele Menschen mit Übergewicht und Adipositas täglich frustrierende Abnehmerfahrungen machen.

Es ist an der Zeit, sich stattdessen mit der Frage zu befassen, was die richtige Ernährung für das Individuum ist. Denn was bei dem einen beim Abnehmen effektiv funktioniert, kann bei der nächsten Person völlig anders aussehen. Unterschiedliche Gene, das individuelle Darmmikrobiom sowie persönliche Ernährungspräferenzen und erworbene Essgewohnheiten beeinflussen maßgeblich den Stoffwechsel und folglich das Körpergewicht.

In diesem Buch präsentiert die Autorin ein spannendes Konzept, das auf Erkenntnissen der physiologischen und biochemischen Forschung beruht und darauf abzielt, Menschen mit Übergewicht und Adipositas nicht nur mit allgemeinen Ernährungsempfehlungen zu versorgen, sondern sie im Vorfeld gezielt zu vermessen. Dabei werden spezifische Parameter erhoben, die repräsentativ für den Stoffwechsel stehen. Die daraus resultierenden individuellen Ergebnisse bilden die Grundlage für eine maßgeschneiderte Ernährungstherapie.

Dieser Ansatz ist so überzeugend wie logisch. Vor einer Operation steht die Diagnostik – warum sollte das in der Ernährungsmedizin anders sein? Das vorliegende Buch unterscheidet sich erkenntnisreich von anderen Büchern zum Thema „Abnehmen". Die Autorin präsentiert ihre Methode anhand realer Fälle aus der Praxis, was das Buch lebensnah und nachvollziehbar macht – mit einem Blick hinter die Kulissen zeitgemäßer Ernährungsmedizin, der nicht nur informiert, sondern dazu ermutigt, den eigenen Stoffwechsel zu verstehen und nachhaltige Veränderungen im Alltag vorzunehmen.

Prof. Dr. med. Christian Sina

Institut für Ernährungsmedizin,
Universitätsklinikum Schleswig-Holstein

Daniela Kielkowski

Die Stoffwechsel-Revolution

Abnehmen mit Kohlenhydraten

Inhalt

Sämtliche im Buch gezeigten Messungen sind anonymisiert. Die Namen der Patienten wurden aus Datenschutzgründen geändert.

Eine Liste der Studien, auf die im Buch verwiesen wird, beziehungsweise das Literaturverzeichnis erhalten Sie über den QR-Code auf dem Umschlag.

Ein Überblick: was Sie von diesem Buch erwarten können

Ich bin Ärztin, habe mich auf das Gebiet der Ernährungsmedizin spezialisiert, arbeite in Berlin in einer zehnköpfigen Praxis aus Ernährungswissenschaftlern sowie Studenten der Ernährungswissenschaften und bilde im dualen System Ernährungsberater aus. Von meinem Team und mir wurden in den vergangenen 18 Jahren etwa 15.000 Patienten behandelt, die oft langwierige Diätkarrieren hinter sich haben. Mein ganzes wissenschaftliches Leben habe ich auf diese Weise mehr oder weniger dem Stoffwechsel gewidmet.

Ein großer Teil dieser Patienten ist erstaunlich diszipliniert, weiß fast alles über gesunde Ernährung, hat unzählige Diäten hinter sich und ist trotzdem vorher in Sachen Übergewicht gescheitert. Jeden Einzelnen haben wir – oft über viele Jahre – mit wissenschaftlich fundierten Stoffwechselmessungen begleitet und angeleitet, um aus diesem Teufelskreis auszubrechen. Ich darf sagen: manchmal mit viel Geduld, aber mit überwältigendem Erfolg.

Der Stoffwechsel ist individuell, folgt aber gewissen Gesetzmäßigkeiten. Ursache für in Jahrzehnten aufgebautes Übergewicht ist die enorme Leistungsfähigkeit des Stoffwechsels, vor allem des Gehirns, sich an Lebensweisen und Ernährungsvorlieben anzupassen. Ungünstige Ernährungsgewohnheiten, die wir uns im Alltag angeeignet haben, die durch unsere Kindheit geprägt und später in Ernährungstrends wie Low Carb und Intervallfasten erlernt wurden, können dabei Auslöser sein. Anfangs wirken Diäten verblüffend gut, sorgen aber langfristig für einen sinkenden Stoffwechsel. Dieser kommt fortan mit weniger aus als zuvor, was bei gleicher Nahrungsaufnahme wie vor der Diät langsam, aber sicher den Abnehmerfolg nicht nur wieder aufzehrt, sondern oft mit zusätzlichen Kilos verbunden ist.

Ausgerechnet die vielen Diäten und Fastenzeiten im Stoffwechselleben spielen eine verhängnisvolle Rolle. Und ausgerechnet die Aufnahme von mehr Kohlenhydraten nach einem festen Schema hilft unseren Patienten, diesen Teufelskreis zu durchbrechen. Das vielleicht Verblüffendste dabei ist, dass sie lernen, mehr zu essen, ohne zuzunehmen. Und wir zeigen Wege, Kilos zu verlieren, ohne in alte Fallen zu tappen.

Um zu erklären, wie der Stoffwechsel funktioniert, wie man die verschiedenen Stoffwechseltypen erkennt und man aus dem Diäthamsterrad herauskommt: Dafür habe ich dieses Buch geschrieben. Es wird Ihnen helfen, die komplexen Zusammenhänge zu verstehen. Sie können dann Ihren Stoffwechsel – genauso wie in unserer Praxis – bei sich vor Ort (zum Beispiel in gut ausgestatteten Fitnessstudios oder bei manchen Personal Trainern) zu überschaubaren Kosten wissenschaftlich vermessen lassen und mithilfe meiner Patientenbeispiele herausfinden, welcher Typ Sie sind. Diese Messungen sind eine spezielle Spirometrie (Atemluftmessung) zur Feststellung Ihres Grundumsatzes und der Fähigkeit Ihres Körpers, Fett zu verbrennen, sowie eine hochpräzise Körperfettverteilungsmessung, die zur Erfolgskontrolle eingesetzt wird – anhand der auf dem Umschlag platzierten QR-Codes können Sie Messmöglichkeiten in Ihrer Nähe herausfinden. Mit den zeitweise in Mode gekommenen Bluttypenbestimmungen haben diese Messungen übrigens nichts zu tun. Unsere Verfahren sind wissenschaftlich, jederzeit nachprüfbar und kontrollierbar.

Der Weg aus dem gesundheitsgefährdenden Übergewicht wird mit diesem Buch auch für die Menschen möglich, die trotz sehr geringer Kalorienzufuhr zuletzt nicht mehr abgenommen haben. Aufgrund meiner jahrzehntelangen Tätigkeit als Ernährungsmedizinerin und aus der Erfahrung des öffentlichen Diskurses vermute ich, dass deutlich mehr Übergewichtige von diesem verminderten Stoffwechsel betroffen sind, als öffentlich diskutiert wird. Ich wage sogar die Behauptung: der überwiegende Teil der Menschen, die seit Jahren verzweifelt versuchen, ihr Gewichtsproblem zu lösen. Die Spirometrie bringt es zuverlässig an den Tag.

Ich kann und werde Ihnen keine 14-Tage-Wunder versprechen – diese vermeintlichen Wunder haben die meisten ohnehin mehrfach ausprobiert. Dieser Weg braucht Zeit und Geduld. Aber er funktioniert und hilft vor allem nachhaltig.

Die Ursachen von Fettpolstern und Übergewicht

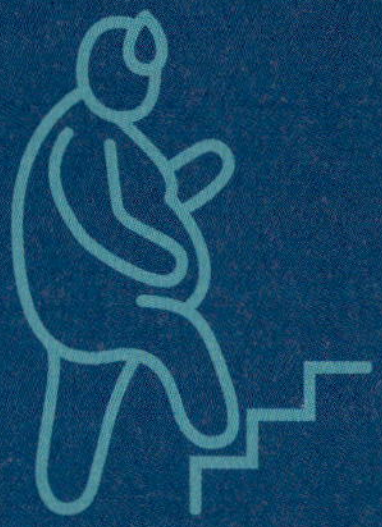

Warum Studien in der Ernährungslehre schwierig sind • Studien und Wissenschaft im Widerspruch: Ursachen für Übergewicht • Was unser Gehirn damit zu tun hat, wenn wir zunehmen • Wie der Stoffwechsel seinen Energiebedarf deckt • Freispruch für die Kohlenhydrate

„Jetzt schreibt sie das zigste Buch über Ernährung!" Diese Aussage stimmt nicht ganz, denn es ist ein Buch über den Stoffwechsel und dessen Fähigkeit, sich jeder Lebens- und Ernährungsform anzupassen. Viele Jahre konnte ich widerstehen, obwohl es nicht an Angeboten und Mitschreibegelegenheiten mangelte. Warum also jetzt?

In fast 20 Praxisjahren habe ich mittlerweile etwa 15.000 Menschen mit Gewichtsproblemen jeglicher Art persönlich betreut – größtenteils viele Monate bis mehrere Jahre. Es gibt wohl nur wenige Ärzte in Deutschland, die auf einen ähnlich breiten Erfahrungsschatz und die daraus resultierende wissenschaftliche Dokumentation zurückgreifen können. An diesen Patienten konnte ich beobachten, wie gut oder schlecht Ernährungsmythen funktionieren, und mittels wissenschaftlicher Messverfahren dokumentieren, was diese mit dem Stoffwechsel anrichten können. Dennoch würde ich für mich nie in Anspruch nehmen, abschließend zu wissen, was die richtige Ernährung ist.

Solche Aussagen sollte kein Arzt oder Wissenschaftler treffen. Versteht er sich auf das Thema, wird er eher Demut vor der Komplexität und vor allem der Individualität von Stoffwechselprozessen entwickeln. Kein Arzt oder Therapeut sollte sich hinstellen und sagen, wie ein Geheimrezept für alle aussieht.

Nur eines hat die Wissenschaft in der Ernährung bis heute schlüssig bewiesen: dass bisher nichts richtig bewiesen ist! Prof. Dr. Peter Stehle, Präsidiumsmitglied der Deutschen Gesellschaft für Ernährung, offenbarte 2016: „Wir können nicht genügend wissenschaftliche Evidenz (Anmerkung: Beweise) liefern." Die beobachteten Ergebnisse der Ernährungsforschung seien daher „argumentativ sehr, sehr schwach. Aber das war immer so und wird so bleiben. Solche Interventionsstudien wird es nie geben!" Auch hinsichtlich der Frage, wie hoch der Einfluss der Ernährung auf die Gesundheit ist, spricht Professor Stehle Klartext: „Das lässt sich nicht quantifizieren. Niemand weiß das."

Warum Studien in der Ernährungslehre schwierig sind

Auch künftig wird es schwer sein, Licht ins Dunkel zu bringen. Was dem einen hilft, kann dem anderen schaden. Sicher ist bis heute nur, dass Gesundheit und Stoffwechsel individuell anders reagieren. Dabei kommen körperliche Voraussetzungen genauso zum Tragen wie Umstände aus der Lebenssituation heraus. Beides hat großen Einfluss auf die Wirkung von Ernährung, auf Stoffwechsel und Gesundheit. In einigen Beispielen möchte ich Ihnen erklären, warum es fast unmöglich ist, in der Ernährungsmedizin Studien durchzuführen, die so präzise funktionieren wie randomisierte Doppelblindstudien bei Arzneimitteln.

Hinsichtlich einer gesunden Ernährung werden immer wieder die sogenannten blauen Zonen zitiert, also Regionen, die sich durch eine überdurchschnittliche Lebenserwartung und Gesundheit auszeichnen. Diese liegen in unterschiedlichen Gebieten, unter anderem in:

USA: Loma Linda
JAPAN: Okinawa
GRIECHENLAND: Ikaria
ITALIEN: Sardinien
COSTA RICA: Nicoya-Halbinsel
ECUADOR: Vilcabamba

Schaut man sich die Unterschiede der regionalen Nahrungsmittel an, ist von Reis, Pasta, Kartoffeln, Hülsenfrüchten, Schweine- und Schafsfleisch bis zu Fisch, Gemüse, Obst, Olivenöl und Wein alles dabei, was auch wir kennen. Auf Sardinien kommen sogar vermehrt getrocknete Würste, Schinken und Thipula, also Krapfen aus Kartoffelpüree, Mehl und Eiern, auf den Tisch. In Ecuador wird übrigens mehr Zucker und Salz verwendet, als viele Ärzte in Deutschland für zuträglich halten. Und selbst wenn es naheliegend scheint, dass eine hohe Lebenserwartung mit einer gesünderen Ernährung mit viel Olivenöl, viel Fisch und Gemüse einhergeht, müsste man für den wissenschaftlichen Nachweis ein Experiment aufsetzen, das beispielsweise so aussieht:

3.000 zufällig ausgewählte (also randomisierte) Personen werden in Gruppen eingeteilt, die 20 Jahre auf einer möglichst einsamen Insel mit möglichst wenig anderen Einflüssen unter gleichen Bedingungen leben. Körperliche Grundvoraussetzungen wie Alter, Gewicht, Gesundheit und Herkunft sind innerhalb der Gruppen gleich verteilt und die Teilnehmer haben ab Studienstart einen ähnlichen Tagesablauf.

So könnte eine aussagekräftige klinische Studie über die Wirkung einer Ernährungstherapie starten – das wären die Grundvoraussetzungen für randomisierte, placebogestützte, doppelblinde Interventionsstudien (Randomized Controller Trials, RCT). Dabei werden die Teilnehmer zufällig in zwei Gruppen eingeteilt: eine Interventionsgruppe, die die Therapie erhält, und eine Kontrollgruppe, die ihre gewohnte Ernährung beibehält. Der Zweck besteht darin, dass die Teilnehmer nicht wissen, in welcher Gruppe sie sich befinden: Weder wissen sie, ob sie die Therapie erhalten, noch ob sie zur Kontrollgruppe gehören. Das wird als erste Verblindung bezeichnet. Zusätzlich wissen die Studienbetreuer, die direkt mit den Gruppen interagieren, nicht, welche Gruppe welche ist. Dadurch wird die Studie doppelblind durchgeführt.

Dieses Vorgehen ist ideal für Medikamentenstudien: Jede Gruppe erhält entweder das Medikament oder einen Placebo, ohne zu wissen, was sie bekommen hat. Sogar die Person, die das Medikament verteilt, weiß das nicht. Doch nur so kann wirklich eine Kausalität hergestellt, also geprüft werden, ob ein Medikament wirkt oder nicht. Das macht deutlich, dass qualitativ hochwertige RCT-Studien in der Ernährungswissenschaft/-medizin zur Klärung, was die beste Ernährung ist, niemals realisierbar sind.

Diese Gruppen begleitet man idealerweise über Jahrzehnte und wertet regelmäßig medizinische Parameter aus. Würden sich in einer zweiten, ähnlich aufgebauten Studie an einem anderen Ort die gleichen Ergebnisse mit einer vergleichbar deutlichen Signifikanz wiederholen, könnte man von einem kausalen wissenschaftlichen Beweis sprechen. **Solange solche Studien nicht vorliegen, müssen wir in der Ernährungswissenschaft davon ausgehen, dass wir immer auf Vermutungen und Erfahrungen angewiesen sind, mit denen man als Ernährungsmediziner sehr vorsichtig umzugehen hat.**

Denn es kann durchaus sein, dass positive Einflüsse auf ein anderes Stressniveau, mehr soziale Kontakte, eine entspanntere Lebenseinstellung oder auch auf das mediterrane Klima zurückzuführen sind. Immer wieder werden mit Verweis auf Studien oder Daten nie belegte Zusammenhänge hergestellt, die Betroffene möglicherweise in für sie gesundheitsschädliche Ernährungsweisen treibt. Das e i n e nachhaltige Konzept, nie wieder dick zu sein, existiert nicht. Wer sich wirklich wissenschaftlich mit dem Stoffwechsel auseinandersetzt, erkennt das schnell.

Übergewicht ist ein Symptom für ein Ungleichgewicht in einem ultrakomplexen System. Entstehen in diesem Probleme, richtet sich das gesamte System entsprechend aus. Nach und nach erschließen wir uns in der Wissenschaft die Stoffwechselwege, wir werden zunehmend fündiger, aber die probaten allgemeingültigen Lösungen haben wir eben immer noch nicht gefunden.

Unzählige Studien können also ihre Schlussfolgerungen nicht wissenschaftlich belegen. Aber in der Öffentlichkeit führen sie zu maximaler Verunsicherung. Und zu Büchern, in denen Ernährungsweisen als gesetzmäßig für oder gegen Übergewicht dargestellt werden. Wenn dann in einem Buch von 1.000 ausgewerteten Studien die Rede ist, staune ich über so viel Selbstbewusstsein des Autors. Denn keine einzige davon ist ein wissenschaftlicher Beweis für die gesündeste und wirksamste Ernährung. Daran ändert auch die Menge nichts. In der Regel ist es schon schwierig, weil beispielsweise Alter, Herkunft, Geschlecht, sozialer Status, Risikofaktoren der Teilnehmer abweichen.

Weitere Probleme solcher Beobachtungsstudien: Spätestens nach einem Jahr ist in der Regel Schluss. Bei längeren Laufzeiten relativieren sich die Ergebnisse jedoch oft.

Manche Menschen mögen davon profitieren, wenn sie mehr Gemüse und weniger Kohlenhydrate essen. Andere können damit aber Probleme bekommen, weil es ihren Stoffwechsel aus dem Tritt bringt. So können eben auch Mangelversorgungen entstehen, Energiedefizite, die den Stoffwechsel so unter Druck setzen, dass gesundheitliche Probleme die Folge sind. Diese Patienten haben viele meiner Kollegen und ich in der Praxis.

FAZIT Wissenschaftliche Studien sind zur Gretchenfrage „Was ist gesunde Ernährung?" nicht durchführbar, selbst wenn sie gern als „klinisch" bezeichnet und randomisiert sind. Es gibt zu viele Lücken in der Systematik!

Die Frage ist doch nicht, ob Fasten oder das Einsparen von Kohlenhydraten oder Kalorien zu einer Gewichtsabnahme führt. Bei den meisten Menschen wird das zunächst der Fall sein. Die eigentliche Frage ist, welche Auswirkungen diese spezielle Ernährung langfristig auf sie hat, besonders wenn sie diese Methoden wiederholt anwenden: Können sie ihr Gewicht halten oder beginnt für sie eine Diätkarriere mit massiver Störung des Fettstoffwechsels und krankhaftem Übergewicht?

Letztlich muss der Stoffwechsel jede Form der Ernährung akzeptieren und sich damit wohlfühlen. Der Ernährungswissenschaftler Uwe Knop, Autor mehrerer Sachbücher, setzt sich öffentlich mit der Studienlage auseinander – sehr zum Leidwesen von Experten, die ihr zu verkaufendes Konzept so gern mit irgendwelchen Studien untermauern. Er legt den Finger in Wunden und fragt, wenn nötig, laut nach. Bis heute gibt es zum Beispiel keine gesicherten Erkenntnisse darüber, welche Nahrungsmittel wirklich krank machen oder gesund sind. Es gibt nur Hypothesen darüber, Vermutungen, Korrelationen, mögliche Hinweise. Und die Schlussfolgerungen daraus ändern sich noch ständig. Unter anderem gibt es keinen Beweis dafür, dass Übergewicht allein Krebs verursacht, aber gelesen haben Sie das sicher öfter. Und wenn in einer Studie die Krebsrate bei den Übergewichtigen signifikant um 20 Prozent höher war, kann es sein, dass von 1.000 Teilnehmern fünf statt vier Krebs entwickelt haben. Das könnte an Hunderten Parametern gelegen haben.

Es gibt nicht mal wissenschaftliche Beweise dafür, dass „gesunde Ernährung" Übergewicht verhindert. Ist das nicht verrückt? Aber fast jeder glaubt schon als Kind daran. Würden Sie behaupten, dass alle schlanken Menschen, die Sie kennen, immer gesund essen und sich viel bewegen? Oder dass jeder Übergewichtige, den Sie kennen, maßlos isst? Ich kann nur sagen: Das kann nicht sein, denn ich erlebe täglich Menschen, die mit Übergewicht zu kämpfen haben, obwohl sie gefühlt alles richtig machen. Mir geht es nicht darum, diese Studien zu verteufeln, aber wir sollten uns auf wissenschaftliche Fakten und vor allem auf innovative technische Messungen verlassen, die nachprüfbar und wiederholbar sind. Vor allem sollten wir aufhören, Theorien zu entwickeln, die für alle Menschen stimmen.

Selbst für Ärzte ist es nicht alltäglich, Studien richtig zu lesen, zu groß ist die Vielfalt. Und um ein seriöses Studiendesign zu erkennen, bedarf es schon einiger wissenschaftlicher Erfahrung. Hinzu kommt, dass die Wissenschaft selbst nicht immer sinnvoll zusammenarbeitet. So finden zum Beispiel gute Daten, die in verschiedenen wissenschaftlichen Einrichtungen erhoben wurden und in Kombination zur Lösung eines komplexen Problems führen könnten, einfach nicht zusammen, obwohl sie sich gegenseitig dringend bedingen. Deshalb dauert es oft sehr lange, bis man in der Wissenschaft weiterkommt. Trotzdem bin ich ein großer Verfechter der seriösen Wissenschaft und der festen Überzeugung, dass der methodische Weg der richtige ist und nur in der Vernetzung beziehungsweise Globalisierung noch großer Handlungsbedarf besteht.

Gehen Sie also davon aus, dass man für allgemeingültige Ernährungsempfehlungen so gut wie keine seriösen Studien durchführen kann. Zu jedem Problem lassen sich deshalb gegensätzliche Aussagen finden.

STUDIEN UND WISSENSCHAFT IM WIDERSPRUCH: URSACHEN FÜR ÜBERGEWICHT

Googeln Sie mal, ob Salz gesund oder ungesund ist. Für beide Meinungen finden Sie Argumente und Studien. Zumindest die Panikmache, dass Bluthochdruckpatienten wenig Salz essen sollten, da sie sonst Gefahr laufen, einen Herzinfarkt oder vermehrt Schlaganfälle zu erleiden, wurde recht schnell wieder korrigiert. Zu Recht, denn der Mensch braucht Salz und kann auch bei zu geringem Konsum eine Katastrophe erleben. Diese Korrektur hat allerdings kaum jemand wahrgenommen, weil sie nicht so pompös verkündet wurde wie die Panikmeldung. Dennoch essen viele Menschen seither viel zu wenig Salz und leben damit einen nicht ganz ungefährlichen Mythos. Es geht nicht darum, dass zu viel Salz nicht schaden kann, sondern dass zu wenig ebenfalls schaden kann.

Wie halte ich es mit den Salzempfehlungen? Zuerst folge ich meiner Leidenschaft für Biochemie und Physiologie und sinniere über den

Weg des Wassers und des Salzes im Körper: Was ist wissenschaftlich plausibel und was weiß ich darüber? Wenn ich mich dann daran erinnere, dass unsere Zellen nicht durch Türen, Fenster, Gepäckbänder oder Smartphones miteinander kommunizieren, sondern hauptsächlich durch Flüssigkeit Informationen ausgetauscht werden, Mineralien viele Schranken öffnen und ein Trick der Zellen untereinander – neben dem aktiven Zelltransport über Transportproteine – Osmose und Diffusion heißt, kann ich mir den Weg des Wassers bei zu viel und zu wenig Salz erklären. Beides kann zu Einlagerungen führen.

Zusätzlich kann ich auf die Bioimpedanzwaage zurückgreifen und die Ergebnisse mit Idealwerten abgleichen. Dieses Messgerät erfasst nämlich auch den Wasserhaushalt des Körpers und wenn ich Auffälligkeiten oder Schwankungen in den Reduktionsphasen feststelle, frage ich gezielt nach der Salzmenge. Dann empfehle ich individuell mehr oder weniger Salz, ohne dogmatisch zu sein. Die Wirkung meiner Empfehlung kann ich beim nächsten Termin kontrollieren.

Deshalb ein praktischer Rat: Lassen Sie bei Gelegenheit Ihre Stoffwechseldaten messen, schauen Sie, ob Ihr Stoffwechsel eine gute Leistung aufweist und er in Ruhe gut Fett verbrennen kann. Wenn dem so ist: Alles gut! Haben Sie trotzdem Übergewicht, gehen Sie auf Spurensuche und nutzen Sie die Beispiele aus diesem Buch, um nach ähnlichen Stoffwechseldaten zu schauen.

Sie wissen nun, dass es keine allgemeingültigen Aussagen für jeden Menschen gibt, aber sehr viele Menschen ähnliche Stoffwechseltypen haben. Und das kann einem einen guten Hinweis geben, was man versuchen kann. Denn letztlich müssen Sie Ihr Konzept selbst finden, einen Weg, den Sie ohne großes Verbiegen relativ konsequent und langfristig umsetzen können.

Wenn man nichts beweisen kann, gilt dann im Umkehrschluss, dass alles egal ist? Wir können essen und trinken, was und so viel wir wollen? Sind Gesundheit und Ernährung einfach nur russisches Roulette?

Natürlich nicht! In den unzähligen Beobachtungsstudien gibt es immer wiederkehrende Beobachtungen von Effekten, Verhaltensweisen und Nahrungsmitteln, die auf positive Entwicklungen hindeuten.

Belegt sind zum Beispiel positive Effekte durch gesundes Körpergewicht, mentale Gesundheit, Bewegung, ausreichend Schlaf und Ruhephasen sowie eine ballaststoffreiche Ernährung. Aber es gibt eben zum einen keine Garantie dafür, dass gesunde Ernährung nie zu Übergewicht führt, und andererseits kann es auch mit Idealgewicht zu schlimmen Erkrankungen kommen.

Aller Vorrede zum Trotz: Es gibt eine gute Grundlagenforschung, die auf mögliche zukünftige revolutionäre Erkenntnisse hindeutet – zum Beispiel die gerade veröffentlichte Studie, die untersuchte, inwiefern vegane und ketogene Kost das Immunsystem und den Stoffwechsel beeinflussen. Trotz interessanter Parameter in der Multiomics-Untersuchung kamen die Studienleiter zur Erkenntnis, dass sich in der Grundlagenforschung nicht klären lässt, welche Strategien bei welchen Erkrankungen anzuwenden sind. Es lässt sich nur vermuten, dass es ein Potenzial gäbe, durch kontrollierte Ernährungsinterventionen die Gesundheit zu fördern.

Grundsätzlich steht die Grundlagenforschung Ärzten als Basis zur Verfügung, darauf können sie sich beziehen. **Im Klartext bedeutet das auch, dass man bei jedem einzelnen Patienten versuchen sollte, den Stoffwechsel herzuleiten, beispielsweise mit Messungen, um das Stoffwechselmuster zu erkennen und den besten Weg für diesen Patienten zu finden.**

In aller Regel lauten die Ziele, Übergewicht und Körperfettanteil zu reduzieren. Aber es ist gerade für betroffene Menschen – ob krank, übergewichtig oder beides – von Vorteil, dabei professionell begleitet zu werden. Das beginnt damit, Konzepte anzubieten und diese zu begleiten, zu beobachten, anzupassen und zu optimieren. Am Ende sollte immer ein leistungsfähiger Stoffwechsel stehen. Nun werde ich nicht jeden von Ihnen persönlich in meiner Praxis in Berlin betreuen können, aber ich möchte mit meinem Buch dazu beitragen, dass auch Sie dahin kommen können, dass Ihr Stoffwechsel wieder funktioniert und aus sich selbst heraus dafür sorgt, dass keine neuen Fettpolster angelegt werden.

Nach vielen Tausenden Patienten mit Hunderttausenden Behandlungen, unzähligen Stoffwechselvermessungen und Datenerhebungen können wir heute aus den wiederkehrenden Beobachtungen Verhaltensregeln ableiten, die nachhaltig einen erfolgreichen Therapieweg für unterschiedlichste Stoffwechselstörungen darstellen, ohne den Anspruch zu erheben, dass immer einer dieser Wege zum Erfolg führen muss.

Im weiteren Verlauf dieses Buches versuche ich, Ihnen Wege aufzuzeigen, wie Sie in Eigenregie Ihren Stoffwechseltyp identifizieren, eventuelle Entgleisungen langfristig korrigieren und ihnen künftig entgegenwirken können. Ich hoffe, Sie erfahren dabei sowohl sehr viel Interessantes über den Stoffwechsel im Allgemeinen als auch über Ihr persönliches Problem. Einige Themen, mit denen ich Sie vertraut machen möchte, präsentiere ich Ihnen schon mal als Vorschau:

- Weshalb Kohlenhydrate die Fettverbrennung anregen können und so für den Körper und nachhaltiges Abnehmen wichtig sein können
- Weshalb man vielleicht nicht mehr abnehmen kann, obwohl man wenig isst und viel Sport treibt
- Weshalb Diäten oftmals nur beim ersten Versuch erfolgreich sind und beim zweiten oder dritten Versuch vielleicht doch nicht mehr funktionieren
- Weshalb irgendwann nur noch die Ausnahmen im Alltag dick machen können
- Weshalb Intervallfasten manchmal funktionieren und obendrein wieder dick machen kann
- Weshalb Heißhunger ein Alarmsignal des Stoffwechsels sein kann und warum er nicht zwangsläufig Zuckersucht bedeuten muss
- Weshalb man mitunter auch essen sollte, obwohl man keinen Hunger verspürt

- Weshalb Ungeduld und die falsche Erwartungshaltung immer dicker machen können
- Weshalb Gewichtsprobleme sehr oft in erster Linie Stoffwechselprobleme sind und nicht zwangsläufig mit falscher Ernährungsweise zusammenhängen
- Wie ein langsamer Stoffwechsel aussehen kann
- Warum nicht jeder Stoffwechsel dieselbe Fettverbrennung aufweisen kann
- Weshalb Abnehmen kein Dauerprojekt sein darf und warum man nicht ständig auf jeden Abnehmtrend hereinfallen sollte
- Was es mit der Autophagie (körpereigene Entgiftung auf Zellebene) beim Intervallfasten wirklich auf sich hat
- Was an Abnehmspritzen mit Semaglutid problematisch sein kann
- Wie man seinen Stoffwechsel analysieren lassen kann
- Wie sich ein müder Stoffwechsel wieder ankurbeln lassen kann

---

Sie werden dabei schnell feststellen, dass vieles von dem, was heute gern als Stand der Wissenschaft verkauft wird, zwar in der Theorie prächtig und erfolgreich vermarktet wird, aber in der Praxis schlicht nicht funktionieren muss. Zunehmend gewinne ich den Eindruck, dass der Stoffwechsel in zahllosen Büchern und Artikeln zum Freiwild erklärt wurde und offensichtlich das Gefühl erweckt werden soll, dass er nur auf neue Ideen und Konzepte wartet und sich dann willenlos fügt. Scheitern propagierte Ernährungskonzepte dann, liegt es natürlich an dessen Besitzer, seinem schwachen Willen oder seinem fehlenden Zugang zu sich selbst und seinem Inneren.

Tatsächlich macht der Stoffwechsel nicht alles, was man über ihn zu Papier bringt. Am Ende ist er komplexer und anpassungsfähiger, als man es sich vorstellen kann. Vieles ist mit ihm nicht zu machen – vielen Diät-Bestsellern zum Trotz. Wir können uns ja auch nicht einfach durch pures Luftanhalten selbst ersticken, Organe bewusst an- oder abschalten und auch nicht einfach mit Ingwer und Kurkuma jedermanns Fettverbrennung ankurbeln. Der Stoffwechsel des heute lebenden Menschen hat sich über Hunderttausende Jahre entwickelt und gelernt, mit den unterschiedlichsten Notsituationen umzugehen. Und dabei wäre Übergewicht ab und an sicher das kleinere Übel gewesen.

Das Gros der Patienten, das täglich in meine Praxis kommt, hat schon mehrfach gefastet, hat viel Erfahrung mit Low Carb und Kalorienzählen und weiß zumeist einiges über antientzündliche Ernährung. Ein nicht unerheblicher Teil beherrscht darüber hinaus entspannende Atem- und Meditationstechniken, lebt vielleicht bereits vegan oder vegetarisch oder isst insgesamt gesünder als der Durchschnitt der Bevölkerung. Dennoch kommen diese Menschen zu mir, weil sie ihre Ziele nicht erreicht haben und bisher im permanenten Kampf gegen Übergewicht und Fettpolster nicht erfolgreich waren.

In kaum einer Region weltweit wird mehr über gesunde Ernährung und Gewichtsreduktion gesprochen und gewusst als bei uns. Am guten Willen kann es bei diesen Betroffenen nicht liegen und Ignoranz ist den meisten ebenfalls nicht vorzuwerfen. Jedenfalls nicht dem Großteil meiner Patienten. Woran kann es dann liegen? Bereits vor vielen Jahren wurden viele Geheimnisse des Stoffwechsels und dessen Steuerung durch das Gehirn von renommierten Wissenschaftlern beleuchtet und veröffentlicht. Warum diese Ergebnisse bis heute weniger bekannt sind als so manche Diät? Darüber kann ich nur spekulieren. Ich für meinen Teil habe mich seit Beginn meiner ernährungsmedizinischen Karriere von allen möglichen Diätmythen ferngehalten und mich auf die wissenschaftlichen Messungen bei meinen Patienten konzentriert, die in der Summe ein klares Bild zeigen, wie unterschiedlich Stoffwechseltypen sind und vor allem auch auf Ernährungsumstellungen reagieren.

Der Stoffwechsel wird nicht nur älter, sondern er lernt – und zwar alles, was wir ihm durch unsere Lebensweise beibringen. Dabei spielt das Gehirn die entscheidende Rolle, denn dieses speichert alles wie ein Großrechner ab, um seine Funktionsweise den Gegebenheiten anzupassen, denn es will überleben. Dabei kann es ziemlich genau unterscheiden, ob es sich um gute oder schlechte Erfahrungen handelt. Und Diäten sind definitiv schlechte Erfahrungen. Das geschieht unter anderem mithilfe von Cortisol, einem Hormon der Nebennierenrinde, und entsprechenden Rezeptoren.

Meine Patienten kennen den Satz: „Wir bekommen unsere Lebensenergie nicht aus der Steckdose!" Sie nicht und ich leider auch nicht. Gehen wir aus heutiger Sicht davon aus, dass bisher auf der ganzen Welt noch keine Bewegung und kein Lebensvorgang entdeckt wurde, der ohne Energie stattfindet: Weder Sie noch ich haben jemals irgendwas gedacht, gesprochen, gesehen, gefühlt, geschweige denn geatmet, ohne Energie zu verbrauchen.

NAHRUNG ALS TREIBSTOFF FÜR DIE ENERGIEVERSORGUNG

Alles, was in unserem Stoffwechsel abläuft, benötigt Energie, die im Fall unseres Körpers über Nahrung von außen zugeführt werden muss. Aus diesem Energieträger, der erst mal überhaupt in nutzbare Körperenergie umgewandelt werden muss, versorgt unser Körper alle Vorgänge bis in die allerletzte Zelle. Die Energieverteilung muss 24 Stunden am Tag geregelt und für die Zukunft auch in schwierigen Phasen sichergestellt sein, wenn mal keine neue Nahrung kommt.

Das Ganze kann man sich wie ein Unternehmen vorstellen, das sich nur über diese einzige Zulieferung von „Nahrung" versorgen muss. Hauptverantwortlich ist die Geschäftsführung, das Gehirn, und seine unverzichtbaren Hilfssysteme wie das autonome vegetative und zentrale Nervensystem, zusammen mit dem Organsystem. Alles unterliegt einem perfekten Zusammenspiel von unendlichen Signalketten zum Gehirn und zurück zu den Organen. Da jedes dieser Signale ebenfalls nur aus biochemischen Reaktionen hervorgeht, ist es naheliegend, dass schon hierbei Signalwege gestört werden können und auch mal anders oder schlechter funktionieren als bei anderen Menschen. Bis heute können wir nicht alle Signalkettenwege wissenschaftlich darstellen. Zudem unterliegen diese auch noch zum Teil der individuellen genetischen Veranlagung. Das bedeutet, sie können von Geburt an bei jedem Menschen in unterschiedlicher Intensität ablaufen und so bei dem einen Gewichtsprobleme begünstigen und bei dem anderen nicht. Das hat erst mal noch nichts mit der Ernährung als Auslöser zu tun. Übergewicht ist aber in jedem Fall eine Störung in diesem komplexen System. Denn Signalketten können zum Beispiel durch Entzündungsgeschehen den gesamten Ablauf im System verändern. Auch Körpergewebe wie Fett- oder Muskelgewebe können sich funktional verändern und das Gleichgewicht durcheinanderbringen.

Unser gesamtes Organsystem läuft rund um die Uhr. Es beginnt bereits vor der Geburt zu laufen, inklusive unseres komplexen Immun- und Hormonsystems. Nicht zuletzt regeneriert der Körper während des gesamten Lebens, indem er alte Zellen abbaut und durch neue ersetzt. Nichts von allem funktioniert ohne die Energie, die wir aus der Nahrung aufnehmen. Lassen Sie dieses Bild einfach mal sacken.

ZUSAMMENGEFASST HEISST DAS: Niemand schläft auf einem Akku oder hängt wie das Handy nachts am Ladegerät. Deckt die Energie aus der Nahrung den Energieverbrauch nicht, beginnt das Gehirn, in den Stoffwechsel einzugreifen. Dagegen können wir alle nichts machen – weder mit Ingwer oder Kurkuma, nicht mit Vitaminen und Nüssen, die oft genug als Wundermittel zum Abnehmen empfohlen werden. Übergewicht ist und bleibt ein Stoffwechselproblem: Irgendwo läuft es nicht mehr rund. Aussagen wie „jeder dicke Mensch isst zu viel" oder „wenn man wenig isst, verliert man Körperfett" sollte man deshalb künftig genau hinterfragen und die Ursachen differenzierter betrachten.

Lassen Sie mich an dieser Stelle vorwegnehmen, dass Ernährung nur einen Teil der Funktion unseres Stoffwechsels ausmacht. Denn für einen guten, intakten Stoffwechsel benötigt es deutlich mehr.

Was hat Einfluss auf den Stoffwechsel?

1. Unser alltägliches Leben mit allen Freuden und Problemen. Jede Art von Stress spiegelt sich auf sehr unterschiedliche Weise im Stoffwechsel wider, ganz egal, ob es sich um beruflichen, familiären oder selbst auferlegten Stress handelt. Dabei ist es entscheidend, wie wir mit Stress umgehen und welche Widerstandsfähigkeit wir besitzen, denn Stress allein kann schon Übergewicht auslösen, selbst wenn wir uns ausreichend bewegen und relativ vernünftig essen.

2. Unser Schlafverhalten, denn im Schlaf verarbeitet das Gehirn das Erlebte und regeneriert. Zudem findet Autophagie (siehe Seite 135) statt. Jawohl, wir können auch entgiften, ohne zu fasten. Schlafstörungen führen zu einem gestressten Stoffwechsel und damit wieder zu Punkt 1. Auf die Bedeutung des Schlafverhaltens und von Stress gehe ich ab Seite 27 detaillierter ein.

3. Unsere Ernährungsverhaltensweisen, die vom Gehirn gelernt und abgespeichert werden. Hier können zum Beispiel Diäten, Fasten und Co. als gelernte Gefahr abgespeichert werden. Der Lerneffekt führt dazu, dass der Stoffwechsel nach solch einer Notphase durch eine Diät versucht, künftig mit weniger Kalorien klarzukommen, um für die nächste Notphase gerüstet zu sein. Er verfügt über eine Vielzahl von Mechanismen, mit denen er dieses Ziel nach und nach besser abbilden kann. Und mit zunehmender Diäterfahrung nimmt man immer schlechter ab – ein Phänomen,

das vielen Diäterfahrenen bekannt vorkommen dürfte. Wird ein und dieselbe Diät öfter durchgeführt, kann es sein, dass man mit ihr immer schlechter oder möglicherweise gar nicht mehr abnimmt. Das zeigt, dass das Gehirn aus dieser Diät gelernt und sich darauf eingestellt hat, um sich zu wehren.

4. Auch Sport und Bewegungsmuster werden gespeichert und können bei dem einen als entspannend und stoffwechselanregend und bei dem anderen als zusätzlicher Stress für den Stoffwechsel empfunden werden. Ich konnte durch meine vielen Messungen feststellen, dass ein Teil der Patienten zum Beispiel trotz täglichem Sport nicht abnahm, aber bei nur dreimal wöchentlichem Sport wieder Gewicht verlor. Hier hat **weniger Sport und damit weniger Stress** zu einer Abnahme geführt. Eine weitere Beobachtung zeigte, dass man **trotz Kraftsport nicht zwangsläufig Muskulatur aufbaut.** Es kann sogar sein, dass man sie durch Kraftsport abbaut, beispielsweise wenn der Stoffwechsel dazu neigt, die notwendige Glucose, also die Energie für den Kraftsport, aus den Eiweißen der Muskulatur herzustellen. Solche seltsamen Wege kann der Stoffwechsel gehen, wenn er sich verändert hat und eine gestörte Fettverbrennung aufweist. **Denn auch Sport ist keine Wellness für den Stoffwechsel und muss mit Energie bedient werden.**

BEISPIEL AUS MEINER PRAXIS

Christina, 32 Jahre, Angestellte

Hier sehen Sie den Stoffwechsel einer jungen Frau, die aus Angst, weiter zuzunehmen, immer weniger gegessen und immer mehr Sport getrieben hat, zeitweise bis zu sechsmal pro Woche. Laut den Messergebnissen hat sie trotzdem zu viel Körperfett aufgebaut, weil sie mehr gegessen hat, als sie verbrennt.

Doch was bedeutet in diesem Fall „zu viel gegessen"? Ein Zuviel ist immer in Relation zur individuellen Stoffwechselleistung zu sehen: In den Messprotokollen wird deutlich, dass ihr Stoffwechsel seine Leistung gegenüber dem theoretischen und rechnerischen Grundumsatz für ihr Alter, ihre Größe und ihr aktuelles Gewicht (Faustformel in der Grafik) deutlich verringert hat. Sie nimmt also zu, obwohl sie eigentlich mehr essen dürfte und vor allem müsste, wenn man ihre statistischen rechnerischen Werte zugrunde legen würde. Die Messungen zeigen

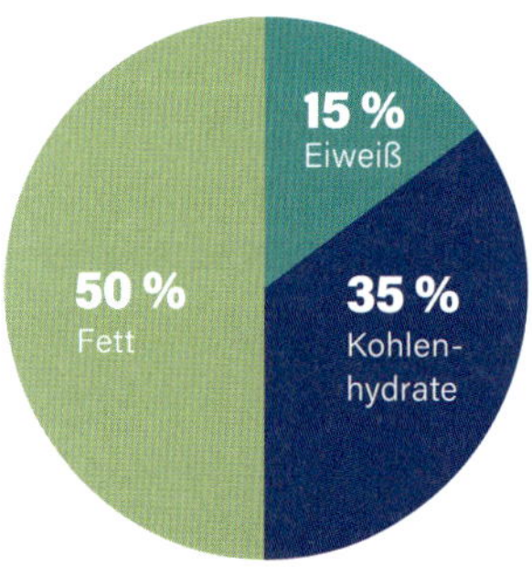

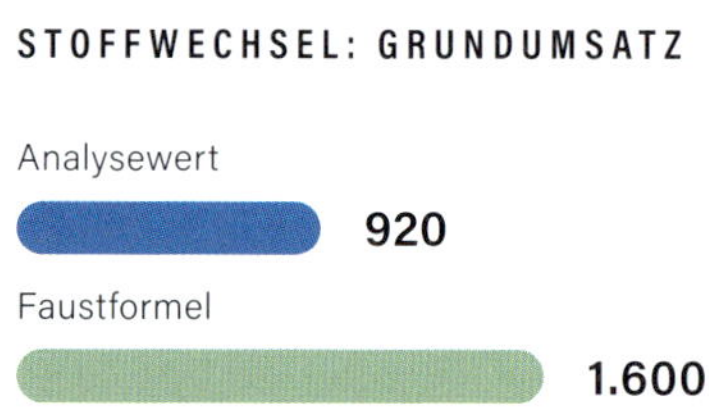

MUSKEL-FETT-ANALYSE

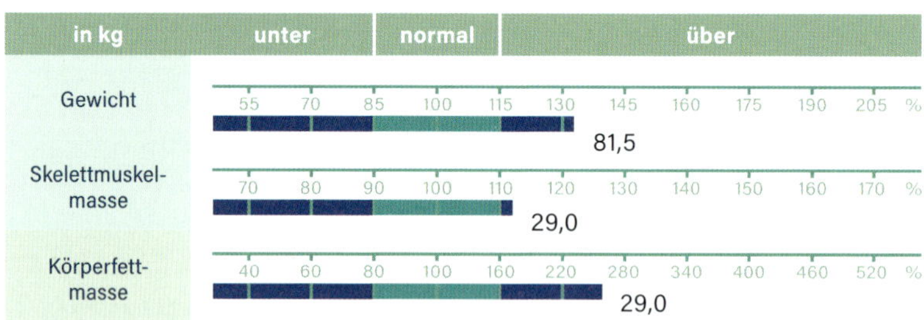

außerdem, dass ihre Fettverbrennung durch den Sport gut angeregt ist (50 Prozent). Aber 50 Prozent von wie viel?

So drastisch, wie sich der Grundumsatz bei Christina reduziert hat – auf unter 1.000 Kalorien –, kann ihr Stoffwechsel schon Körperfett aufbauen, wenn sie tagsüber auf beispielsweise 1.600 Kalorien kommt. Der Grund: Ihr Stoffwechsel läuft in einem Notfallprogramm, was nicht nur dafür sorgt, dass sie mit viel weniger Kalorien auskommt, sondern auch dafür, dass die eigentlich benötigte Menge an Energie aus Glucose zu einem guten Teil der Muskulatur entnommen wird. Eigentlich würde sie über 2.000 Kalorien pro Tag benötigen, um die erforderliche Menge an Energie für einen normalen leistungsfähigen Stoffwechsel zur Verfügung zu haben.

In der Folge haben wir bei ihr den Sport auf jeden zweiten Tag reduziert und ihr konstant deutlich mehr Nahrungsenergie in Form von gut verwertbaren Kohlenhydraten gegeben. Nach einigen Wochen hatte sie fast 2 kg Muskelmasse mehr, was ihr vorher mit viel mehr Sport

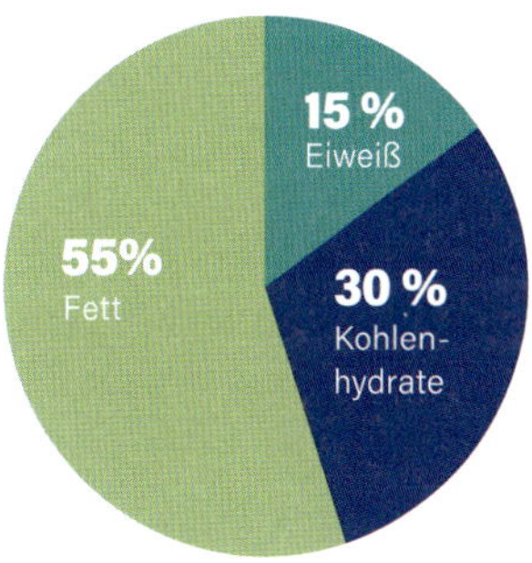

STOFFWECHSEL: GRUNDUMSATZ

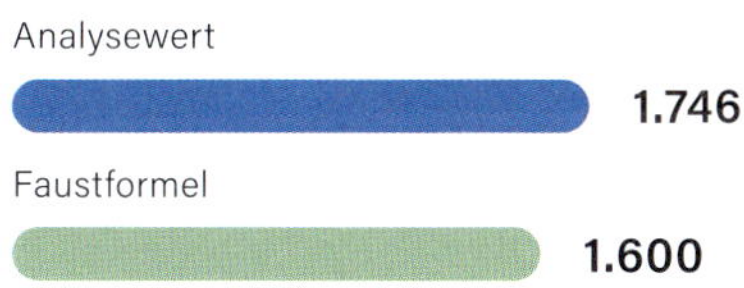

MUSKEL-FETT-ANALYSE

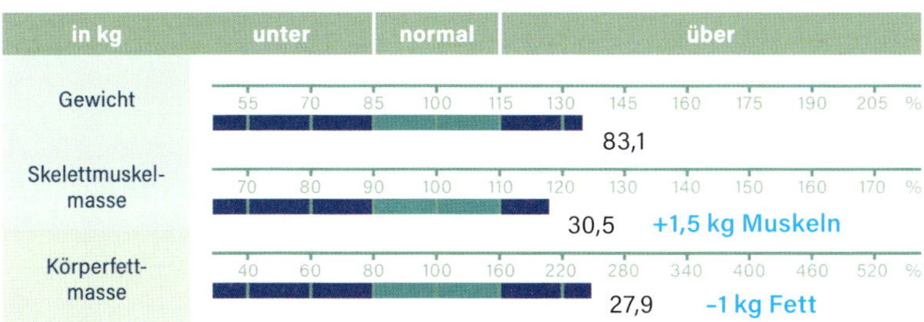

nicht gelungen war. Wie geht das? Was vielleicht zunächst verwirrend klingt, ist eigentlich ganz plausibel: Der Stoffwechsel konnte nun aus der zugeführten Nahrung wieder genügend Energie zur Verfügung stellen und benötigte dafür nicht mehr die Muskulatur. Somit konnte sich ihr deutlich reduzierter und verkleinerter Stoffwechsel wieder auf das natürliche Maß regenerieren. Solch eine Veränderung kann anfänglich das Gewicht etwas nach oben treiben, aber da wir Christina die Veränderung mittels Messungen schlüssig belegen konnten und sie selbst vorher mit wenig Essen und viel Sport in der Woche nicht weitergekommen war, konnte sie das gut einordnen.

Dieser Patientin könnte übrigens keine der viel gepriesenen Diäten helfen. Sie würden sogar das Gegenteil bewirken und dazu beitragen, dass ihr Grundumsatz noch mehr sinkt, wobei parallel das Risiko ernsthafter Erkrankungen steigt. Das zeigt aber auch, dass unterschiedliche Lebenswege zu völlig verschiedenen Voraussetzungen führen können, denen keineswegs immer mit den herkömmlichen Ernährungstrends begegnet werden kann. Der momentan einzig richtige Weg, solche Stoffwechselveränderungen zu erkennen, sind meines Erachtens entsprechende Messungen, die das nachvollziehbar abbilden können, da es auch für die Betroffenen selbst transparent ist und eine gute Erfolgskontrolle darstellt. Leider werden viele Patienten stigmatisiert, obwohl sie ein hohes Bewusstsein für gesunde Ernährung haben und ein hohes Maß an Compliance (Disziplin) mitbringen, wie wir Ärzte zu sagen pflegen. Sie bringen also eine hohe Bereitschaft, Verständnis und den Willen mit, das Problem zu lösen. Leider wird das übergewichtigen Menschen häufig pauschal abgesprochen.

In der Praxis erlebe ich eigentlich eher, dass die meisten Patienten tendenziell zu wenig essen. Zu mir kommt in der Regel niemand, der nicht schon selbst versucht hat, sein Gewicht zu reduzieren. Kein Patient liegt also faul auf dem Sofa, stopft Fast Food in sich rein und täuscht eine gesunde Ernährung vor. Vielmehr begegne ich täglich Menschen, die nicht mehr wissen, wie sie noch abnehmen können, weil sie bereits alles ausprobiert haben. Eine Dekompensation des Stoffwechsels – und dazu gehört Übergewicht in Form von pathologischer Fetteinlagerung – ist immer eine Summe vieler Faktoren.

Stress als Ursache für Übergewicht

Ernährung, selbst wenn sie gesund erscheint, kann seelischen Schmerz, Alltagssorgen, Selbstzweifel oder psychischen Stress, der durch negative Lebenseinflüsse entsteht, nicht kompensieren. Gleichzeitig kann Stress trotz gesunder Ernährung und ausreichender Bewegung zum Gewichtsproblem führen.

Stress ist oft Ursache von Übergewicht und durch Ernährung allein nicht zu beheben. An dieser Stelle möchte ich auf das wunderbare Buch „Das egoistische Gehirn" von Prof. Dr. Achim Peters hinweisen, in dem er beschreibt, was Stress ist, wie er sich physiologisch und biochemisch manifestieren und auf Dauer den Stoffwechsel verändern kann. Kontinuierlicher Stress, sei er mental und psychisch, aufgrund von Schlafstörungen, Erkrankungen oder Energieschwankungen im Körper, kann nicht mehr flexibel durch die gängigen Systeme ausgeglichen werden.

Das Stresssystem wird vom Gehirn gesteuert. Stress löst Energiekrisen aus. Ursache kann mentaler Stress sein, aber auch Erkrankungen und Medikamente, die im Körper Blockaden hervorrufen, die das Gehirn unter Energiestress setzen. Nehmen wir mentalen Stress: Das Gehirn sucht innere Balance, den sogenannten Wohlfühlpunkt. Dafür gibt es im Gehirn verschiedene Rezeptorentypen, die eine unterschiedliche Affinität zu Cortisol haben – es gibt empfindlichere und unempfindlichere. Dieser Punkt ist entscheidend für das Lernen von Positivem oder Negativem. Letztlich geht es aber darum, dass Cortisol zwischen beiden ein Gleichgewicht herstellt und somit das Stresssystem heruntergefahren wird, damit der Cortisolspiegel im Körper insgesamt sinkt. Das passiert zum Beispiel in ausreichenden Tiefschlafphasen und ist wichtig, um die Neuronen zu regenerieren und zu schützen und das Gehirn gesund zu halten. Denn dauerhafte Energiekrisen oder ein ständig zu hoher Cortisolspiegel können nicht nur zu einer zunehmenden Unempfindlichkeit der Rezeptoren, sondern zu Dauerstress führen. Permanent hohe Cortisolspiegel können für die Entknüpfung von Synapsen sorgen, damit Gedächtnisinhalte löschen oder im schlimmsten Fall Nervenzellen komplett aus dem Verkehr ziehen. Die andauernde Belastung mit einem hohen Cortisolspiegel greift auch Haut, Muskeln, Knochen und andere Gewebe an und erhöht das Risiko von Herzkrankheiten und Schlaganfällen. Verliert das Stresssystem seine innere Balance, werden wir erst unglücklich und später krank.

BEISPIEL AUS MEINER PRAXIS
Elisabeth, 46 Jahre, selbstständig

Unten sehen Sie den Stoffwechsel einer Patientin, die sieben Tage pro Woche arbeitet, mehrere Angestellte hat und ihre Familie mit Kindern finanziell allein durchbringt. Sie bewegt sich täglich, hat aber keine einzige Minute für sich. Es ist völlig egal, ob sie Kalorien zählt oder wenig isst: Sie nimmt momentan nur schwer ab, leidet unter einer Gelenkerkrankung, hat Schlafstörungen und einfach ständig Stress. Unser gemeinsamer Weg besteht darin, den Stoffwechsel weitestgehend gesund zu halten und eine weitere Zunahme zu verhindern. Stück für Stück beginnt Elisabeth, ihren Alltag so zu gestalten, dass sie sich auch Zeit für sich nehmen kann. Das ist die einzige Chance, künftig das Gewicht langsam zu reduzieren. Seit der Behandlung nimmt sie deutlich mehr Nahrung zu sich, das Gewicht aber stagniert – auch ein solcher Fortschritt ist angewandte Ernährungsmedizin. Statt der Patientin einfach eine radikale Diät vorzuschlagen, um ihrer eventuellen Erwartung an mich gerecht zu werden, kommuniziere ich mit ihr offen: Erst muss sie in ihren Alltag Ruhephasen einbauen, dann können wir uns mit dem Abnehmen befassen.

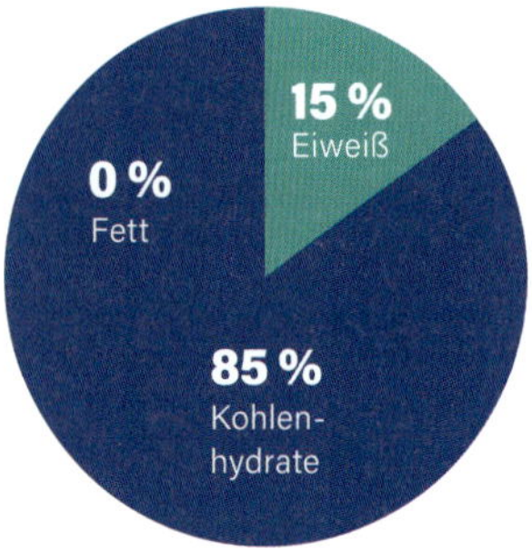

STOFFWECHSEL: GRUNDUMSATZ VOR BEHANDLUNGSBEGINN

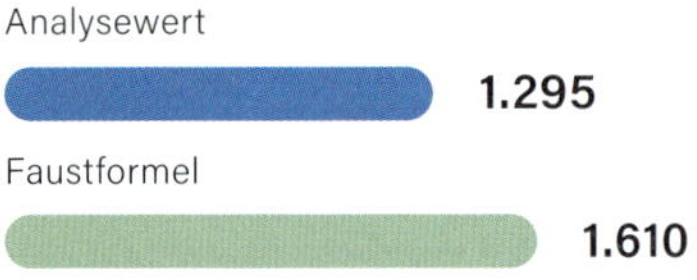

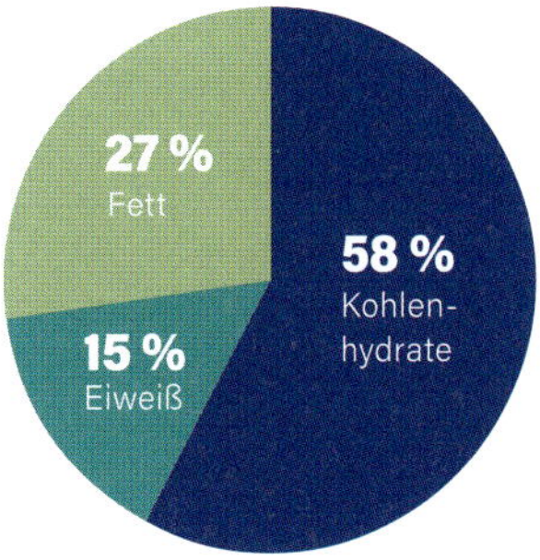

STOFFWECHSEL: GRUNDUMSATZ NACH CA. 3 MONATEN BEHANDLUNG

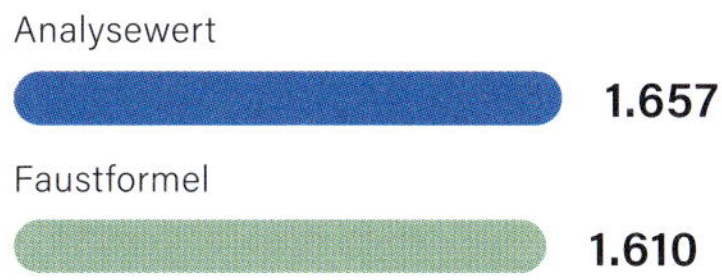

STRESSBEWÄLTIGUNG IST KOMPLEX

Ich als Ärztin maße mir nicht an, Ihnen zu sagen, wie Stressbewältigung und Verhaltensänderung einfach gelingen. Ärzte tun häufig so, als könnten sie alles therapieren. Das ist aber nicht immer der Fall und ein verantwortungsvoller Arzt kennt seine Grenzen. Mir ist klar, wie komplex dieses Thema ist, und berechtigterweise gibt es spezialisierte Experten für dieses Problem, und zwar Psychologen und Psychiater. In meiner Praxis arbeitet eine mir freundschaftlich verbundene Psychologin. Sie ist auf Verhaltenstherapie spezialisiert und wir behandeln Patienten mit Essstörungen gemeinsam. Aus unzähligen Gesprächen weiß ich, dass Begriffe wie Selbstfürsorge und Selbstwirksamkeit sehr schnell für einfache Lösungen verwendet werden. Doch nur selten gibt es einfache Lösungen für komplexe Probleme.

Stressbewältigung im Alltag ist vielschichtig. Und wenn es erst mal zu Übergewicht und anderen Erkrankungen gekommen ist, ist der Weg zurück leider ebenso vielschichtig. **Übergewicht dauerhaft zu verlieren, setzt eine weitreichende Verhaltensmodifizierung, Mut und Kraft voraus, alltägliche Dinge so zu verändern, dass letztlich ein wirksames Konzept eingehalten wird.** Trotzdem lässt es sich nicht leugnen, dass ein stressiger Alltag und ein für den Stoffwechsel nicht ideales Essverhalten häufig Hand in Hand gehen und es sich in jedem Fall lohnt, hier zu beginnen, um das Risiko von Krankheiten zu minimieren.

Schlafstörungen

Bei vielen meiner Patienten ist eine schlechte Schlafqualität die schwerwiegendere Ursache für das Gewichtsproblem als die Ernährung. Dementsprechend ist unsere therapeutische Herangehensweise etwas differenzierter. Ernährung kann keine stressbedingten Schlafstörungen kompensieren, auch wenn schlechte Ernährung durchaus zu schlechtem Schlaf führen kann. Aber chronischer Schlafmangel kann unabhängig von der Ernährung zu Übergewicht und einem schlechten Stoffwechsel führen. Allerdings lässt sich mit der Ernährung eine bessere Balance erreichen und somit eine weitere Gewichtszunahme ausbremsen. Zum Abnehmen reicht das jedoch leider oftmals nicht. Das bedeutet: Man kann das Stresssystem durch bessere Ernährung etwas beruhigen – und das durch Messungen gut überprüfen.

Schlafstörungen sind Zustände, die den normalen Schlaf beeinträchtigen. Dazu gehören Einschlafstörungen, Durchschlafstörungen, Schlafapnoe (Atemaussetzer) und zirkadiane Schlafrhythmusstörungen. Diese können durch Stress und psychische Belastungen, schlechte Schlafhygiene (unregelmäßiger Schlafrhythmus, schlechte Schlafumgebung, zu viel Umgebungslicht oder eine störende Geräuschkulisse, elektronische Geräte und vieles mehr), gesundheitliche Probleme wie Schmerzen, Atemwegsstörungen, neurologische Erkrankungen, Medikamenteneinnahme, Alkohol, Drogen, Änderungen im Lebensstil und andere Faktoren auftreten. In der Folge kann es zu einem erhöhten Risiko von Erkrankungen – auch chronischen – kommen. Übergewicht, Herzkrankheiten und Diabetes wurden mit chronischem Schlafmangel in Verbindung gebracht. Auch Gedächtnisstörungen und Konzentrationsprobleme können auftreten, denn während eines gesunden, erholsamen Schlafes sinken die Cortisolwerte. Bei Schlafstörungen oder schlimmen Erlebnissen bleiben diese dauerhaft zu hoch, was zu Gedächtnisstörungen, zum Untergang von Nervenzellen

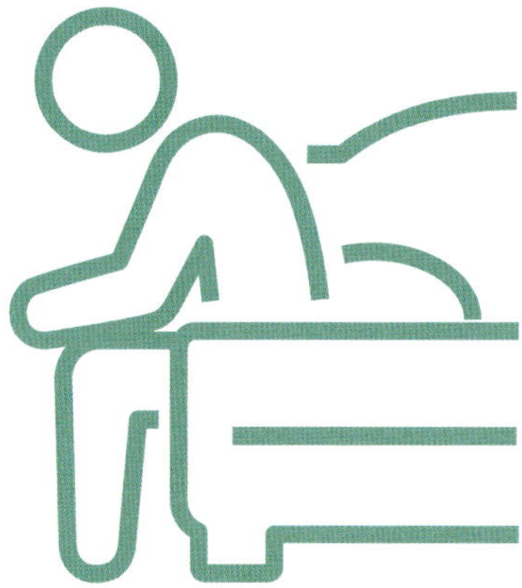

und zu Erkrankungen führen kann. Bei einem gesunden Schlaf werden nicht nur die Tageseindrücke im Gehirn verarbeitet und als Lernvorgang in den verschiedenen Gedächtnisregionen abgelegt, sondern das Gehirn geht in einen Ruhezustand über und die Neuronen, unsere Nervenzellen, können regenerieren. Das ist eine Grundvoraussetzung für das Funktionieren des gesamten Stoffwechsels.

Die meisten unserer Patienten geben Ein- und Durchschlafstörungen an – in der Therapie konzentriere ich mich hauptsächlich auf die Schlafhygiene. Für komplexere Störungen arbeite ich in Berlin mit einem sehr guten Schlafmediziner zusammen. Tatsächlich lassen sich aber ganz viele Ursachen mit kleinen Veränderungen beheben; die meisten davon sind hinlänglich bekannt. Dennoch merke ich immer wieder, dass man sie gern trotz der Schlafstörungen ignoriert. Den wenigsten Menschen ist nicht klar, dass sie sich damit langfristig ernsthaft schaden können.

Viele Patienten geben an, deutlich besser zu schlafen, wenn am Abend keine Hauptmahlzeit mehr gegessen wird. Damit wird der Stoffwechsel vor der Nachtruhe nicht mehr belastet. Also: Nicht zu spät und nicht zu schwer essen! Eine weitere hilfreiche Maßnahme ist, zu regelmäßigen Zeiten schlafen zu gehen, denn der Körper gewöhnt sich daran und lernt, leichter einzuschlafen. Eine gute Schlafumgebung zu schaffen, ist ebenfalls sinnvoll. Ideal ist: leise, dunkel und eine bequeme Matratze. Empfehlenswert ist eine Umgebungstemperatur von etwa 19 °C. Deutlich besser wird zudem geschlafen, wenn wieder regelmäßige Bewegung in den Alltag integriert wird.

Elektronische Geräte mit Displays sollten nicht mit ins Bett genommen werden. Um das Gehirn aus dem Alltag zu holen, ist es besser, vor dem Einschlafen ein paar Seiten zu lesen. Sogenannte Schlaftracker, meist in Form von Armbanduhren, erinnern zwar an den richtigen Schlafrhythmus, können aber auch nervös machen. Doch immerhin helfen sie, den Schlaf bewusster wahrzunehmen.

Ein sehr wichtiger Therapieansatz in unserer Praxis ist folgender: **Bevor wir bei bestehenden Problemen wie Übergewicht oder Schlafstörungen das große medizinische Diagnoseprogramm starten, geht es in erster Linie darum, die einfachen Störfaktoren auszuschalten,** also das, was im eigenen Ermessen und Einflussbereich des Betroffenen liegt. Denn das kann oft bereits große Veränderungen hervorrufen. Und so bleibt am Ende für die medizinische Diagnostik genau das übrig, was nicht durch eigene Verhaltensmodifizierung korrigiert werden konnte.

Das ist entscheidend, denn wenn man immer von Anfang an alles aufwendig medizinisch diagnostizieren lässt, kommt im Ergebnis manchmal ein Konglomerat pathologischer Störungen zusammen, die dann wieder zu großer Verunsicherung führen. **In der Folge gibt es kein ganzheitliches Behandlungskonzept, sondern alle Störungen werden symptomatisch behandelt.** Das führt nicht selten dazu, dass Patienten mit der Einnahme von Medikamenten beginnen, die den Stoffwechsel zusätzlich belasten, die aber bei vorheriger Änderung der eigenen Verhaltensweisen, was das Gesundheitsproblem vielleicht schon deutlich reduziert hätte, nicht notwendig gewesen wären.

Erkrankungen

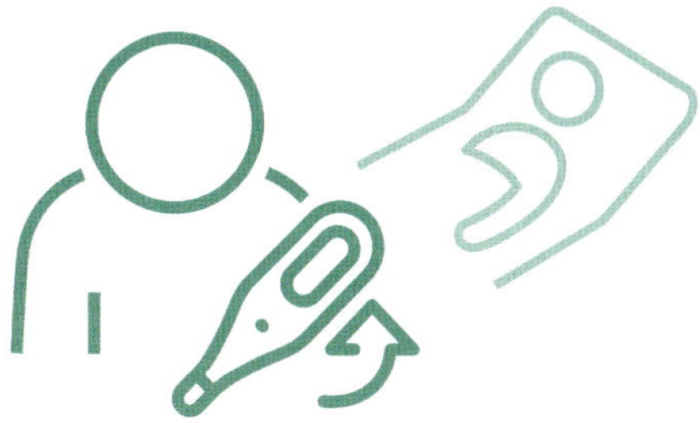

Auch Erkrankungen und die regelmäßige Einnahme von Medikamenten können ursächlich für einen dauerhaft schlecht funktionierenden Stoffwechsel und von Übergewicht sein. Ein Stoffwechsel beispielsweise, der zum Sparkurs aufgerufen hat, kann schlecht jeden zweiten Herzschlag oder Atemzüge sparen oder Organe in den Zwangsurlaub schicken. Er spart dann an Stoffwechselwegen, die mit dem direkten Leben vereinbar sind. Betroffen können in dem Zusammenhang das Immunsystem, die Verdauung, Muskeln, Knochen, Gelenke, die Haut, aber auch die mentale Kraft und Gesundheit sein. In der Folge kann sich die Infektanfälligkeit erhöhen, Entzündungsprozesse können schlechter ausheilen, Arthrose, Osteoporose, entzündliche Gelenkerkrankungen, Migräne und psychische Beeinträchtigungen können begünstigt werden.

Nicht selten kommen Patienten zu mir, die aufgrund starker Schwäche, Müdigkeit und Antriebslosigkeit Psychopharmaka einnehmen und damit zusätzliche Gewichtsprobleme bekamen. Das ist plausibel: Mit diesen Symptomen geht man eher zum Psychotherapeuten und fragt sich nicht nach seinem Stoffwechsel oder Ernährungsverhalten. Natürlich haben nicht alle depressiven Menschen ein Stoffwechselproblem, einige aber schon. Doch sobald der Stoffwechsel ausgeglichen wird, kommt es erstaunlich oft zu einer schnellen, deutlichen Besserung der Symptome.

Auch Herz-Kreislauf-Medikamente können als Nebenwirkung eine Zunahme nach sich ziehen, Gleiches gilt für Medikamente wie Insulin. Denn sie sollen überschießende Reaktionen im Körper dämpfen und beeinflussen so die Gesamtleistung des Stoffwechsels, da sie hemmend wirken. Also lohnt sich der Blick über den Tellerrand und die ganzheitliche Betrachtung von Patienten bleibt für uns Ärzte ein Muss. Denn aus anfänglichen Veränderungen und Unpässlichkeiten können langfristig ernsthafte Erkrankungen entstehen, die nicht mehr so leicht therapiert werden können.

Weitere häufige Stoffwechselblockaden

Sehr typisch für die meisten Patienten ist, dass sie Kohlenhydrate überwiegend meiden und als Übeltäter ihres Problems ausgemacht haben, was ich persönlich sehr schade finde. Ich liebe Kohlenhydrate! Das Gehirn übrigens auch – in Form von Glucose! Wussten Sie, dass wir bis zu 200 g Glucose am Tag aufnehmen? 130 g davon beansprucht allein Ihr Gehirn. Und zwar im normalen Alltag! Das ist auf Dauer schwierig zu bewerkstelligen, wenn wir uns auf Low Carb fixieren. Aus Fett kann der Körper diese Menge an Glucose nicht herstellen. Zwar kann er eine gewisse Menge Glucose aus Fett herstellen, das ist aber ein sehr energieaufwendiger Prozess und stellt deshalb nicht den präferierten Stoffwechselweg des Körpers dar.

Ein ebenfalls wiederkehrendes großes Missverständnis dreht sich um den Fruchtzucker, die Fructose. Natürlich handelt es sich hierbei ebenfalls um ein Kohlenhydrat, aber eines, das nicht insulinabhängig verstoffwechselt wird, wie es bei Glucose der Fall ist. Nach der Aufnahme gelangt Fructose hauptsächlich in die Leber und wird bevorzugt durch die De-novo-Lipogenese in Fett umgewandelt und in der Leber abgespeichert. Dieser Stoffwechselweg kann bei einem Überangebot zur Entstehung von Fettlebererkrankungen beitragen. Der Körper kann Fruchtzucker aber auch zur Synthese von Glucose verwenden, um den Blutzuckerspiegel konstant zu halten. Die De-novo-Lipogenese findet jedoch bevorzugt statt. Das liegt am niedrigen Insulinspiegel im Blut, der die Fettsynthese begünstigt. Hat man bereits eine gestörte Fettverbrennung, bildet sich leicht eine Fettleber. Das macht den Fruchtzucker so problematisch und damit eigentlich gefährlicher als den normalen Zucker. Da Fructose süßer im Geschmack und industriell günstiger herzustellen ist, wird sie sehr oft in Softgetränken und Süßigkeiten verwendet.

Viele meiner neuen Patienten haben zudem kaum noch Hunger – ein Phänomen, das sogar plausibel ist, wenn sich ein Stoffwechsel in seiner Leistung massiv verlangsamt hat und weniger Energie verbraucht.

Zusätzlich hat sich in der Konsequenz der gesamte Stoffwechsel verkleinert und somit auch der Bedarf.

Für mein Team und mich steht von Anfang an der Stoffwechsel unserer Patienten im Vordergrund – und nicht die Bikinifigur für den nächsten Sommerurlaub. Direkt zur Eröffnung meiner Praxis habe ich mir sehr gut überlegt, mit welchen wissenschaftlichen Methoden ich mir den Stoffwechsel meiner Patienten am besten herleiten kann. Damit wollte ich vor allem auch ihnen ein sicheres Gefühl durch höchstmögliche Transparenz geben. **Denn es war schon damals klar, dass längst nicht alle übergewichtigen Menschen zu viel essen, Kohlenhydrate nicht unbedingt dick machen oder Entzündungen auslösen.** Da es bis heute keine Bluttests oder Stuhluntersuchungen gibt, die zuverlässige kausale Aussagen über die Funktion eines Stoffwechsels treffen, kommen diese ebenfalls bisher nicht standardmäßig für meine Patienten infrage.

Sätze wie „Sie sind meine letzte Hoffnung" höre ich täglich mehrfach. Zu mir kommen viele übergewichtige Kinder und Jugendliche mit ihren Eltern, magersüchtige Menschen, Frauen mit unerfülltem Kinderwunsch, Patienten nach einer bariatrischen Operation, die trotz Magenverkleinerung oder Magenbypass wieder zugenommen haben, und Menschen mit Krebserkrankungen nach und während einer Chemotherapie. Und neuerdings immer mehr Personen, die schon länger die neuen Abnehmspritzen Ozempic und Wegovy genommen haben und nun erneut in der Stoffwechselfalle stecken. Kurzum: Betroffene, die mit ihrem Stoffwechsel vor einer Wand stehen und nicht mehr weiterwissen.

Zu jedem Termin erhalten meine Patienten die Daten ihrer aktuellen Spirometrie und der Bioimpedanzwaage. Somit kann ich heute auf Vergleichswerte aus mittlerweile mehreren Hunderttausend Vermessungsdaten als Verlaufskontrolle für meine Therapie zurückgreifen, weit mehr als typische wissenschaftliche Beobachtungsstudien aufbringen können. Weitere Daten liefern mir Tausende Ernährungstagebücher und Gesundheitsanamnesen. Auch daraus kann viel abgeleitet werden.

Mein erstes wichtiges Zwischenziel ist immer, die Schwächen des individuellen Stoffwechsels aufzudecken, ein Konzept zu entwickeln, das aktuelle Gewicht stabil zu halten und den Patienten zu zeigen, wie viel oder wann zum Beispiel gegessen werden sollte. Erst wenn sie sich darauf einlassen können, sie ihre Lebensweise umgestellt haben und mir sagen, dass das für sie auch langfristig möglich ist, beginnen wir mit der Gewichtsreduktion.

Leider gelingt es mir nicht immer, aber doch bei den meisten. Ab und zu finden aber auch Menschen zu mir, die davon ausgehen, dass ich die perfekte Lösung für schnelles Abnehmen habe. Sie sind dann enttäuscht, dass sie ihr Übergewicht erst mal wieder mit nach Hause nehmen müssen und die langfristige Lösung nur mit Geduld, Spucke und Eigenverantwortung zu erreichen ist – das kann ich niemandem abnehmen. Selbst wenn ich das bedauerlich finde, denn oft merke ich sehr deutlich, dass viele dieser Patienten ihr gesamtes Selbstwertgefühl vom Gewicht abhängig machen, dass sie furchtbar leiden und sich selbst ablehnen.

Immer wieder tauchen zudem Essstörungen auf, die auch für mich nicht auf den ersten Blick ersichtlich sind, da sie manchmal gut kompensiert werden können. **Deshalb lege ich großen Wert darauf, meinen Patienten den eigenen Stoffwechsel samt seiner Schwächen verständlich zu machen und darauf hinzuweisen, dass sich ein Gewichtsproblem zum Dauerbrenner entwickeln wird, wenn man kein langfristiges Konzept findet und konsequent verfolgt.**

Für viele ist es eine große Herausforderung, alte Lebensgewohnheiten oder gewohnte Mythen über Bord zu werfen, selbst wenn diese sich nicht erfolgreich bewährt haben. Andere können sich nicht umstellen, weil es ihre aktuelle Lebenssituation nicht zulässt: Sie tragen berufliche Verantwortung, haben Familie mit mehreren oder kleinen Kindern, kümmern sich um kranke, ältere Angehörige, sind im Arbeitsalltag häufig fremdbestimmt und abhängig. Sie haben finanzielle Verpflichtungen, teilweise auch finanzielle Sorgen, oder tragen zusätzlich Verantwortung für Mitarbeiter, die abhängig von der eigenen Leistung sind. Ich als Mutter von mehreren Kindern und Arbeitgeberin von mehreren Beschäftigten kann das sehr gut verstehen.

Hier stellt sich die berechtigte Frage, wie diese Patienten im Alltag den üblichen Empfehlungen in nahezu jedem Diätratgeber überhaupt folgen sollen. Oft scheitert das schon an einfachen Aspekten:

Wann sollen sie tägliche Bewegung in den Tagesrhythmus einbauen?

Wie sollen sie tagsüber eine ausreichende, ausgewogene Ernährung zu sich nehmen?

Wie sollen sie dabei bedächtig kauen?

Wie stellen sie ausreichend Schlaf sicher?

Wie besinnen sie sich auf sich selbst und reflektieren Bedürfnisse?

Neue Patienten erzählen mir sehr oft, dass ihnen Intervallfasten am leichtesten fällt – einfach, weil die meisten morgens kaum etwas essen und sich tagsüber leichter zurückhalten können. Jünger, schlanker und/oder fitter werden sie dadurch dauerhaft oftmals nicht. Einige essen abends große Portionen und holen damit Versäumtes nach. Die meisten halten sich aber auch abends zurück, weil sie ja abnehmen wollen. Sind sie trotzdem davon überzeugt, dass sie zu viel essen? Oft lautet die Antwort: Ja! Glaube ich, was sie mir über ihre Ernährung berichten? Unbedingt, sonst wären sie nicht bei mir. So ist die Zahl übergewichtiger Patienten, die neu in die Praxis kommen und gleichzeitig eher zu wenig als zu viel essen, viel größer als die Zahl derer, bei denen man nachvollziehen kann, dass sie einfach mehr essen, als sie verbrauchen.

Meist kommen sie zu mir, wenn alles andere gescheitert ist. Genau das macht meine Arbeit aber so spannend. Mit Low Carb, Low Fat, Intervallfasten, Entgiften, eiweißreicher Kost, dem Zählen von Punkten oder Kalorien würde ich ihnen gar nicht kommen: Das liegt alles hinter ihnen und somit auch hinter mir. Das ist gut so, denn ich habe noch nie einen meiner Patienten Kalorien zählen lassen oder Intervallfasten empfohlen, geschweige denn die Kohlenhydrate verteufelt. Das ist und war für mich nie ein auf langfristigen Erfolg ausgelegter Ansatz! Für mich zählt in diesem Zusammenhang nur die folgende Frage:

Wie deckt der Stoffwechsel seinen Energiebedarf?

Messungen helfen verlässlich, die Muster des Stoffwechsels zu erkennen. Anhand von Daten zu Fettstoffwechsel, Grundumsatz etc. kann ich inzwischen meist sogar die Ernährungsgewohnheiten vorhersagen. In den Ergebnissen dieser Messungen kann ich aufgrund meiner Erfahrung die Probleme des Stoffwechsels mittlerweile wie in einem offenen Buch ablesen. Dieses Vorgehen ist die Grundlage meiner Tätigkeit als Ernährungsmedizinerin. Was meine Patienten essen, interessiert mich deshalb im ersten Termin nur nebenbei, und die aufgenommene Kalorienzahl schon mal gar nicht.

In der gesamten öffentlichen Diskussion vermisse ich den Aspekt des faktisch gestörten Stoffwechsels. Stattdessen geht man überall davon aus, dass die Patienten mehr essen, als sie verbrauchen, und so Übergewicht entwickelt haben. Das trifft aber auf jemanden, der durch seine Disziplin während mehrerer Diäten seinen Grundumsatz deutlich reduziert hat, nicht zu. Er nimmt bereits zu, obwohl er sogar weniger isst, als ihm nach Alter, Geschlecht, Größe etc. rechnerisch zustehen würde – zu Recht entsteht bei diesen Menschen Frustration und die Frage kommt auf, wie sie das ein Leben lang durchhalten sollen. Eine der häufigsten Erklärungen dafür, dass man mit zunehmendem Alter weniger verbraucht, ist, dass die Muskulatur weniger wird. Das ist aber nur selten der Grund. **Viel stärker können die Lerneffekte des Stoffwechsels wirken, wenn man ihn schon morgens ohne die dringend benötigte Glucose aus Kohlenhydraten hungern lässt.**

Gleichzeitig wissen wir inzwischen, dass der Fettstoffwechsel sich individuell verändern kann und nachlässt. Das bedeutet: Der Körper ist nicht mehr ausreichend in der Lage, fehlende Energie durch adäquaten Fettabbau zu ersetzen. In der Konsequenz kann das heißen, dass der Körper auch bei wenig Essen Fett aufbaut und als Ersatz vermehrt Eiweiße verbrennen muss, um die fehlende Energie zur Verfügung zu stellen. Der Weg zum Aufbau von Fettgewebe ist also frei – der Weg wieder hinaus jedoch gestört. Gerade bei Insulinresistenz geht der Aufbau in den Fettzellen schneller vonstatten als die Versorgung anderer Körperzellen, was bei einem gesunden Stoffwechsel eigentlich als Erstes stattfindet. Dabei nehmen die Muskelzellen kaum bis gar keine Glucose mehr aus dem Blut auf, weil sie nicht mehr auf das Insulin reagieren und somit keine Glucose mehr in den Zellen aufnehmen können. Für die Bauchspeicheldrüse ist das ein Signal, mehr Insulin auszuschütten, um den Blutzucker doch noch zu regulieren. In der Folge ist man ständig hungrig, hat hohe Blutzuckerwerte und zu viel Insulin im Blut, was über mehrere Wege dazu führt, dass Fettzellen vermehrt Glucose aufnehmen und diese in Form von Fett speichern. Ein Teufelskreis beginnt.

Außerdem wissen wir, dass Übergewicht aus ganz anderen Gründen entstehen kann und Ernährung nur einen Teilaspekt darstellt. **Demnach kann die Lösung unabhängig vom Essen zu suchen sein.** Jedenfalls kann man nicht jedem übergewichtigen Menschen reflexartig Bewegungslosigkeit und schon gar nicht zu kalorienreiches Essen vorwerfen, selbst wenn beide Aspekte bei einigen sicher ursächlich sind. Doch bei ganz vielen Menschen eben nicht. Genau hier wünsche ich mir deutlich mehr differenziertes Denken. Ich beobachte beispielsweise seit Jahrzehnten eine geradezu entgegengesetzte Tendenz: Betroffene haben sich das Essen abgewöhnt, besitzen nur noch wenig Appetit und sind trotzdem übergewichtig. Viele können entweder nicht mehr abnehmen, egal, was sie versuchen, während andere trotz geringer Nahrungsaufnahme und ausreichender Bewegung weiterhin zunehmen. Diese Menschen von einem völlig anderen Ansatz zu überzeugen, ist nicht immer einfach. **Dafür müssen Mythen entzaubert oder fest eingefahrene Vorstellungen relativiert werden, die in der Öffentlichkeit mit viel Überzeugungskraft entstanden sind.** Noch mehr Überzeugungskraft muss ich als Ärztin schließlich aufbringen, um meine Patienten von einem neuen Weg zu überzeugen.

Werde ich mit neuen Ernährungsmythen und -trends konfrontiert, springe ich nicht über jedes Stöckchen, das man mir hinhält, und denke alles erst mal von der Biochemie her durch. Ich kann gar nicht anders: Eine Ernährungsempfehlung muss ich biochemisch nachvollziehen können, sie muss plausibel sein. Und ganz wichtig: **Jede Therapie muss stressfrei langfristig umsetzbar sein.**

FASZINATION BIOCHEMIE

Meine Leidenschaft für den Stoffwechsel verdanke ich einem Biochemiker der TU Berlin, der während meines Medizinstudiums Nachhilfe angeboten hat. Ich muss gestehen, dass ich im Abitur mit der Naturwissenschaft noch ziemlich auf Kriegsfuß stand: Aufgewachsen in der ehemaligen DDR, habe ich eine Ausbildung zur Krankenschwester absolviert und konnte das Abitur erst nach dem Mauerfall auf dem zweiten Bildungsweg nachholen. Ich erinnere mich, dass ich Physik und Chemie im Abitur abwählen konnte und das getan habe. Jedenfalls schaffte ich es trotzdem in ein Medizinstudium an der FU Berlin. Dort holten mich meine naturwissenschaftlichen Lücken bald ein und mir wurde schnell klar, dass ich das Studium mit reinem Auswendiglernen niemals bestehen würde. Ich bekomme nämlich nichts in meinen Kopf, was mich nicht interessiert oder ich nicht verstehe. Aber ich wollte unbedingt Ärztin werden.

Also ging ich anderthalb Jahre zweimal wöchentlich für zwei Stunden zu dem Biochemiker zur Nachhilfe, vor Klausuren öfter. Und mit jeder Stunde faszinierte mich der Stoffwechsel mehr: Jede Körperzelle unterliegt einem Stoffwechsel, alle Zellen sind miteinander verbunden. Dabei stellt das Verdauungssystem nur einen Teil dar. Auch der Sehvorgang ist ein Stoffwechsel, Hören ebenso wie Denken und Fühlen. **Einfach alles, was uns ausmacht, ist Stoffwechsel. Jeder Gedanke, jedes Lernen ist ein Ergebnis eines Stoffwechselprozesses und eine Abfolge chemischer, physikalischer Reaktionen.** Wahnsinn, oder? Es gibt Millionen Stoffwechselwege – und die meisten davon verstehen wir noch nicht. Doch einiges wissen wir mittlerweile sogar sicher, zum Beispiel, dass alles permanent mit Energie versorgt werden muss, um zu funktionieren.

Endlich verstand ich die Zusammenhänge des Stoffwechsels. In der Theorie konnte ich jedem Stück aufgenommener Nahrung im

Körper folgen und erkennen, wie es in Energie, in Leben verwandelt wird. Ich begriff, wie Zellen miteinander kommunizieren müssen – und plötzlich ergab für mich alles einen Sinn. Verbindungen wie Glycerinaldehyd, Natrium-Kalium-Pumpen, Oxalacetat, Glucose-Transporter, Wasserstoff, Sauerstoff, Kohlenwasserstoffe und ATP wurden zu vertrauten Freunden. **Schon damals ahnte ich, dass Kalorienzählen, Fasten und wenig Essen dauerhaft nicht gesund sein können. Es war nicht lückenlos plausibel!**

Nach 18 Monaten konnte ich einigermaßen biochemisch denken, mich frei in den Grundlagen des Stoffwechsels, soweit bekannt, bewegen und Formeln lesen. Bis heute musste ich niemals wieder Stoffwechselkomplexe mit den einzelnen Strukturformeln pauken, weil ich die Grundlagen verstanden hatte. Letztlich bestand ich das Physikum mündlich in Biochemie mit Leichtigkeit. Wenn ich heute mit meinen Söhnen am Institut vorbeifahre, sage ich jedes Mal: „Hier feierte eure Mutter einen der größten Erfolge ihres Lebens." Was natürlich wiederholt genervtes Augenrollen hervorbringt. Aber diesem, damals für mich etwas trockenen Biochemiker verdanke ich schlussendlich meinen beruflichen Werdegang, vor allem aber den Beginn meiner großen Leidenschaft für die Naturwissenschaft. Aus diesem Grund danke ich ihm auf diesem Weg sehr.

Heute lese ich die Biografien und Werke vieler großer Wissenschaftler des vergangenen Jahrhunderts mit Freude – meine persönliche Superheldin ist Marie Curie. Durch die Naturwissenschaft habe ich gelernt, differenzierter zu denken, Sachen zu hinterfragen, Dinge auf Plausibilität zu prüfen und nicht alles zu glauben, nur weil es sich wunderbar anhört. Ich habe gelernt, Tatsachen zu akzeptieren, die objektiv leider oft anders sind, als ich persönlich sie gern hätte. Und ich weiß, **wie komplex es ist, gute Wissenschaft zu betreiben, weiß, wie aufwendig es sein kann, Kausalitäten und Wirkungsverhalten zu beweisen.**

Natürlich sollen auch in diesem Buch die biochemischen Grundlagen wissenschaftlich sauber und aktuell dargestellt werden. Deshalb habe mit einem promovierten Biochemiker Kontakt aufgenommen, um mich mit ihm mehrmals pro Woche auszutauschen.

BESONDERHEITEN MEINER PRAXIS IN BERLIN

Um vorab Vertrauen aufzubauen, ein kurzer historischer Einblick in meine Praxis: Vor ihrer Eröffnung absolvierte ich eine anderthalbjährige Assistenzzeit in einer orthopädischen Praxis. Hierher kamen sehr oft übergewichtige Schmerzpatienten – und mindestens genauso oft hörte man den Satz von Kollegen: „Sie müssen abnehmen, um keine Schmerzen zu haben!" Ebenso häufig lautete die Antwort: „Ich esse kaum noch und nehme trotzdem nicht mehr ab!" Das war 2004. Natürlich glaubten meine Kollegen den Patienten kein Wort. Aussagen wie „Jeder nimmt ab, wenn er weniger isst, als er verbraucht" und „Essen Sie die Hälfte von allem, was Sie sonst am Tag verzehren, so nehme ich auch ab" waren damals normal. Übrigens: Ich finde es furchtbar, wenn Ärzte ihren Patienten sagen, was ihnen selbst am besten hilft. Das macht die Medizin zur beliebigen Hausapotheke und untergräbt ihre seriöse, naturwissenschaftliche Daseinsberechtigung. Außerdem hat jeder Mensch unterschiedliche Rahmenbedingungen und Möglichkeiten, auf seine gesundheitlichen Probleme Einfluss zu nehmen.

Schon deshalb war ich der Meinung, dass man Patienten einfach mal glauben sollte. Schließlich ergibt es überhaupt keinen Sinn, permanent unter Schmerzen zu leiden, in dem Wissen, dass diese durch Gewichtsverlust deutlich gelindert werden könnten, und gleichzeitig nicht zu versuchen abzunehmen. An die Kalorientheorie glaubte ich seit meinem Biochemie-Intensivkurs sowieso nur bedingt. Ich wusste, dass auch Stress und Schmerzen Energie verbrauchen und vor allem Stress die Fettverbrennung blockieren kann. Mir war außerdem bewusst, dass der Körper seinen Energiebedarf reduzieren kann, wenn zu wenig gegessen wird, um zu sparen. Und natürlich sind Menschen mit Schmerzen in der Bewegung eingeschränkt.

Deshalb bat ich meine Kollegen, mich dieser Problematik annehmen zu dürfen. So begann ich, als Ernährungsmedizinerin zu arbeiten, absolvierte die ernährungsmedizinische Weiterbildung, den Abschluss in orthomolekularer Medizin, die die Mikronährstofftherapie umfasst, und legte 2006 mit einer eigenen Sprechstunde in der Klinik und ab 2009 in meiner eigenen Praxis los.

Freispruch für die Kohlenhydrate

Fast alle meine Patienten geben Kohlenhydraten die Schuld an ihrem Gewichtsproblem. Ich sehe das komplett anders, denn Kohlenhydrate bleiben die Makronährstoffe, woraus der Körper am schnellsten und effizientesten Energie bereitstellen kann, die in jedem Moment unseres Lebens benötigt wird. Das Gehirn verstoffwechselt im Normalfall ausschließlich Glucose und besitzt, wie schon beschrieben, ein faszinierendes System, das zu jeder Sekunde nicht nur den aktuellen Glucosevorrat in seinem eigenen Organgebiet misst, sondern sich auch ständig genau darüber informiert, wie der Blutzuckerspiegel in der Peripherie, also im restlichen Körper ist. Damit es nie zu Engpässen kommt, kann sich das Gehirn immer und zu jeder Zeit mit Glucose versorgen lassen.

Allerdings kann das Gehirn bei hohem neuronalem Stress, intensiven Denkprozessen oder Sport im anaeroben Bereich auch Laktat verstoffwechseln, was ohne ausreichende Sauerstoffzufuhr möglich ist. Im länger anhaltenden Hungerzustand kann das Gehirn mit sogenannten Ketonkörpern überleben. Diese Umstellung dauert allerdings mitunter bis zu einigen Tagen und passiert nicht einfach so beim ersten Glucosemangel. Das gilt auch als alternative Stoffwechsellage bei Diabetes, wenn der Blutzucker nicht gut eingestellt ist. Eigentlich ist das nicht die bevorzugte Energiequelle für Gehirn und Körper. Trotzdem wird die ketogene Diät, also der komplette Verzicht auf Kohlenhydrate, gern als probate Diät empfohlen. So überlebenswichtig dieser Notstoffwechsel in entsprechenden Phasen ist, so interessant die Grundlagenforschung für bestimmte medizinische Fragestellungen ist: Als Diätform ergibt er bisher für mich weder biochemisch noch physiologisch wirklich Sinn – genau aus den bereits genannten Gründen.

Ein trainierter Ausdauersportler, zum Beispiel ein Marathonläufer, kann während des Trainings auf die Laktatversorgung des Gehirns vertrauen, weil sein Körper durch das Training sehr schnell und effektiv auf diese Versorgung umstellen kann. Ein untrainierter Mensch dagegen würde beim Sport, sobald der Sauerstoff in der Zelle knapp wird, in seinen Muskelzellen Laktat herstellen und verbrennen und damit sehr schnell in die Erschöpfung fallen, da das Gehirn unter Glucosemangel leiden würde. Ein trainierter Sportler würde jedoch das in der Muskelzelle entstandene Laktat in die Blutbahn abgeben, damit es direkt zum Gehirn fährt und dort als Energiequelle zur Verfügung steht, und die Muskelzelle selbst würde auf Fettverbrennung umschalten. Diese Fettsäuren werden von den Adipozyten (Fettgewebe) und der Leber in guter Zusammenarbeit bereitgestellt. Dieser Stoffwechselweg ist trainingsabhängig.

Interessant dabei ist, dass selbst der größte Wille bei einem Sportler nicht ausreicht, um trotz Unterversorgung im Gehirn noch mal Gas zu geben. Das Gehirn bremst ihn zuverlässig aus, wenn es sein muss: mit Ohnmacht. Bis zu diesem letzten Punkt ist vieles eine Frage des Willens, dann aber steht man vor einer unüberwindbaren Wand, die möglicherweise nur mit weiterem Training beeinflussbar wäre.

Etwa 130 g Kohlenhydrate verbraucht unser Gehirn täglich, um uns gesund und leistungsfähig zu halten. Da stellt sich schon die Frage, wie das auf Dauer mit Low Carb bewerkstelligt werden kann, zumal der Umweg über Glucose aus dem Eiweiß nicht wirklich effizient oder dauerhaft gesund ist und die Umwandlung von Fett in Glucose nicht besonders energieeffizient ist, denn Fettzellen werden ja nicht nur aus Glucose aufgebaut, sondern auch aus Fetten selbst.

Es gibt weitere Zellen im Körper, die ebenfalls hauptsächlich oder sogar komplett auf Kohlenhydrate angewiesen sind. Zu nennen sind in dem Zusammenhang zum Beispiel Erythrozyten, die roten Blutkörperchen, die keine Mitochondrien besitzen und somit keine Fettsäuren oxidieren können.

EXKURS: MITOCHONDRIEN

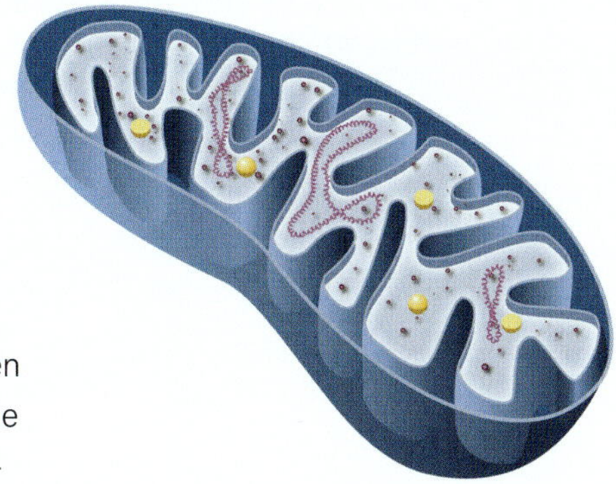

Mitochondrien sind Organellen, die als Kraftwerke der Zelle bekannt sind, da sie die Energieproduktion durch Zellatmung ermöglichen. Sie stellen die Energiewährung ATP her, die an beinahe allen Stoffwechsel- und Lebensvorgängen beteiligt ist. Eine Zelle, die Mitochondrien besitzt, kann sowohl Glucose als auch Fette in diese Energiemoleküle umwandeln. Dafür wird allerdings Sauerstoff benötigt. Da Glucose in Zellen auch ohne Sauerstoffbeteiligung in Energie umgewandelt werden kann, dient sie außerdem für Zellen, die keine Mitochondrien haben, als Energieträger. Das bedeutet aber, dass diese Zellen ausschließlich durch Glucose existieren können. In unserem Körper sind das die roten Blutkörperchen, die Erythrozyten. Das sind jene Zellen, die den Sauerstoff in die Muskulatur und in andere Gewebe tragen.

Auch die Nieren bevorzugen Glucose, obwohl sie ebenfalls Fett verbrennen können – jedoch wegen ihres permanent hohen Energiebedarfs eher ungern. Und schlussendlich ist der Körper in der Lage, aus verschiedenen Substraten wie Fructose (Fruchtzucker), aus Aminosäuren (Bestandteile der Proteine) und auch aus Fettsäuren wieder Glucose herzustellen. Allerdings nur begrenzt und manchmal auch sehr langsam.

Wie kann dann behauptet werden, dass Kohlenhydrate überflüssig für den Körper sein können, wenn unser gesamter Stoffwechsel auf die Verwertung von Kohlenhydraten in großer Form ausgerichtet ist? Für mich klingt das eindeutig so, dass Kohlenhydrate ein wichtiger Bestandteil in unserer Nahrung sein müssen, jedenfalls auf Dauer. Man stirbt nicht ohne Kohlenhydrate, aber der Stoffwechsel muss sich enorm verbiegen – mit unklaren Langzeitfolgen für den Menschen und seinen Stoffwechsel.

Wir können uns jetzt darüber unterhalten, welche Kohlenhydrate in welcher Form für uns den größten Nutzen haben, aber dass wir sie für einen gesunden, funktionstüchtigen Stoffwechsel brauchen, steht meines Erachtens außer Frage. Ein stark zunehmender Teil von Wissenschaftlern geht heute davon aus, dass die Low-Carb-Ernährung auf Dauer nicht gesund sein kann. So bestätigt Prof. Dr. Alfred Wirth, ehemaliger Präsident der Deutschen Adipositas-Gesellschaft, in einem Fachartikel, der 2018 im „Cardiovasc" veröffentlicht wurde: **„Nahezu alle Untersuchungen zeigen, dass Low Carb nicht überlegen ist."** Gleichzeitig sieht Professor Wirth den Anstieg des LDL-Cholesterins bei Low Carb als gesundheitlich kritisch an, „genauso wie die Stimulation proinflammatorischer Faktoren".

Und Prof. Dr. Helmut Heseker, Herausgeber der „Ernährungsumschau", sagt: „So ergeht es gerade den jahrelang gehypten Low-Carb-Diäten. Die langjährige Verteufelung der Kohlenhydrate wird von Trendsettern plötzlich als großer Irrtum entlarvt. Atkins-, South-Beach-, Hollywood-Star-, Mayo-, Logi- sowie Paleo-Diäten – Evolution hin und Harvard her – werden nicht nur als wirkungslos entlarvt, schlimmer noch: Stattdessen werden lange übersehene oder geleugnete Nebenwirkungen (unter anderem Mundgeruch, Muskelkrämpfe, Übelkeit und Kopfschmerzen) in den Vordergrund gerückt. Warten wir ab, ob die Crowd dieser Kehrtwende willig folgt oder ob die immer noch aktiven Low-Carb-Protagonisten einen Weg finden, den Fall aufzuhalten und den Ernährungstrend zu retten."

ERNÄHRUNGS-PYRAMIDE

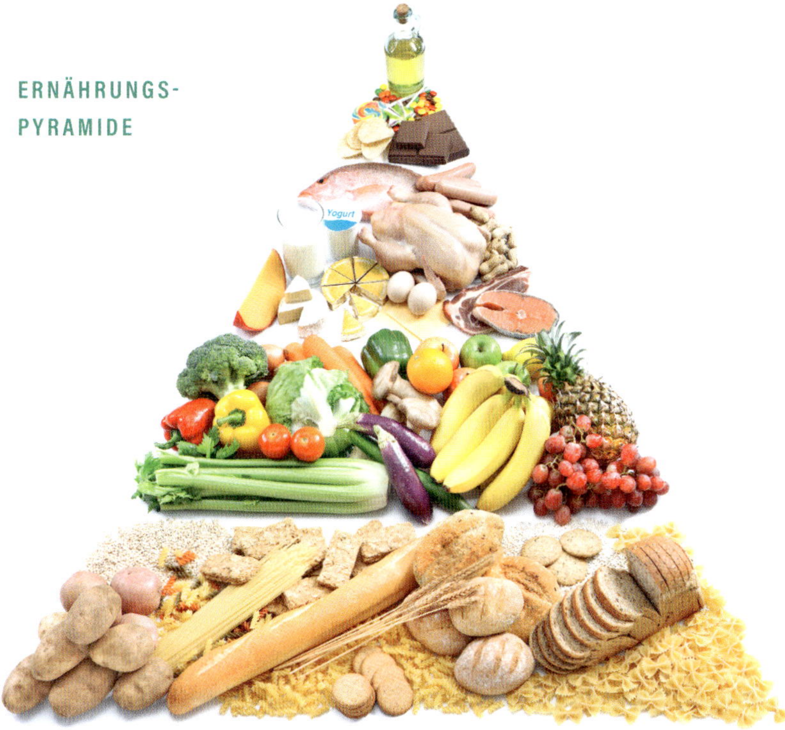

Erinnern Sie sich an die gute alte Ernährungspyramide, die wir schon als Kinder im Zusammenhang mit gesunder Ernährung vorgelegt bekamen? Ich möchte Ihr Wissen etwas auffrischen:

Die klassische Ernährungspyramide hatte die Kohlenhydrate noch als größte Basis, die heute den Ballaststoffen wie Gemüse und Obst weichen musste. Meinetwegen, das ist gesund. Aber trotzdem stehen **Kohlenhydrate** immer noch auf ganz großen Füßen – und das zu Recht. Sie **bleiben das Hauptzahlungsmittel für den Energiebedarf im Körper, vor allem für das Gehirn.**

Aus Kohlenhydraten kann der Körper schnell und unkompliziert Energie bereitstellen, die in körperlicher und vermehrter geistiger Aktivität permanent gebraucht wird. Schaut man sich die Komplexität des Kohlenhydratstoffwechsels an, zum Beispiel die faszinierende Regulierung des Blutzuckerspiegels, die fein abgestimmte Funktionsfähigkeit der Bauchspeicheldrüse mit ihrer Insulin- und Glukagonproduktion, die große Speicherfähigkeit der Leber von Kohlenhydraten in Form von Glykogen, sieht man ein wunderbar ausgeklügeltes System. Eines, das aber auch zeigt, wofür es gemacht wurde: für die Kohlenhydrate!

Trotzdem lese und höre ich immer wieder: Kohlenhydrate machen dick! Kohlenhydrate lösen Entzündungen aus! Kohlenhydrate lassen uns schneller altern! Solche grundsätzlichen Parolen sind falsch. Für viele Menschen sind sie auch gesundheitsgefährdend und führen in endlose Diätkarrieren.

Ohne Glucose empfindet unser Gehirn eine Art Kriegszustand. Das bedeutet – Achtung! –, dass Unterversorgung und der Ausfall der Steuerung aller Systeme drohen. In dem Fall kann es auf Ketonkörperverwertung (Keto-Diät) umschalten. Ketone entstehen, wie bereits beschrieben, aus der Verstoffwechselung von Fettsäuren. Die Frage ist berechtigt, weshalb der Körper dann nicht von vornherein auf Ketonkörper umschaltet, selbst wenn wir vielleicht sogar Kohlenhydrate essen. Denn die komplette Umstellung auf Ketonkörperverwertung dauert ein paar Tage und findet wirklich nur statt, wenn wir die Kohlenhydratzufuhr drastisch reduzieren.

Eine nicht unerhebliche Zahl sehr erfolgreicher Ausdauerathleten nutzt die ketogene Ernährung vor Wettkämpfen, um Höchstleistungen abrufen zu können, weil die Menge der Ketonkörper im Blut dadurch dramatisch ansteigt. Das hilft, körpereigenes Fett im Wettkampf schneller verfügbar zu machen, was eine enorme Energiereserve im Vergleich zur Energiemenge aus Nahrung vor dem Wettkampf ist. Das wird fälschlicherweise immer wieder als Nachweis gewertet, dass eine kohlenhydratfreie Ernährung die Leistungsfähigkeit auf Dauer steigert. In Wahrheit bereiten sich diese Extremsportler jedoch nur auf ein kurzzeitiges Ereignis vor. Eine solch intensive Phase vor Wettkämpfen könnte kein Sportler dauerhaft durchhalten.

Tatsächlich wird hier die Fähigkeit des Körpers, in einer Notsituation Höchstleistungen zu erbringen, eigentlich missbraucht. Off-Label-Use nennt man das in der Medizin, zum Beispiel bei Medikamenten. Wir können nicht abschätzen, was der Stoffwechsel zukünftig aus diesen erlebten Erfahrungen machen wird. Diese Stressmomente für den Stoffwechsel prägen sich als metabolische Erfahrungen ein und nicht wenige Leistungsathleten kämpfen nach der Sportkarriere mit massiven Gewichtsproblemen. Um es plakativer zu machen: Der Sprung aus der zweiten Etage kann durchaus eine rettende Maßnahme in einer Notsituation wie einem Brand sein, als dauerhafter Tipp für jeden Tag taugt er nicht.

Bis heute gibt es keine Belege dafür, was eine langfristige ketogene Ernährung mit unserem Körper macht. Wie denn auch? Dafür müssten wir Menschen auf ketogene Ernährung bringen und strengstens kontrollieren, dass sie wirklich nichts anderes essen. Es bleibt jedoch die Frage: Wie lange toleriert ein Körper diese Ernährungsform? Bisherige Grundlagenstudien sind noch viel zu kurz und mit sehr wenigen Probanden durchgeführt.

Jedenfalls ist es dann ein Ersatzstoffwechsel – in strengen Hungerperioden oder bei einem entgleisten Diabetes mellitus. Das bedeutet auch, dass der Körper permanent an seinen größten Energiespeicher, die Fettreserven, geht und das wiederum dem Gehirn einen Notzustand signalisiert. Die Folge ist langfristig eine Reduktion der gesamten Stoffwechselleistung, um das Überleben dauerhaft zu sichern.

Alternativ kann sich der Stoffwechsel – wie bereits erwähnt – entscheiden, aus den Proteinen unserer Muskeln Glucose herzustellen. Das ist für den Körper eher ungünstig, da die Proteine eigentlich für unzählige Aufbauprozesse wie Zellen, Hormone, Transmitter und Enzyme benötigt werden. Aber bei einer Fettverbrennungsstörung, im Notzustand, bei hoher dauerhafter Stressbelastung oder im Sparmodus ist dem Gehirn das alles im Zweifel egal und es versorgt sich vorrangig selbst zuerst – es radikalisiert sich.

Eine dauerhafte Energiegewinnung aus den Eiweißen kann auf Dauer zu vielen Erkrankungen, die mit einem Proteinmangel assoziiert werden, führen, beispielsweise zu Gelenkerkrankungen, Osteoporose, Bandscheibenvorfällen, depressiven Verstimmungen, Burnout-Syndrom, Hauterkrankungen und Haarausfall. Deshalb hat es für mich oberste Priorität, den Stoffwechsel wieder in eine natürliche Ruhefettverbrennung zu bekommen, wenn ich anhand meiner Messungen erkenne, dass vorrangig Kohlenhydrate aus Eiweißen hergestellt werden.

Den Stoffwechsel verstehen

Was Spirometrie und Bioimpedanzmessung verraten • Wie Sie Ihren Grundumsatz und Ihre Fettverbrennung messen lassen können • Was Ihre Messwerte bedeuten • Wie sich der Körper notwendige Energie bereitstellen kann • Was wir aus Hungersnöten wissen • Der Idealfall: ein leistungsfähiger Stoffwechsel mit guter Fettverbrennungsrate

Was Spirometrie und Bioimpedanzmessung verraten

Bevor ein Patient zum ersten Mal in meine Praxis kommt, werden ihm im Vorfeld ein Fragebogen und ein Ernährungstagebuch zugesendet, die wir in der Regel vor unserem ersten Termin zurückbekommen. Pro Tag behandeln wir 40 Patienten, davon etwa sechs Erstpatienten. Vor der Sprechstunde schaue ich mir die Unterlagen an und bekomme schon mal ein Gefühl dafür, wie der Stoffwechsel in diesem speziellen Fall aussehen könnte. Jeder Patient wird zu jedem Termin vermessen, sodass ich mir einen genauen Überblick über seinen Stoffwechsel verschaffen kann. Auf diese Weise kontrolliere ich auch den Verlauf meiner Therapien.

Zum einen führe ich eine **METABOLISCHE RUHESPIROMETRIE** durch, zum anderen vermesse ich mit einem **BIOELEKTRISCHEN IMPEDANZVERFAHREN** den Stoffwechsel, um die Frage zu beantworten, was vom Gesamtgewicht meiner Patienten überhaupt „zu viel" ist? Wie viel Fett, Muskulatur und Knochenmasse sind vorhanden, wie ist der Wasserhaushalt? Ganz wichtig: Wie verteilt sich das Körperfett und wie viel davon ist das gefährliche Fett im Bauchraum? Und wo etwa liegt das Idealgewicht, damit ich eine Richtung definieren kann.

Dieses Messsystem ist innovativ und sehr genau, aber so teuer wie ein gut ausgestatteter Mittelklassewagen und deshalb leider nicht für den Hausgebrauch geeignet. Über mehrere Jahre haben wir damit den Stoffwechsel von Patienten beobachtet und verglichen. Jeder Patient wurde mehrfach gemessen, manche sogar über 50 Mal. Insgesamt haben wir so Hunderttausende Datensätze gesammelt. Das ist schon mal was! Das bedeutet: Wir können belegen, dass Patienten durch unsere Behandlung mehrere Jahre nach erfolgreicher Gewichtsreduktion gewichtsstabil sind und sich anfängliche Beschwerden über einen längeren Zeitraum gebessert haben.

Lassen Sie uns im Folgenden beide Verfahren im Detail beleuchten.

Wie Sie Ihren Grundumsatz und Ihre Fettverbrennung messen lassen können

Bei Personenwaagen gibt es gravierende Unterschiede. Ist man gesund und nicht adipös, kann man seinen Stoffwechsel sehr gut mit einer einfachen Haushaltswaage begleiten, die neben dem Gesamtgewicht den Körperfett- und den Muskelanteil darstellt. Allerdings gibt es einen großen Unterschied zwischen Waagen, die nur über die Füße messen, und Waagen, bei denen auch die Arme an der Vermessung beteiligt sind.

Denn eine Impedanzanalyse per Waage funktioniert ungefähr so: Durch den Körper werden nicht spürbare, schwache elektrische Impulse gesendet. Diese fließen zum Beispiel leichter durch Wasser und Muskelgewebe als durch Fettgewebe. Die Geschwindigkeit, mit der die Impulse durch den Körper gelangen, werden gemessen, um die Zusammensetzung des Körpers zu bestimmen. So kann die Waage zum Beispiel den Körperfettanteil sehr präzise berechnen. Allerdings verwendet die Waage interne Algorithmen und Referenzdaten, um die gemessenen Werte zu interpretieren. Deshalb variieren die einzelnen Waagen in den Ergebnissen und sind in ihrer Aussagequalität unterschiedlich. Aus diesem Grund empfehle ich, eine feste Waage zu verwenden und nicht ständig auf alle verfügbaren Geräte zu steigen, denn das kann sehr verunsichern.

Bei Waagen, die die elektrischen Impulse nur über die Fußsohlen senden, wird im Grunde genommen nur der untere Teil des Körpers vermessen. Die Werte werden schließlich auf den restlichen Stoffwechsel hochgerechnet. Waagen, bei denen die elektrischen Impulse zusätzlich über die Hände gesendet werden, ergeben einen geschlossenen Messkreis, der deutlich genauere Werte ermitteln kann.

Viele dieser Waagen bieten online gekoppelte Ernährungsprogramme, die Konzepte mitliefern, um Ihre Werte zu verbessern. Das ist sicher für manche Menschen hilfreich, entbehrt aber einer wissenschaftlichen Grundlage. Die Bioimpedanzmessung allein kann das nicht leisten. Der Preis guter Bioimpedanzwaagen für den Hausgebrauch liegt zwischen 100 und 300 Euro. Orientieren Sie sich am besten an aktuellen Testberichten seriöser Quellen.

Natürlich gibt es auch professionelle Geräte, die eine medizinische Zulassung und eine sehr hohe Genauigkeit besitzen. Mit einer solchen arbeiten wir. Allerdings sind sie in der Regel für den Hausgebrauch nicht finanzierbar. Damit können wir viel mehr Daten erheben:

- Muskelmasse und deren Verteilung auf einzelne Körperregionen wie Arme, Beine und Rumpf
- Wasserhaushalt und dessen Verteilung, um eventuell pathologische Wasseransammlungen wie Ödeme festzustellen
- Bauchfettanteil, der das gefährlichste Körperfett darstellt
- Details der Knochenmasse

Solche Waagen findet man in vielen Fitnessstudios oder Gesundheitszentren. Die Preise für Messungen variieren. Oftmals ist die Nutzung im entsprechenden Monatsvertrag enthalten, sonst liegt die Preisspanne zwischen 20 und 30 Euro inklusive Auswertung. In medizinischen Praxen kann der Preis höher liegen, wenn zusätzlich eine ausführliche Beratung stattfindet.

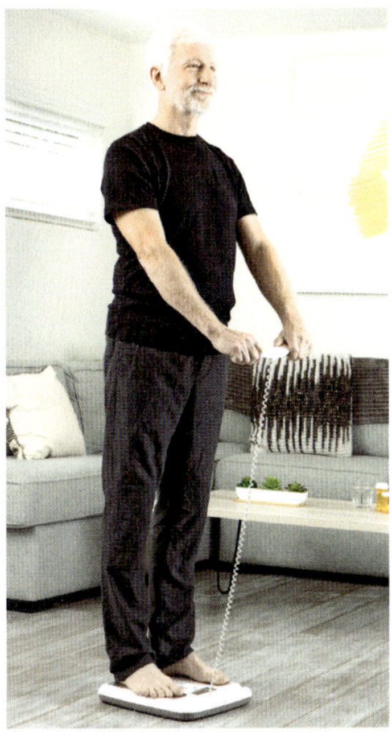

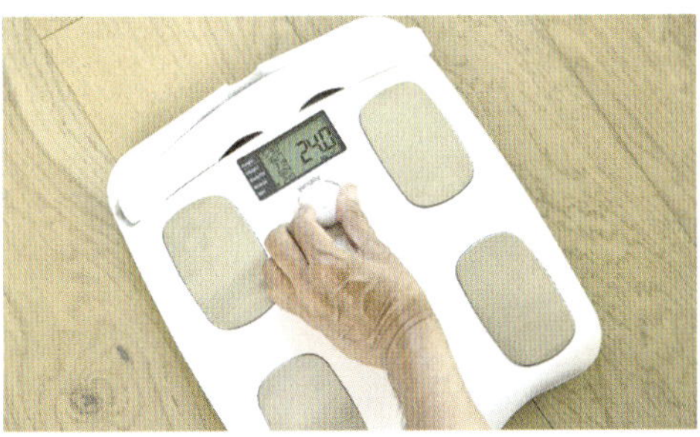

Was Ihre Messwerte bedeuten

Die **BIOIMPEDANZANALYSE** misst den elektrischen Widerstand im Körper, um Informationen über die Körperzusammensetzung zu erhalten. Dabei werden niederfrequente elektrische Ströme durch den Körper geschickt und der Widerstand wird gemessen. Wichtig ist, jedes Mal ähnliche Messbedingungen herzustellen. Da Bioimpedanzwaagen in ihrer Genauigkeit variieren können, bedarf ihre Interpretation professioneller Anleitung und sehr guter Erfahrung.

Anschließend können wir sehen, welche Knochen- und Muskelmasse vorhanden, wie das Körperfett verteilt und wie hoch der Anteil des gefährlichen Bauchfettes ist. Gleichzeitig zeigt uns die Waage, wo etwa ein realistisches Ziel der Therapie liegt.

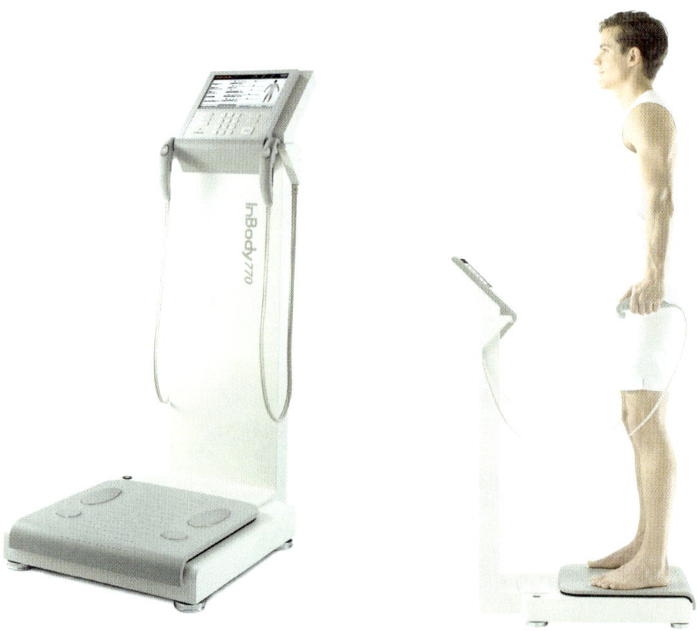

ERGEBNISSE DER BIOIMPEDANZANALYSE

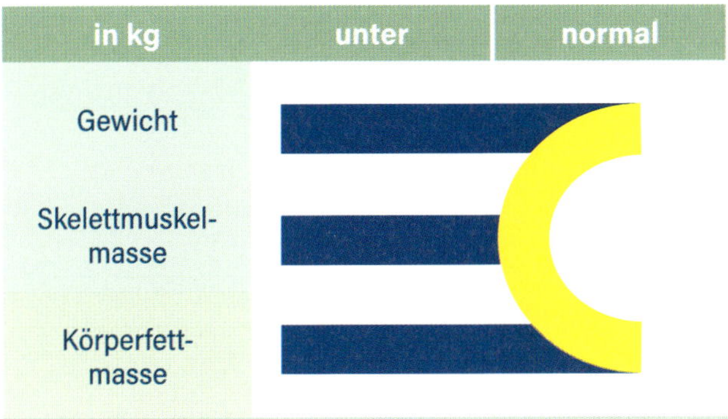

C-Typ: C steht für einen schwachen Körperbau: Für Ihr Körpergewicht haben Sie zu wenig Muskulatur und einen zu hohen Fettanteil. Sie sollten durch Training Ihre Muskulatur stärken.

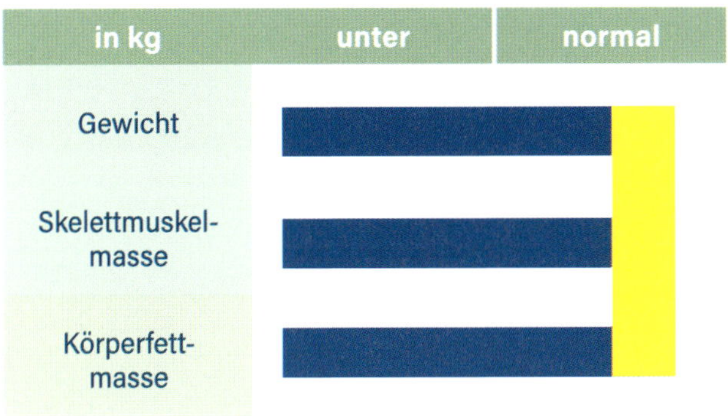

I-Typ: Ein I steht für ein ausgeglichenes Verhältnis von Gewicht, Muskel- und Fettmasse.

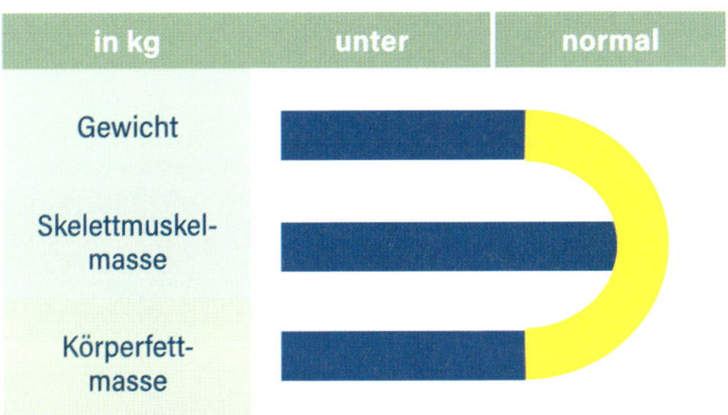

D-Typ: Das D steht für einen athletischen/muskulösen Körperbau, da im Verhältnis zum Körpergewicht mehr Muskeln und weniger Fett vorhanden sind.

Ziel ist, C- und I-Typen in einen D-Typ zu ändern.

BEISPIELE AUS MEINER PRAXIS – VERGLEICH

MUSKEL-FETT-ANALYSE BEI EINEM PERFEKTEN STOFFWECHSEL

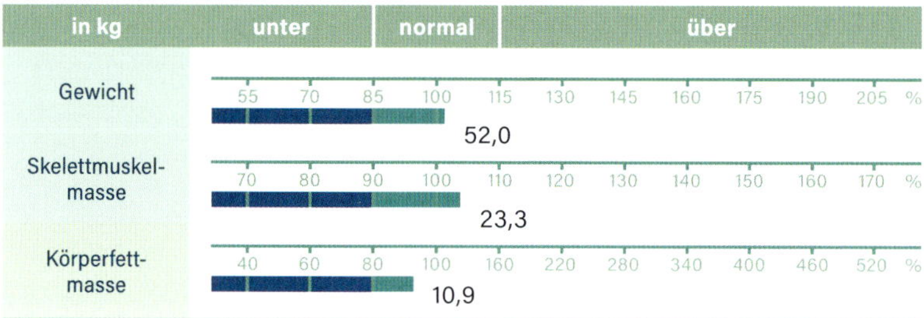

MUSKEL-FETT-ANALYSE BEI EINEM ÜBERGEWICHTIGEN STOFFWECHSEL

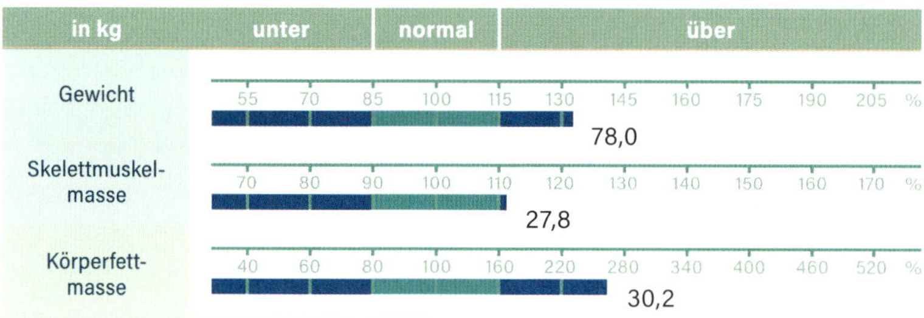

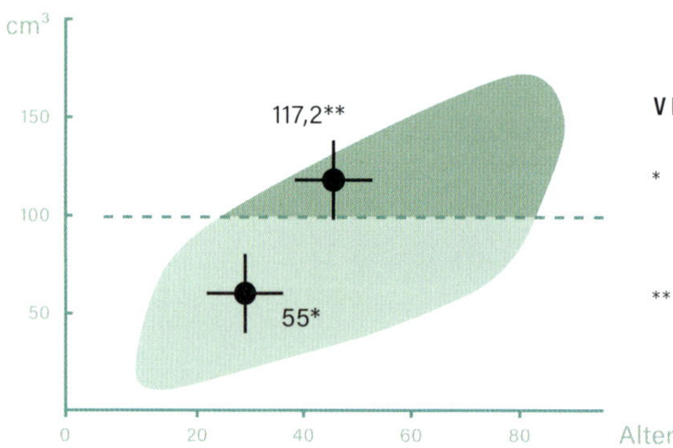

VISZERALES BAUCHFETT

* Bauchfett der Person mit perfektem Stoffwechsel (zur oberen Muskel-Fett-Analyse)

** Bauchfett einer übergewichtigen Person (zur unteren Muskel-Fett-Analyse)

Funktionsweise der metabolischen Ruhespirometrie

Ergänzend nutzen wir ein weiteres wichtiges Verfahren, denn mit der Waage können wir nicht beurteilen, ob der Stoffwechsel eine gute Fettverbrennung oder eine gute Leistung hat. Denn wie bereits erklärt: Der Körper kann auf die Nahrung, das körpereigene Fett oder die Eiweiße in der Muskulatur zurückgreifen, um Glucose herzustellen, die der wichtigste Energieträger für Stoffwechselprozesse ist. Da Übergewicht aus einer Störung der normalen Stoffwechselvorgänge hervorgehen kann, ist es wichtig zu sehen, aus welchen Quellen der Körper seine Energie in Ruhe herstellt.

Normalerweise greift der Körper in Ruhe auf seine Fettreserven zurück. Diese Fettverbrennung kann aber aus vielerlei Gründen gestört sein und dann kann der Körper auch auf seine Eiweiße oder Kohlenhydratreserven wie Glykogen zurückgreifen. Gleichzeitig kann er seine Gesamtleistung drastisch reduzieren oder im Energiesparmodus sein.

Um das alles gut einschätzen zu können, führen wir bei unseren Patienten eine **METABOLISCHE RUHESPIROMETRIE** durch. Für eine erfolgreiche Gewichtsabnahme muss der Stoffwechsel bereit sein, seine Fettreserven wieder abzubauen. Geht ein Stoffwechsel nicht an seine Reserven, sondern fährt lieber seine Leistung in den Keller oder verbrennt Muskeln statt Fett, geht gar nichts, egal, wie sehr sich der Patient bemüht. Da nutzt es auch nichts, ihm zu erzählen, was Übergewicht alles anrichten kann und welche Entzündungswege es im Körper gibt. Das weiß er selbst gut genug.

Die Spirometriemessung ist eine technisch hochkomplexe, aber bewährte Methode zur Bestimmung des Stoffwechsels und schon seit vielen Jahren in der medizinischen Lungenfunktionsdiagnostik und auch auf Intensivstationen im Einsatz. Damit können der Stoffwechsel und sein Verlauf während unterschiedlicher Therapiekonzepte sehr gut eingeschätzt werden und man erhält relativ stabile Werte.

Die Messung bezieht sich auf die Darstellung der Sauerstoffaufnahme (VO_2) im Verhältnis zur Kohlendioxidabgabe (VCO_2) während des Stoffwechsels im Ruhezustand. Dieser Test bietet Einblicke in den Energiestoffwechsel und ermöglicht die Berechnung des Grundumsatzes, also der Energiemenge, die der Körper benötigt, um in Ruhe zu funktionieren. Bei dieser Messung können wir sehen, welche Energiequelle der Patient für seine lebenswichtigen Funktionen verwendet: Benutzt er beispielsweise Kohlenhydrate aus den kostbaren Glucosereserven oder sogar die Eiweiße der Muskulatur – und das nur noch ganz langsam, weil das Gehirn bereits zum Sparkurs aufgerufen hat?

Nun wird sich der aufmerksame Leser fragen, wie aufschlussreich die Messungen sind und ob sie nicht je nach Tageszeit oder Mahlzeiten unterschiedlich ausfallen. Natürlich können wir in einer Versorgungspraxis nicht unter Laborbedingungen arbeiten, aber wir versuchen, unsere Patienten zu ähnlichen Tageszeiten und unter

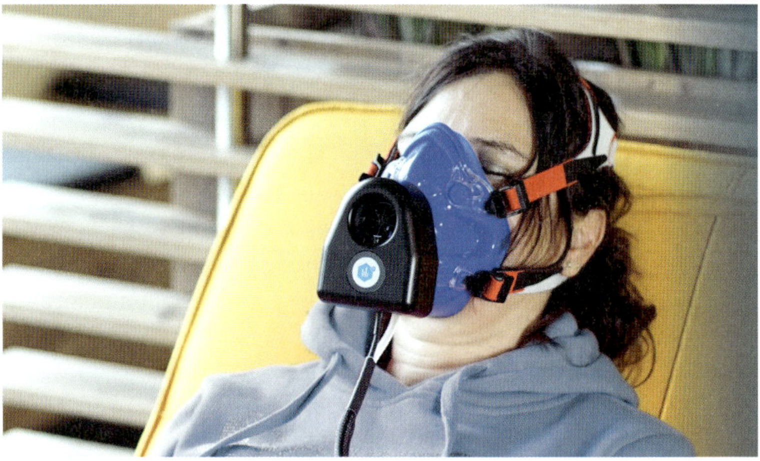

stabilen Ernährungsbedingungen erneut zu vermessen, und behalten immer die Änderungen im Blick. Da wir sehr präzise Messgeräte verwenden, können wir dem Wunsch nach vergleichbaren Bedingungen sehr nahe kommen.

VERFAHREN MIT ZUKUNFTSPOTENZIAL

Diese hochpräzisen Geräte gibt es schon lange, in Kliniken werden sie bereits viele Jahre verwendet – ich hatte die ersten 2006 im Einsatz. Und sie stehen nicht, wie vielleicht vermutet, hauptsächlich bei Ärzten, die in der Ernährungstherapie arbeiten, sondern viel häufiger in Sporteinrichtungen wie Fitnessstudios, Physiotherapie-Praxen und Gesundheitszentren. Ehrlich gesagt: In diesen Einrichtungen finden oftmals erstaunlich gute Ernährungsberatungen statt, gerade weil sie sich für Stoffwechselmessungen entschieden haben.

Eine Vermessung kostet zwischen 40 und circa 80 Euro, abhängig davon, welche professionelle Beratung zusätzlich angeboten wird. Auf dem Umschlag finden Sie übrigens QR-Codes, die sowohl für die Spirometrie als auch für die professionelle Bioimpedanzvermessung auf Links zu Adressen in Deutschland führen.

Es ist ein innovativer Markt geworden und wir Ärzte täten gut daran, uns diesem Trend viel mehr zu öffnen. Eigentlich sollten jede Kinderarztpraxis, jede ernährungsmedizinische Praxis und Orthopäden mindestens eine Impedanzwaage und ein Gerät für die metabolische Spirometrie haben, um ihre Therapieerfolge gut kontrollieren und gegebenenfalls anpassen zu können. Durch die deutlich bessere Datenerhebung können wir viel schneller auf Veränderungen reagieren und Algorithmen entwickeln, die in der Lage sind, den Stoffwechsel immer präziser zu analysieren. Dann können Ernährungsempfehlungen direkt zur Verfügung gestellt werden. Zusammen mit der wissenschaftlichen Arbeit an der Universität lassen sich künftig möglicherweise richtig gute, zukunftsweisende Wege beschreiten.

Wie sich der Körper notwendige Energie bereitstellen kann

Prof. Dr. Achim Peters schrieb schon vor etwa 15 Jahren ein richtungsweisendes Buch über das Gehirn und dessen Einfluss auf den Stoffwechsel. Er arbeitet in der Gehirnforschung an der Universitätsklinik Lübeck und führt eine renommierte Forschungseinrichtung mit internationalen Wissenschaftlern und Doktoranden. Und auch wenn es etwas komisch klingt, so intensiv auf ein anderes Buch aufmerksam zu machen, komme ich nicht darum herum, diesem hervorragenden Arzt und Wissenschaftler für dieses wunderbare Werk zu danken.

Als ich 2018 „Das egoistische Gehirn" gelesen habe, fühlte ich mich in meiner Arbeit bestätigt und konnte dadurch viele meiner jahrzehntelangen Beobachtungen noch besser in einem wissenschaftlichen Kontext betrachten und weiter nach vorn gehen. In diesem Buch beschreibt Professor Peters unter anderem ein beeindruckendes Experiment, das den enormen Einfluss des Gehirns auf den gesamten Stoffwechsel deutlich macht.

Vor über 100 Jahren untersuchte Marie Krieger, eine Pathologin aus Jena, an Hunger und Mineralstoffmangel verstorbene Menschen. Damals, nach dem Ersten Weltkrieg, herrschten große Not und die Spanische Grippe, viele Menschen starben in dieser Zeit an Unterernährung. Marie Krieger untersuchte diese Menschen und entnahm ihnen die Organe zur Vermessung – mit der Fragestellung, um wie viel Prozent sich das Volumen eines Organs verringern kann, bevor es seine Funktion aufgibt. Ihre erstaunliche Entdeckung war: Alle Organe bis auf das Gehirn konnten sich um circa 40 Prozent ihrer Ausgangsgröße verringern. Das Gehirn hingegen blieb gleich groß oder verringerte sich um maximal 2 Prozent. Unglaublich, oder?

Damit konnte bereits damals belegt werden, dass sich das Gehirn selbst in Notsituationen bevorzugt versorgt, auch zulasten aller anderen Organe. Erst wenn diese gar nicht mehr für die Energielieferung des Gehirns sorgen können, schaltet sich unser Gehirn ab. Das ergibt Sinn, denn das Gehirn steuert alle Lebensprozesse wie ein Großrechner und hat damit auch die Verantwortung, das Leben zu erhalten. Gerade in Notsituationen muss es auf Hochtouren nach Lösungen suchen und was es an Energie benötigt, muss bereitgestellt werden. Ist das nicht spannend?

Das Beispiel ist deshalb besonders eindrucksvoll, weil es zeigt, dass das Gehirn sich bei Nahrungsmangel förmlich radikalisiert und den restlichen Körper mit seinen Strukturen und Organen ausbeutet – ungeachtet der Folgen. Dieser wird so lange belastet, bis sich entweder die Voraussetzungen wieder entspannen oder bis einfach nichts mehr geht. Ständige radikale Diäten, einseitige Ernährungsformen, permanenter Stress ohne regelmäßige Nahrungsaufnahme im Wechsel mit Ausnahmen und normalen Diätpausen können somit zu einer nachhaltigen ungünstigen Stoffwechselveränderung führen, da das Gehirn nur noch Unsicherheit und ungleiche Versorgung registriert. Also verliert es die innere Balance und das Vertrauen und baut den Stoffwechsel so um, dass Energiespeicherung das oberste Gebot ist und effizienter gehaushaltet wird. Das nennt man auch Body-Downsizing: Der Körper wechselt in einen Energiesparmodus, der die Leistungsfähigkeit des Bewegungsapparates und der meisten Organe absenkt (Exkurs „Was wir aus Hungernöten wissen", siehe Seite 62).

Aus Stoffwechselsicht ist das völlig korrekt. So funktioniert das Überleben in der Not, auch wenn unsere Diäten nicht aus einer Hungersnot entstanden sind. Doch der Körper reagiert evolutionär. Es gibt ein beeindruckendes Buch des österreichischen Neurologen und Psychiaters Viktor Frankl, der bereits 1997 verstarb. Dieses Buch heißt „Trotzdem Ja zum Leben sagen". Viktor Frankl wurde im Zweiten Weltkrieg gefangengenommen und in ein Vernichtungslager gebracht. Dort wurde er als Arzt eingesetzt und diesem Umstand verdankte er wahrscheinlich sein Leben. Nach seiner Befreiung beschrieb er in seinem Buch, wie sich Menschen in solchen Extremsituationen anpassen und verändern können. Er beschrieb, dass die Menschen immer unsichtbarer wurden: Sie lebten wie Geister, hatten keine Emotionen mehr, noch nicht mal mehr Angst. Sie lachten nicht, sie weinten nicht, sie hatten zum größten

EXKURS: WAS WIR AUS HUNGERSNÖTEN WISSEN

Wenn der Körper nun, nur weil wir nichts oder zu wenig essen, immer direkt sein Fett einfach verbrennen würde, gäbe es womöglich keine Zeitzeugen aus lang andauernden Notlagen und Hungersnöten, wofür Kriegsgefangenschaften und die Internierung in Konzentrationslagern schreckliche Beispiele sind. In diesen Phasen nahmen die Menschen in aller Regel über eine lange Zeit viel weniger Energie zu sich, als sie benötigten, und mussten trotzdem täglich schwere körperliche Arbeit verrichten, um wenigstens die kleinste Chance aufs Überleben zu haben. Viele starben unter den Strapazen, andere aber überlebten. Von denen waren die wenigsten vorher schwer übergewichtig mit großen Reserven. Übergewicht und Adipositas waren zur Zeit der großen Hungersnöte in Europa sowieso nicht annähernd so häufig wie heute vorhanden, gesellschaftlich war es kein nennenswertes Problem.

Offensichtlich konnte das Gehirn den Stoffwechsel bei einigen der Betroffenen an die absurden Bedingungen anpassen. Entscheidend waren die Dauer der Not, die Ausgangssituation und auch die individuelle Resilienz* des einzelnen Menschen. In gewisser Weise sind wir alle anpassungsfähig. Das Gehirn entscheidet in einer solchen Situation unabhängig von unserem bewussten Willen und individuell nach den bisherigen Erfahrungen, ob es Energie aus den Muskeln zieht, energieintensive Prozesse im Körper herunterregelt oder an die Fettreserven geht.

* Mit Resilienz ist die Fähigkeit gemeint, sich an Widrigkeiten, Stress, Rückschläge und Herausforderungen anzupassen und sie zu überwinden. Dabei handelt es sich um ein vielschichtiges Konzept, das psychische, emotionale und physische Stärke umfasst.

Teil noch nicht mal mehr Mimik. Vom sonstigen gesundheitlichen und körperlichen Zustand ganz zu schweigen. Auch – und das sage ich – für die Fähigkeit des Stoffwechsels, sich dramatisch zu reduzieren und mit einer Energiemenge von gerade mal etwa 500 kcal am Tag lange zu überleben und nebenbei noch bis zu zehn Stunden täglich schwere körperliche Arbeit zu verrichten, ist diese Zeit ein trauriger Beleg.

Man ahnt bereits, dass einige angesagte Ernährungsformen wie Low Carb und Fasten nicht wirklich dauerhaft im Einklang mit unseren Bedürfnissen stehen können. Professor Peters hat schon 2011 in seinem Buch die meisten gängigen Ernährungsmythen wissenschaftlich-experimentell widerlegt und auf plausible Daten verwiesen. Wenn ich mir dann vor Augen führe, was sich trotzdem allein in den vergangenen zehn Jahren an Mythen und Trends durchgesetzt hat, wird mir als naturwissenschaftlich ausgebildeter Ärztin mehr als mulmig. Und all diese Trends werden viel zu häufig mit oft zweifelhaften Beobachtungsstudien als Beweis angeführt oder die Daten werden einfach für einen bestimmten Mythos umgewandelt.

PROMINENTES BEISPIEL: INTERVALLFASTEN

Medial wurde **INTERVALLFASTEN** als die Abnehmmethode schlechthin vermarktet. Als Beweis dienten anfangs sechs- bis achtwöchige Beobachtungsstudien mit überschaubar wenig Probanden. Es wurde einfach unterstellt: Wer 16 Stunden nichts isst, verbrennt Fett. Als Beweis dienten vor allem Kurzzeiterfolge, die tatsächlich meist erst mal eintreten, wenn man die Nahrungsmenge reduziert. **Nach und nach kamen immer mehr Studien auf den Markt, die darauf hindeuteten, dass bisher keine signifikanten langfristigen Unterschiede festgestellt werden konnten – weder hinsichtlich der Gewichtsreduktion noch von gesundheitlichen Parametern.** Eigentlich waren die ersten Studien viel zu kurz, um einen dauerhaften Nutzen zu untermauern oder die längerfristige Anwendung zu empfehlen. Auch ob Intervallfasten verjüngt oder entgiftet, müsste erst noch bewiesen werden. Nur weil sich eine Theorie gut und plausibel anhört und einige Tierversuche im Vorfeld positive Hinweise zeigten, kann man solche radikalen Eingriffe in den Stoffwechsel nicht jedem

Menschen empfehlen. Intervallfasten kann langfristig oder bei regelrechten Diätkarrieren auch Schaden anrichten, wie meine Messungen immer wieder eindeutig und nachvollziehbar belegen.

LOW CARB: NUTZEN WISSENSCHAFTLICH NICHT BELEGT

Nicht anders verhält es sich mit **LOW CARB:** Das kann zu falschen Ernährungsweisen und Stress im Gehirn führen. Der Nutzen ist wissenschaftlich nicht belegt und es wird von seriösen Ernährungsmedizinern kaum noch dauerhaft empfohlen. So bestätigte die auf höchstem Niveau durchgeführte randomisierte klinische DIETFITS-STUDIE, 2018 im Topjournal „JAMA" publiziert, dass der Abspeckeffekt einer Low-Carb-Diät bei 609 übergewichtigen oder fettleibigen Probanden einer Low-Fat-Diät vergleichbar war.

Nahezu identische Ergebnisse veröffentlichte 2018 eine amerikanische Herz-Kreislauf-Fachgesellschaft im „Journal of Clinical Lipology": „Basierend auf den überprüften Beweisen sind Diäten mit niedrigem und sehr niedrigem Kohlenhydratanteil anderen Ernährungsansätzen nicht überlegen!" Und weiter: „Ärzte werden aufgefordert, die in dieser wissenschaftlichen Stellungnahme erörterten Erkenntnisse zu berücksichtigen, wenn Sie Patienten über Low-Carb-Diäten beraten."

Abschließend kann man sagen: Für jede Ernährungsform gibt es jede Art von Datensätzen – pro und kontra. Und so kann sich jeder Ideologe das Passende heraussuchen. Das Ergebnis bleibt das gleiche: Wir wissen nichts Genaues – nur, dass dem einen schadet, was dem anderen helfen kann.

BEISPIELE AUS MEINER PRAXIS

Jan, 33 Jahre, Student, bei Beginn der Therapie → 4 Wochen später

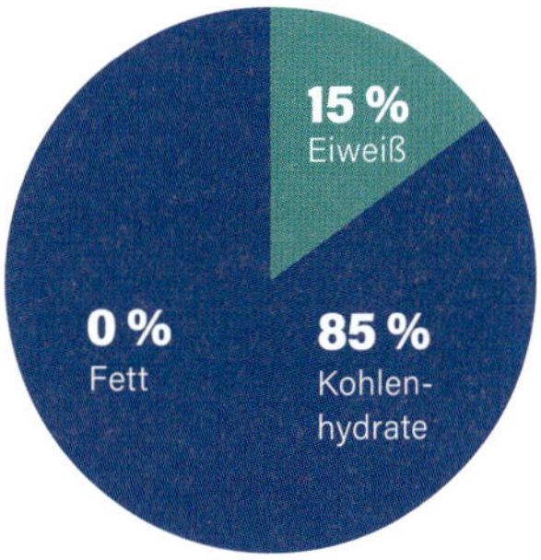

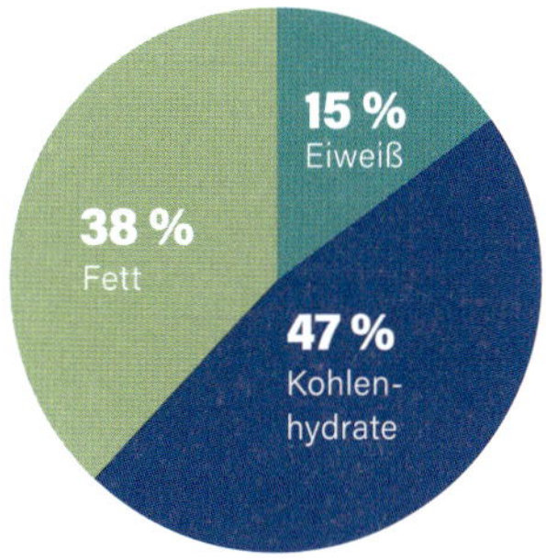

STOFFWECHSEL: GRUNDUMSATZ

Analysewert
2.291
Faustformel
2.229

Analysewert
2.761
Faustformel
2.229

Maria, 41 Jahre, Referentin, bei Beginn der Therapie → 4 Wochen später

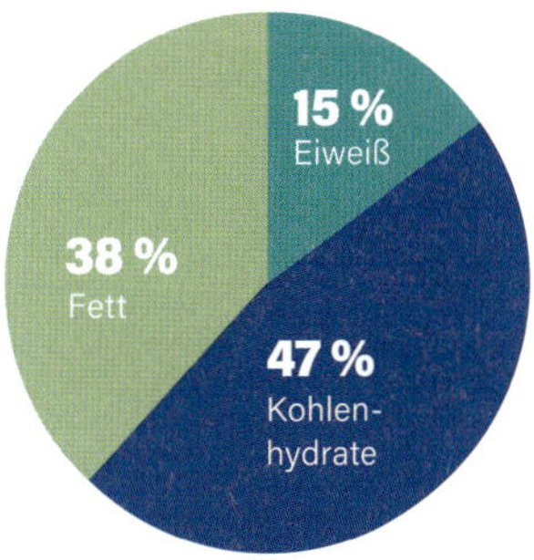

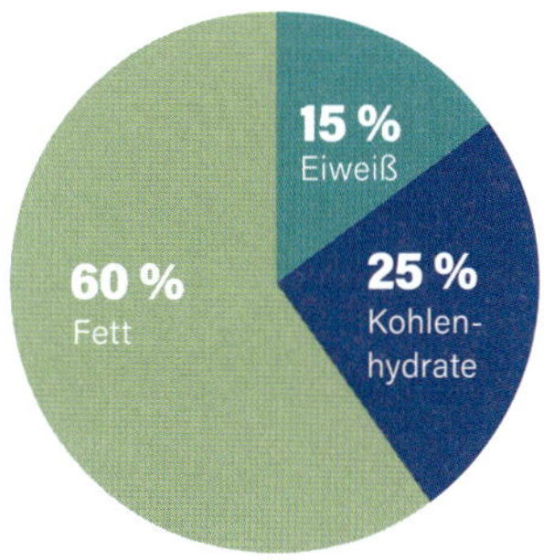

STOFFWECHSEL: GRUNDUMSATZ

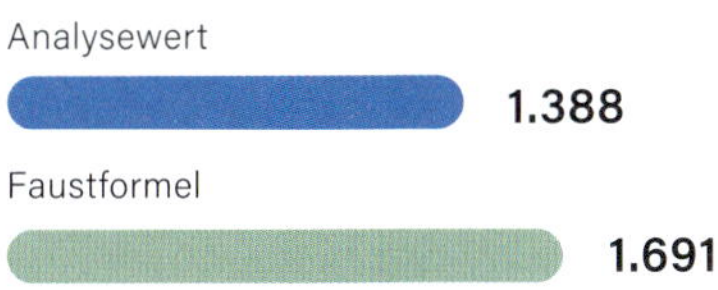
Analysewert
1.388
Faustformel
1.691

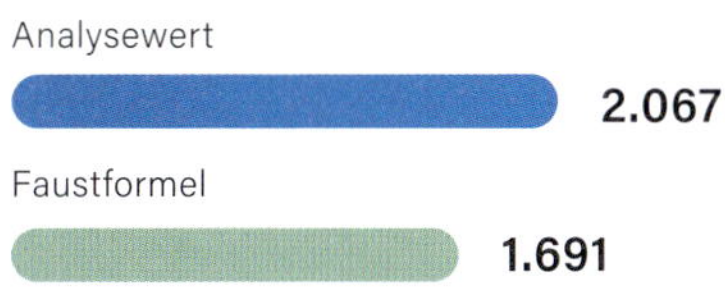
Analysewert
2.067
Faustformel
1.691

Wie ich auf den vorherigen Seiten bereits erklärt habe: Das Gehirn macht keine Kompromisse bei seiner Versorgung – bis zur bitteren Neige und zulasten aller anderen Systeme. Seine Versorgung steht immer an erster Stelle. Doch wie wird dieses komplexe System versorgt? Woraus kann es Energie zur Verfügung gestellt bekommen? Die zentrale Quelle ist die Nahrung. An dieser Stelle kann schon mal jeder in sich gehen und darüber nachdenken, ob und wie er vielleicht zeitweise durch radikale Diäten die Versorgung seines Gehirns deutlich erschwert hat ...

FETTGEWEBE – ENERGIESPEICHER UND STOFFWECHSELORGAN

Eine weitere Möglichkeit, Energie zur Verfügung zu stellen, ist unser **KÖRPERFETT.** Fett ist unser Energiespeicher, unsere Energiereserve. Eine gut funktionierende Fettverbrennung findet bei normalem Stoffwechsel bevorzugt im Ruhezustand statt, und zwar bei geringer körperlicher Aktivität, wenn der Bedarf gerade moderat ist. Unser Stoffwechsel legt hier überschüssige Energie ab. Aber was kann überschüssige Energie sein? Na klar: viel zu viel Essen. Das ist trivial und weiß jeder. Doch auch pathologische, krankheitsbedingte Gründe können eine Rolle spielen, zu viel Energie zu speichern, zum Beispiel Diabetes, Entzündungen oder genetische Defekte. In diesem Zusammenhang möchte ich jedoch klar darauf verweisen, dass nicht jeder Mensch Fettpolster bilden muss, nur weil er zu viel isst. Weshalb das so ist, wurde in der Wissenschaft noch nicht abschließend geklärt. Sicher ist bisher lediglich, dass der Stoffwechsel überschüssige Energie auf unterschiedlichste Weise verwerten oder loswerden kann.

Fettgewebe kann sich zudem wie jedes andere lebende Gewebe pathologisch verändern und so systemisch auf den gesamten Stoffwechsel wirken. Es kann sich so umbauen, dass es seine Funktion als Speicher nur noch einseitig oder eingeschränkt ausüben kann, zum Beispiel, weil die Mobilisierung von Fettsäuren aus den Fettzellen gestört ist, die Einlagerung von Fett aber noch funktioniert. Verursacht wird das durch Entzündungsprozesse oder hormonelle Veränderungen. **Der Körper greift dann bei Energiemangel vermehrt auf Muskeln zurück.**

Bei körperlich gesunden Menschen entwickelt sich Übergewicht meistens aus einem Energieungleichgewicht zwischen Gehirn und Körper, wobei das Gehirn in den meisten Fällen die treibende Kraft ist, die den Druck auf den Körper erhöht. Ist der Stoffwechsel erst mal dekompensiert und hat zu viel Körperfett eingelagert, können sich Stoffwechselkaskaden beziehungsweise -abläufe so verändern, dass es zu Entzündungen und in der weiteren Folge zu Erkrankungen kommen kann. Die Therapie des entstandenen Problems ist mannigfaltig und nicht nur auf Nahrungsmittel oder Bewegung zu reduzieren. Hier kommt es oft auf therapeutisches biochemisches und physiologisches Grundwissen an, um für jeden Patienten die passende Therapie zu finden. Die Wissenschaft geht immer mehr dazu über, die Rohdaten des einzelnen Menschen zu betrachten und nicht mehr alles auf Mittelwerte herunterzubrechen, die eine vermeintliche Lösung für alle wären. Für mich ist das der einzig sinnvolle Weg, den wir selbst seit 18 Jahren bei der Behandlung unserer Patienten beschreiten: Wir beobachten den einzelnen Stoffwechsel unter verschiedenen Einflüssen, lernen, ihn zu verstehen und zu behandeln.

KÖRPERFETT IST AUCH NOTRESERVE

Aber zurück zur überschüssigen eingelagerten Energie in Form von Körperfett: Diese kann unter anderem auch das Ergebnis von eifrigem Sparen, also langem kohlenhydratarmem, wenigem Essen sein – nämlich dann, wenn das Gehirn entschieden hat, einen harten Sparkurs zu fahren, indem es die Leistungen im gesamten Stoffwechsel reduziert, damit selbst von wenigem Essen Energie übrig bleibt, die für den Notfall in den Energiespeichern eingelagert wird. Oftmals reichen dann kurze Episoden der Unachtsamkeit beim Essen – Ausnahmen wie Geburts- und Feiertage sowie Urlaube –, um den Körperfettgehalt insgesamt schnell zu erhöhen. Und niemand kann Betroffenen, die permanent mit ihrem Gewicht beschäftigt sind und dagegen ankämpfen, wirklich übelnehmen, wenn die Luft mal für eine gewisse Zeit raus ist. Erfahrungsgemäß essen meine Patienten dann etwas mehr als sonst, ohne komplett die Scheunentore zu öffnen, doch laut der Ernährungsprotokolle immer noch weniger als Menschen, die noch nie mit einem Gewichtsproblem zu kämpfen hatten.

Fällt das dann auch unter zu viel essen? Hier fange ich an zu diskutieren. **Denn hat der Stoffwechsel seine Leistung deutlich verlangsamt und ist sein Grundumsatz stark reduziert, können wir bereits Körperfett aufbauen, wenn wir nur etwas mehr essen, obwohl wir immer noch unter dem eigentlichen Bedarf liegen.** Wann kann denn das Gehirn entscheiden zu sparen? Ganz einfach: wenn zum Beispiel die Nahrungsaufnahme beginnt, nicht mehr genug Energie zu liefern, und das Gehirn immer häufiger unter Stress gerät. Das kann aus vielen Gründen geschehen, beispielsweise durch den zunehmenden Stress von außen wie veränderte Lebensumstände, seelische oder körperliche Schmerzen, Krankheiten, Unfälle und Verletzungen. Auch hier ist es individuell, wann ein Gehirn diese Einflüsse nicht mehr gut kompensieren kann und selbst unter Stress gerät.

Es ist wichtig zu verstehen, dass Körperfett auch als Notreserve dient. Das erklärt, warum das Gehirn zu Gegenmaßnahmen neigt, wenn durch eine Low-Carb-Diät oder strenges Fasten eine vermeintliche Notsituation ausgemacht wird. **Sorgt man durch zu viele Diäten oder Fastenphasen für Dauerstress im Gehirn, greift das Gehirn massiv in die Stoffwechselprozesse ein und verändert diese.** Langsam wird in der Ernährungsmedizin deutlich, dass einige Menschen auch deshalb einfach nicht mehr abnehmen können, egal, was sie tun. Nicht alle Ursachen sind diesbezüglich geklärt, aber die Vermutung liegt nahe, dass es mehrere verschiedene Ursachen gibt. Wie an anderer Stelle schon mal formuliert: Auf komplexe Themen gibt es selten einfache Antworten.

IM NOTFALLMODUS: PROTEINE ALS ENERGIELIEFERANTEN

Eine dritte, recht konstante Möglichkeit, Energie zu gewinnen, bilden die **EIWEISSE,** die vorrangig in der Muskulatur zu finden sind. Der Körper kann aus den Aminosäuren der Proteine in den Muskeln Zucker herstellen, also Kohlenhydrate, und daraus Energie gewinnen. Dieser Vorgang nennt sich in der Biochemie Gluconeogenese und hat seine Bedeutung vorrangig im Hungerstoffwechsel. Das ist also so etwas wie der Überziehungskredit des Stoffwechsels, denn eigentlich nutzt der Körper die Proteine ungern zur Energiegewinnung, da diese für viel wichtigere Aufgaben wie Zellaufbau und Zellbestandteile vorgesehen sind. Des Weiteren werden daraus Hormone, Bestandteile unseres Immunsystems, Muskeln und vieles mehr gebildet. In diesen Muskelzellen können dann Fett und Zucker verbrannt werden. Eigentlich sind die Proteine also viel zu schade, um einfach als Glucose verbrannt zu werden. Doch der Körper kann es im Notfall tun. Das ist wichtig, um im weiteren Verlauf den Stoffwechsel besser zu verstehen.

Meistens denken wir bei Muskelzellen nur an die Skelettmuskulatur. Sie finden sich aber auch in nahezu allen Organen und Gefäßen. Genügt die Energieversorgung also nicht, greift unser Gehirn bei Bedarf auf die eigentlich wertvolle Energie aus Muskelzellen zurück. Was das Leben an Energie kostet, möchte das Gehirn bereitgestellt haben – und wenn das Angebot dauerhaft nicht den Verbrauch deckt, wird der Verbrauch eben reduziert. Willkommen in der Welt meiner Patienten und vieler anderer Betroffener, die sich seit Jahren quälen!

Der Idealfall: ein leistungsfähiger Stoffwechsel mit guter Fettverbrennungsrate

Ein perfekt funktionierender Stoffwechsel verbrennt – wie bereits erwähnt – in Ruhe hauptsächlich Fett (in der Abbildung rechts grün dargestellt). Hier gibt es einige Abstufungen, aber für das Grundverständnis werde ich klare Messergebnisse darstellen. Rein physiologisch greift der Körper in Ruhe vermehrt auf Fette zurück. Das liegt daran, dass diese eine sehr energiereiche Quelle darstellen: Pro Gramm liefern Fette in Ruhephasen mehr Energie als Kohlenhydrate oder Proteine. Ist der Energiebedarf niedrig, ermöglicht die Nutzung von Fetten eine effiziente Versorgung.

Der Körper speichert Energie in Form von Fett in den Adipozyten. Diese Fettreserven können in Ruhephasen leicht abgebaut werden, über längere Zeiträume liefern sie kontinuierlich Energie. Ein gesunder Stoffwechsel verbrennt also über lange Zeiträume am Tag Fett, wenn die Belastung niedrig ist. Auch bei steigender Aktivität, wenn keine Nahrungsaufnahme erfolgt, sowie bei Nahrungskarenz (Verzicht auf Nahrung für eine bestimmte Zeit) wird Glucose aus dem Glykogen der Kohlenhydratspeicher (vor allem der Leber) verbraucht, weil diese Energie schneller verfügbar gemacht werden kann.

In Ruhephasen versucht der Stoffwechsel also, die Glykogenspeicher zu schützen und zu schonen und stattdessen lieber auf Fette zurückzugreifen. Selbst ohne Nahrungsaufnahme kann eine stabile Fettverbrennung in Ruhephasen den Blutzuckerspiegel stabil halten, da der Insulinspiegel niedrig bleibt. Die Betonung liegt auf „Ruhephasen", denn bei mentalem Stress oder Bewegung ändert sich die Stoffwechsellage. Es ist wichtig zu betonen, dass das Gehirn je nach Bedarf Glucose verbraucht – das ist vom Energiestatus, von der Aktivität und der Ernährung abhängig.

Mit der **SPIROMETRIE** messen wir in unserer Praxis die augenblickliche Stoffwechselleistung in Kilokalorien im Verhältnis zum Grundumsatz in Kilokalorien in völliger Ruhe. Der so ermittelte Wert, der auf einen Tag hochgerechnet wird, sollte höher als der rechnerische Normwert (Faustformel) liegen.

In der Messung sehen wir, dass die Faustformel für den Grundumsatz hier bei 1.921 kcal liegt. Diese Zahl errechnet sich aus typischen Werten für den Stoffwechsel für eine Person gleichen Geschlechts, gleichen Alters, gleicher Größe und gleichen Gewichts. Es ist so etwas wie ein Normwert. Der Analysewert bedeutet in diesem Zusammenhang die tatsächlich gemessene Leistung des Stoffwechsels. In diesem Beispiel liegt er bei 2.296 kcal. Perfekter geht es nicht! Dieser Stoffwechsel verbraucht mehr als der Normwert und macht physiologisch, was er soll, wenn man sein Gewicht halten möchte, und fühlt sich dabei pudelwohl.

Nun bedeutet ein gut funktionierender Stoffwechsel allerdings nicht, dass dieser nicht trotzdem Übergewicht aufbauen kann. Das kann sogar oftmals ein Zeichen dafür sein, dass regelmäßig mehr Energie zugeführt als verbraucht wird. Deshalb ist eine zweite Vermessung notwendig, um zu beurteilen, wie sich das Gesamtgewicht aus Muskulatur, Fett, Knochenmasse und Wasser zusammensetzt. Entscheidend ist dabei vor allem, wie sich das Körperfett verteilt.

BEISPIEL AUS MEINER PRAXIS

Yasmin, 25 Jahre, Studentin

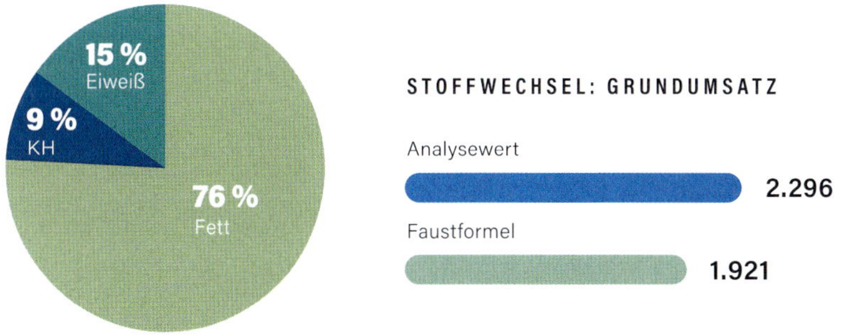

In diesem Beispiel sehen wir ein perfektes Messergebnis einer Bioimpedanzwaage. Die Muskelmasse sollte in Relation den größten Gewichtsanteil ausmachen, das Körperfett den kleinsten Teil, und das Bauchfett sollte bei Männern idealerweise unter 100 cm^3 und bei Frauen unter 85 cm^3 liegen.

MUSKEL-FETT-ANALYSE

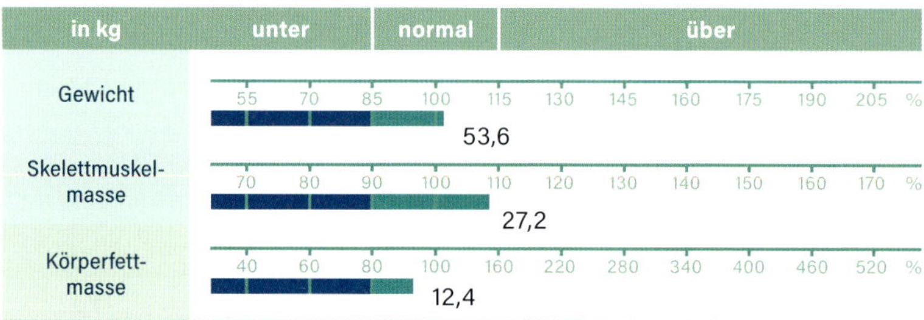

VISZERALES BAUCHFETT

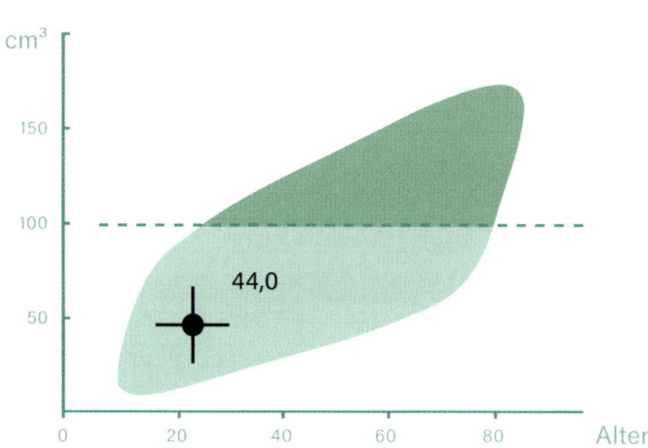

Was Messungen über Stoffwechselstörungen verraten und wie man sie selbst auslesen kann

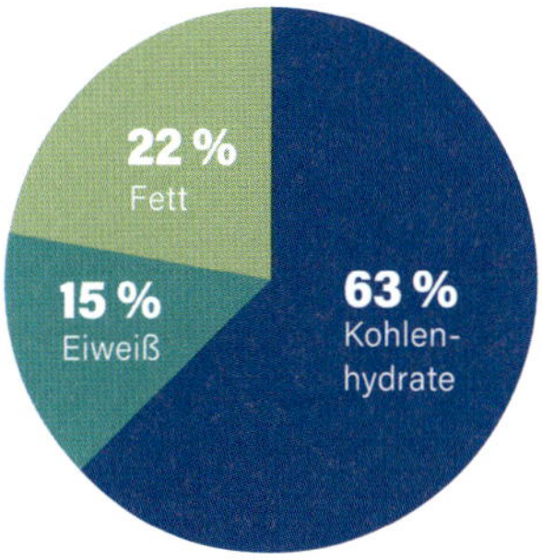

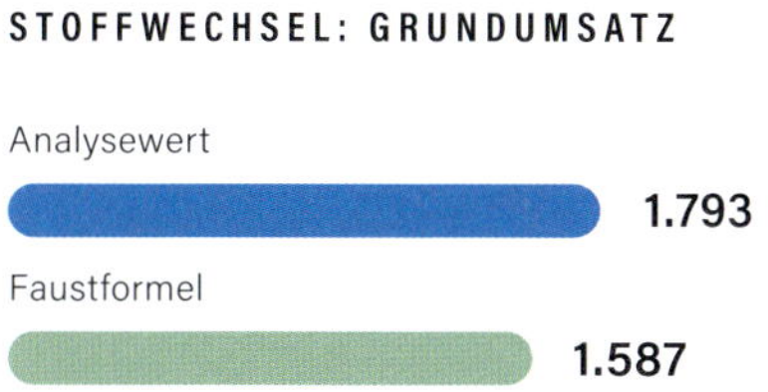

Es gibt verschiedene Varianten, die unterschiedliche Abstufungen aufweisen. Beginnen wir mit einer gestörten Fettverbrennung bei guter Leistung des Stoffwechsels – also höher als die Normwerte für diese Person. Der höhere Prozentwert bei den Kohlenhydraten und der niedrigere Wert bei den Fetten deuten darauf hin, dass in der Muskelzelle anaerobe Verhältnisse herrschen, sprich: ein Sauerstoffmangel. Das kann daran liegen, dass zwar genug Sauerstoff da ist, die Fettverbrennung jedoch gestört ist. Entweder wird Glykogen zu Glucose abgebaut und dann anaerob zu Laktat verbrannt oder Aminosäuren – auch aus den Proteinen der Muskelzellen – werden in Zucker umgewandelt. Bei Messung im Ruhezustand deutet das auf Zellstress hin.

Sauerstoffmangel kann aber auch entstehen, wenn die Muskelzelle zu viel Fett eingelagert hat, dadurch die Blutversorgung behindert ist und schlichtweg zu wenig Sauerstoff in die Muskelzelle gelangt und damit die Energieproduktion im Mitochondrium über die Atmungskette eingeschränkt und gestört ist. Denn die Energiegewinnung in den Mitochondrien findet nur unter Sauerstoff statt, ist also aerob. Auch Fette werden so in Energie umgewandelt.

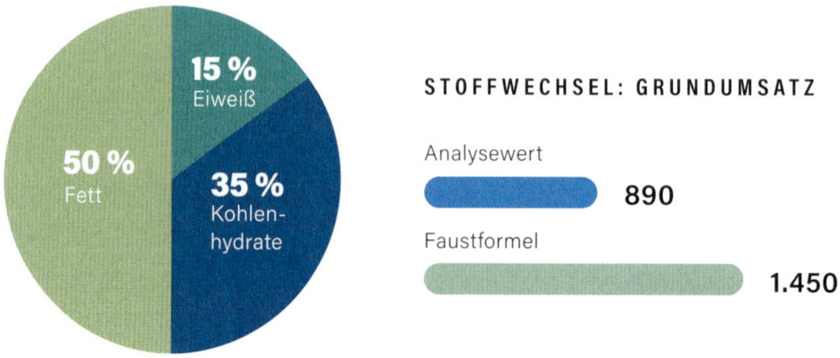

Die obere Abbildung zeigt einen Stoffwechsel, dessen Leistung so abgesackt ist, dass es trotz guter Fettverbrennung ziemlich sicher zum Gewichtsaufbau kommt.

Der Stoffwechsel ist verlangsamt, verbraucht also weniger als den Normwert, obwohl eine gute Fettverbrennung vorhanden ist. Diese fällt dann nicht mehr ins Gewicht, da insgesamt zu wenig verbrannt wird. Die Verbrennung orientiert sich schließlich nur an der Leistung des Stoffwechsels. Wenn dieser nur, wie hier dargestellt, bei 1.450 kcal liegt, sind 50 Prozent Fettverbrennung mitunter weniger, als der Körper durch Nahrung bekommt. Dann können trotz geringer Kalorienzahlen Fettpolster aufgebaut werden.

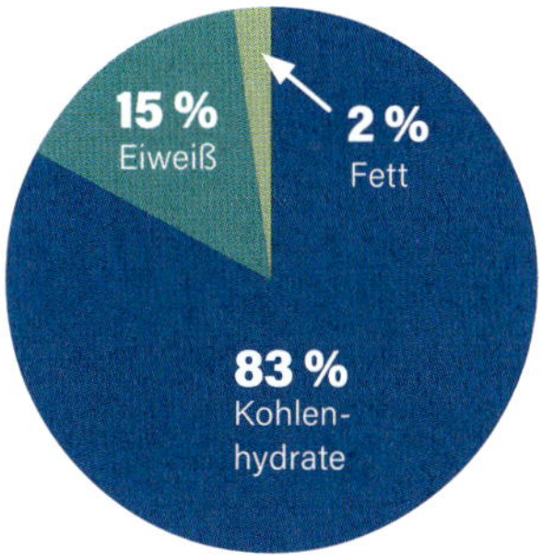

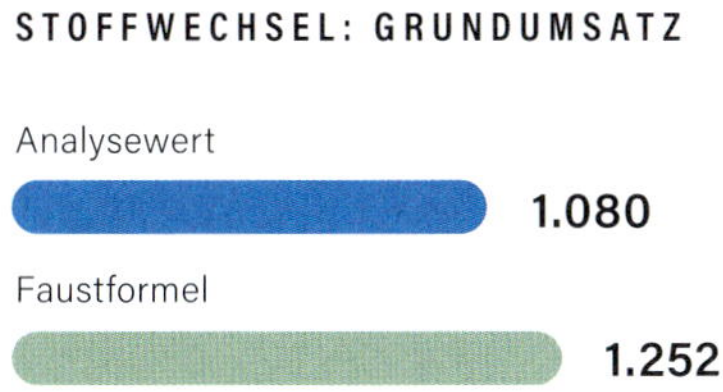

Dann gibt es Stoffwechsel, da liegt beides komplett im Argen: Man sieht, dass der Stoffwechsel in Ruhe keine Fettverbrennung mehr hat, sondern andere Substrate wie Laktat, Glucose oder auch Eiweiße in Energie umwandelt.; alles unter Sauerstoffmangel. Der Analysewert ist ebenfalls ziemlich knapp. Der Stoffwechsel lagert mehr Fett ein, als er verbrennt. Hier wurden im Übrigen viele Diäten und langes Intervallfasten gemacht und eine metabolische Adaption fand statt. Der Stoffwechsel hat sich also dem Stress angepasst. Bei solchen Messwerten ist häufig Gefahr im Verzug, denn meistens fehlen bereits viele Kilogramm Muskulatur.

MUSKEL-FETT-ANALYSE

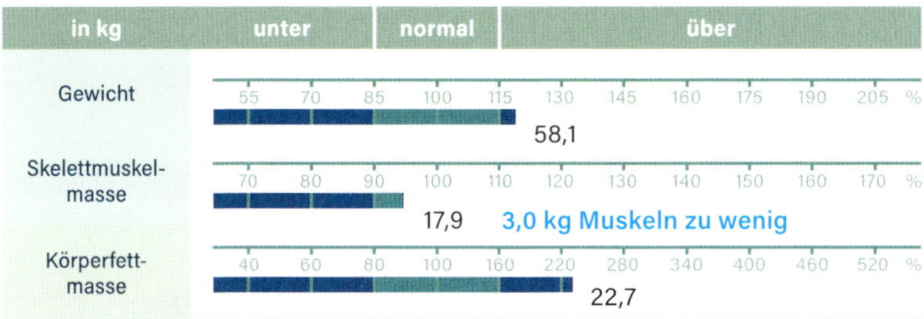

WIESO GREIFT DER KÖRPER MAL AUF FETT- UND MAL AUF KOHLENHYDRATSPEICHER ZURÜCK?

In Ruhe verbrennt der Stoffwechsel bevorzugt Fett als Energiequelle. Fett liefert mehr Energie als Kohlenhydrate (etwa 8 verwertbare Kilokalorien pro Gramm), ist aber langsamer verfügbar. Da der Körper in Ruhe weniger Energie benötigt, kann er effizienter auf die Fettreserven zurückgreifen. Fett hat eine größere Speicherkapazität für Energie als Kohlenhydrate, die nur begrenzt als Glykogen gespeichert werden können. Deshalb ist Fett eine lang anhaltende Energiequelle. Kohlenhydrate werden hingegen bevorzugt während körperlicher Aktivität verbrannt, um schnell benötigte Energie bereitzustellen. Die begrenzten Kohlenhydratreserven werden in Ruhe geschont. Die Fettverbrennung in Ruhe ist somit eine effiziente Strategie des Körpers, um kontinuierlich Energie bereitzustellen und gleichzeitig schnelle Energiereserven zu schonen.

Ein stabiler Blutzuckerspiegel ist entscheidend für eine konstante Versorgung des Gehirns mit Glucose. Die Kohlenhydratreserven dienen dazu, das Blut mit Glucose zu versorgen, wenn der Körper aktiv ist. Ist jedoch die Fettverbrennung im Ruhezustand gestört und muss der Körper seine Kohlenhydratspeicher für die Energieversorgung der Zellen im Ruhezustand aufbrauchen, gerät das Gehirn unter Stress, da ihm diese Kohlenhydrate fehlen. Dieser Stress belastet den Stoffwechsel auf verschiedene Weise: Entweder löst er Heißhunger aus und wir nehmen viel Energie zu uns, die durch zu hohe Insulinspiegel zu einem guten Teil als Fett eingelagert wird, oder der Stoffwechsel passt sich mit der Zeit an und reduziert seine Leistung drastisch, um weniger Energie zu verbrauchen. Beide Wege können zu Gewichtsproblemen führen.

Gerät das Gehirn unter Stress, steigt auch der Cortisolspiegel im Blut an, der wiederum die Fettverbrennung blockiert und gleichzeitig bei Kohlenhydratmangel den Muskelabbau forciert. Ständige Diäten und Stress können auf diese Weise zu einer dauerhaften Stoffwechselveränderung führen, die eine schlechte Fettverbrennung in Ruhe und eine vermehrte Verbrennung von Muskelproteinen manifestiert.

Doch wie kommt es eigentlich dazu, dass Menschen irgendwann mit ihrem Stoffwechsel an der Wand stehen? Um diese Frage zu beantworten, muss man genau analysieren, welche Umstände dazu geführt haben. Folgende Gewichtsanamnesen sind häufig und typisch:

- In Kindheit/frühester Jugend bestand ein Gewichtsproblem, das über die Jahre mit Diäten oder Ernährungstrends bekämpft wurde. Irgendwann geht das Gewicht nicht mehr runter und nach jedem Abnehmversuch immer schneller wieder nach oben.
- In Kindheit/jungen Erwachsenenjahren bestand kein Gewichtsproblem. Sehr viel Zeit für Sport und Bewegung. Mit Eintritt ins Berufs-/Familienleben begann das Gewichtsproblem, weil die Bewegung nachließ und sich gleichzeitig die Ernährungsweise verändert hat (zum Beispiel Hauptmahlzeit am Abend).
- Ein schwerer Unfall war mit langen Liegezeiten oder Bewegungseinschränkungen verbunden. Nach einer Krebserkrankung mit Chemotherapie hat sich der Stoffwechsel verändert. Trotz Gegensteuern gibt es keine Besserung mehr.
- Menschen mit falschem Gefühl für das richtige Körpergewicht: Sie versuchen, ein Gewicht zu erreichen, das vom Idealgewicht des Körpers abweicht. So wurde immer am falschen Ende des Seiles gezogen – und irgendwann ging es nur noch in die falsche Richtung.
- Menschen, die sich den Empfehlungen entsprechend gesund ernähren und ihrem Körper etwas besonders Gutes tun wollten, wie ständiges Intervallfasten, lebenslanges Low Carb oder Bevorzugen/Weglassen bestimmter Lebensmittel, da gesundheitliche Vor-/Nachteile vermutet wurden. Sie haben ihren Stoffwechsel ohne Not dauerhaft unter Stress gesetzt, bis dieser sich entsprechend gewehrt hat.
- Menschen, die lange Zeit sehr ungesund gelebt, zu viel gegessen und sich zu wenig bewegt haben. Beim Versuch, das zu ändern, sind sie in die Diätfalle gerutscht.

Der individuelle Energiebedarf des Körpers

Damit sind wir als Erstes beim individuellen Energieverbrauch. Ich möchte Ihnen aufzeigen, weshalb dieser in vielen Fällen nicht einfach mit platten Formeln zu bestimmen ist und dass manchmal ein Verbrauch so exorbitant hoch sein kann, dass es sogar richtig schwierig ist, im Alltag so viel zu essen. Nimmt derjenige zwangsläufig ab, weil er es nicht schafft, so viel zu essen? Von wegen, längst nicht jeder! Es scheint zwar naheliegend, dass weniger Essen schlank machen muss und man nur dick wird, wenn man mehr isst, als man verbraucht. Rein physikalisch ist das völlig korrekt – hier muss oft der bekannte Energieerhaltungssatz aus der Physik herhalten. Aber er passt an dieser Stelle nicht.

Der Energieerhaltungssatz besagt nämlich lediglich, dass in einem geschlossenen System die Gesamtenergie konstant bleibt, diese weder vermehrt noch vernichtet wird, sondern lediglich in verschiedene Energieformen umgewandelt werden kann. Die Summe der verschiedenen Energieformen bleibt jedoch immer gleich. Unser Körper wandelt zum Beispiel Nahrungsenergie in kinetische Energie, um Bewegungsenergie in unserer Skelettmuskulatur zu finden, in thermische Energie, sprich Wärmeenergie, dann in elektrische Energie für die Übertragung der Aktionspotenziale in Nerven und in chemische Energie für das Speichern von Fett und Glykogen in der Leber. Übertragen auf unser Stoffwechselsystem würde das bedeuten: Jeder Mensch hat einen definierten Energiebedarf, der gedeckt werden muss. Wird dieser zum Beispiel durch Nahrungsaufnahme überschritten, also wird mehr gegessen als nötig, kann sich Übergewicht entwickeln. Umgekehrt gehen die meisten davon aus, dass fehlende Nahrungsenergie durch Abbau von Fett ausgeglichen wird.

So weit, so gut. Doch unser Körper ist eben kein geschlossenes System, wo der Energieerhaltungssatz funktionieren würde. Der tägliche Energieverbrauch kann variieren, unter anderem abhängig von

Bewegung, Stress und Schlaf, also vom Lebenswandel. Aber auch von der Menge der Muskulatur. Der Energieverbrauch beinhaltet den Grund- und den Leistungsumsatz. Hinzu kommt als wichtige Variable, ob wir einen verlangsamten Stoffwechsel besitzen und ob die Transformation von Nahrungs- in Stoffwechselenergie auf allen Ebenen gut funktioniert. Das sind entscheidende Parameter!

Ebenfalls nicht zu vernachlässigen ist der Umstand, dass herkömmliche Formeln, nach denen wir den Grundverbrauch und den gesamten Tagesverbrauch berechnen können, sich nur an Mittelwerten orientieren. Was bedeutet das? Dass zum Beispiel Ihr persönlich errechneter Wert weit von Ihrem eigentlichen Energiebedarf abweichen kann: Er kann sowohl darunter als auch deutlich darüber liegen.

Alles, was deutlich darüber liegt, ist für mich und meine Arbeit am interessantesten. Denn nehmen wir an, Sie verbrauchen eigentlich viel mehr Energie, als Ihnen die Mittelwertbestimmung vorgibt, dann bedeutet das, dass Sie ständig zu wenig essen, wenn Sie sich an diesem Wert orientieren würden. Das kann in Zukunft dazu führen, dass Ihr Stoffwechsel sich verlangsamt, weil er immer ein Energiedefizit spürt, und somit ungewollt in einer Diät verharrt. Das kann Ihr Stoffwechsel in jungen Jahren möglicherweise sehr gut ausgleichen, da er noch flexibel auf Energiedefizite reagieren kann. Mit zunehmendem Alter und Veränderung der Lebensumstände – zum Beispiel weniger Sport aufgrund von Berufseinstieg und Familiengründung – kann es sehr schnell zu einem Gewichtsproblem kommen, obwohl man mit der Ernährung darauf eher vorsichtig reagiert.

Die Abbildungen auf der folgenden Seite sollen meine Einlassung etwas verdeutlichen.

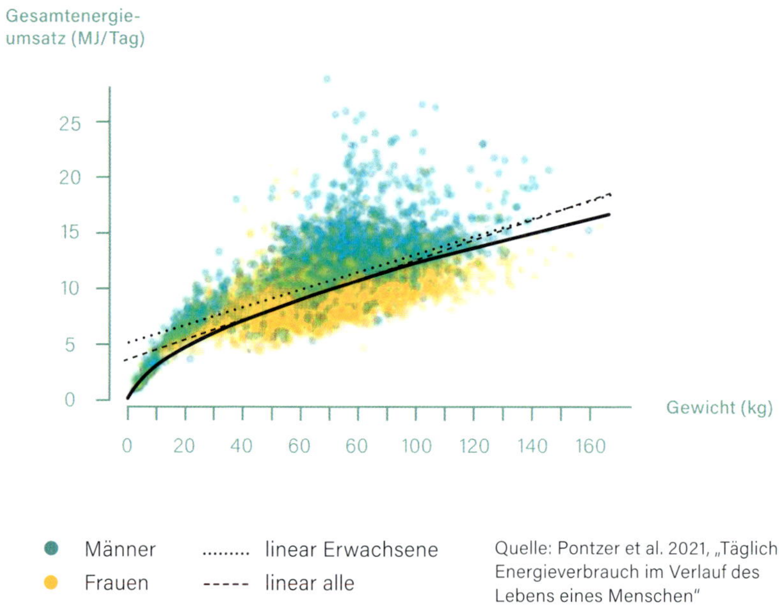

Quelle: Pontzer et al. 2021, „Täglicher Energieverbrauch im Verlauf des Lebens eines Menschen"

Der Gesamtenergieumsatz von vielen Männern und Frauen wurde hier mit der „Double Labelled Water"-Methode (DLW) bestimmt. Dabei wird die Isotopenanreicherung im Urin nach Gabe von stabil markiertem Wasser gemessen. Das Wasser wird dabei zum Beispiel mit Deuterium oder Sauerstoff-18 markiert. Für den Menschen ist das nicht giftig, aber beim Trinken gelangt das Isotop in den Körper und wird Teil des Wassers im Körpergewebe und in den Körperflüssigkeiten einschließlich des Urins. Durch die Messung der Konzentration des markierten Isotops im Urin nach einer festgelegten Zeitspanne kann die Ausscheidungsrate und damit der Stoffwechsel von Wasser im Körper beurteilt werden. Da Wasser ein Hauptelement in unserem Stoffwechsel ist, kann der Urin eine gute Aussage über die Stoffwechselrate treffen. Diese Methode wird beispielsweise angewandt, um den Wasserumsatz des Körpers, die Wasserbilanz und die Nierenfunktion zu bestimmen, aber auch den Körperfettgehalt und andere Stoffwechselparameter.

Ziel ist die Berechnung der Kohlendioxidproduktion und somit der Verbrauch unter Aktivität. Blau sind die Männer, gelb die Frauen. Der schwarze Graph ist der Regressionsgraph, der die durchschnittliche Beziehung zwischen den gemessenen Variablen darstellt. Daran wird deutlich, wie groß die individuelle Abweichung vom Mittelwert und somit auch der individuelle Verbrauch sein kann. Denn zwei Menschen gleichen Alters, Geschlechts und Gewichts sowie gleicher Körpergröße können einen erstaunlich unterschiedlichen Verbrauch haben. Und auch anders aussehen.

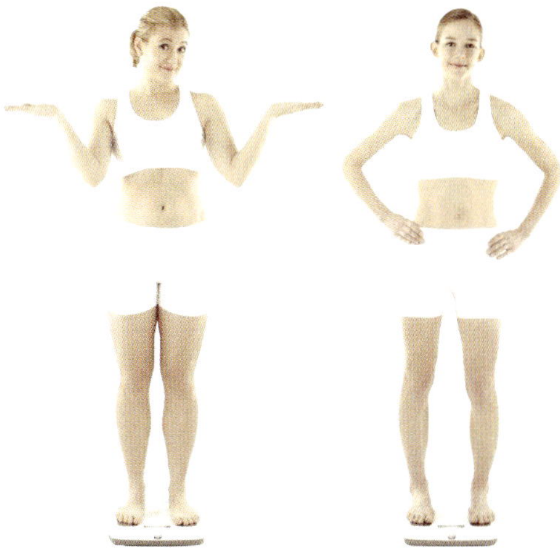

Körpergewicht: 63 kg

Körperfettanteil:	35 %	20 %
Körperfett:	22 kg	12,6 kg
Fettfreie Substanz:	41 kg	50,4 kg
Körperzellmasse:	23,8 kg	37,7 kg
Grundumsatz:	1.230 kcal	1.512 kcal

Um das zu prüfen, genügen Stoffwechselvermessungsgeräte. Und so besteht eben nicht nur, wie bereits erläutert, die Möglichkeit, zu viel zu essen, sondern auch deutlich zu wenig. Beides kann zu Übergewicht führen, aber beiden ist eines gemeinsam: Beide essen mehr, als sie verbrauchen, nur dass einer bei normalem Stoffwechsel zu viel isst und der andere bei verlangsamtem Verbrauch eigentlich zu wenig, was den Stoffwechsel so ausbremst, dass er trotzdem Fett aufbauen kann. Der, der zu wenig verbraucht, ist eben sehr schnell drüber, obwohl er eigentlich mehr essen müsste – sein Stoffwechsel verbraucht einfach zu wenig.

Ich weiß, das kann zunächst verwirren. Der Grundumsatz ist in diesem Zusammenhang die Antwort auf die Frage: Wenn Sie 24 Stunden bewegungslos liegen und noch nicht mal mit dem großen Zeh wackeln, wie viele Kalorien würde Ihr Körper benötigen, um in diesem Zustand das Leben zu erhalten? Es handelt sich also um Ihre absolute Minimalzufuhr an Energie für alle Organfunktionen: Atmung, Herzschlag, Temperatursteuerung, Immunsystem, Regenerationsprozesse und vieles mehr.

Der Grundumsatz wird meistens nach folgender Formel berechnet:

HARRIS-BENEDICT-FORMEL

Männer: BMR = 88,362 + (13,397 × Gewicht in kg) + (4,799 × Größe in cm) – (5,677 × Alter in Jahren)

Frauen: BMR = 447,593 + (9,247 × Gewicht in kg) + (3,098 × Größe in cm) – (4,330 × Alter in Jahren)

Hinzu kommt der Leistungsumsatz, also jeder Schritt, jede aktive Bewegung, jede geistige Anstrengung, jede Aufregung, sprich: Stress.

Aber wer von uns hat schon mal 24 Stunden bewegungslos gelegen? Selbst im Schlaf bewegen wir uns und schlafen mehr oder weniger ruhig oder unruhig. Der Leistungsumsatz kommt also immer dazu. Der Körper ist nämlich ein offenes physikalisches, mathematisches, chemisches und biologisches System – kein geschlossenes, das in der Lage ist, sich an wechselnde Gegebenheiten anzupassen.

Diese allgemeinen Berechnungen können deshalb nur Richtwerte darstellen, die – wie schon angesprochen – deutlich voneinander abweichen können. Die folgenden Beispiele sollen aufzeigen, dass der Stoffwechsel nicht immer auf dem Niveau des errechneten Grundumsatzes laufen muss, viel weniger verbrauchen und zu Übergewicht führen kann, auch wenn überschaubar gegessen wird.

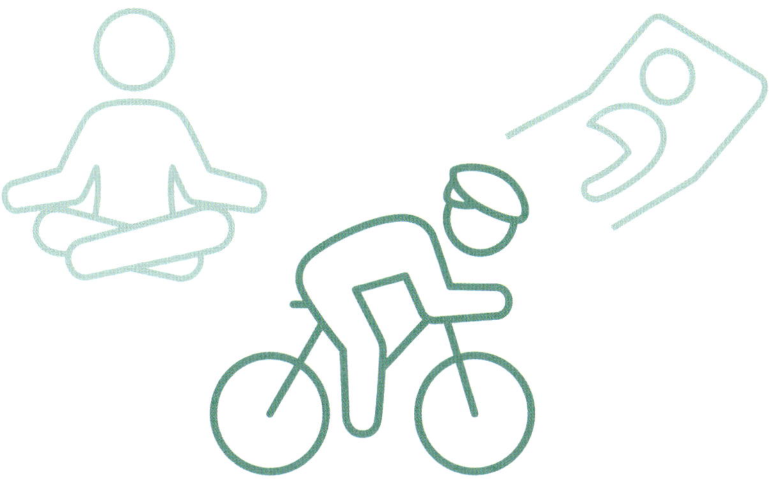

BEISPIEL AUS MEINER PRAXIS

Leon, 32 Jahre, Student

Leon, ein intelligenter Mann Anfang 30, 187 cm groß, kam mit 167 kg Körpergewicht in meine Praxis. In der Vergangenheit hatte er schon etliche Abnehmversuche und klassische Ernährungsberatungen hinter sich: Darmkuren, Versuche mit Nahrungsergänzungsmitteln – das ganze Programm. Sein nach der Harris-Benedict-Formel berechneter Grundumsatz lag bei über 3.000 kcal täglich. Tagsüber aß er sehr unregelmäßig und nie vollwertige Hauptmahlzeiten, dafür kam abends ein üppiges Gericht auf den Tisch. Allerdings interessierten mich seine Essensmengen anfangs nur bedingt, da jemand mit bereits über 3.000 kcal nur für den Grundumsatz insgesamt so viel essen muss, dass ich kaum Bedenken hatte, dass er diesen Wert maßgeblich überschritt.

Was war für mich das Interessante an seiner Anamnese? Dieser junge Mann war in seiner Jugend im deutschen Leistungskader Kampfsport und damit jahrelang Leistungssportler auf höchstem Niveau. Also vermutlich ein **sehr disziplinierter Mann, denn ohne Disziplin ist selten jemand im Leistungssport erfolgreich.** Demnach war ich davon überzeugt, dass er die vorherigen Abnehmversuche generalstabsmäßig durchgezogen hatte.

Im Kampfsport wird mit Gewichtsklassen gearbeitet: Ein Sportler muss ein bestimmtes Gewicht haben, um in einer definierten Klassifikation antreten zu dürfen. Diese stellt sich meist vor dem Erreichen des Erwachsenenalters heraus, da sie dem besten Leistungsniveau in der frühen Jugend angepasst wird. Mein Patient kämpfte jahrelang sehr erfolgreich in einer Gewichtsklasse unter 85 kg Körpergewicht. Nur wurde es für ihn mit zunehmendem Alter und körperlicher Entwicklung schwieriger, sein Wettkampfgewicht zu halten – hier begann seine spätere Übergewichtskarriere. Denn um in der Gewichtsklasse zu bleiben, in der er erfolgreich war, musste er vor jedem Wettkampf tagelang hungern und in die Sauna gehen, um am Kampftag unter 85 kg zu wiegen. Sonst hätte er nicht antreten dürfen. Das ging über viele Jahre so. Dabei waren die 85 kg nicht sein körperliches Idealgewicht – das lag höher.

So wurde sein Stoffwechsel permanent gequält und sein Gehirn unter Stress gesetzt, denn das benötigte viel mehr Energie, als es bekam. Und als Leon nach dem Abitur mit dem Studium begann und den Leistungssport an den Nagel hängen musste, veränderte sich sein Gewicht dramatisch. An unserem ersten Termin sah sein Messprotokoll nach einigen Jahren folgendermaßen aus:

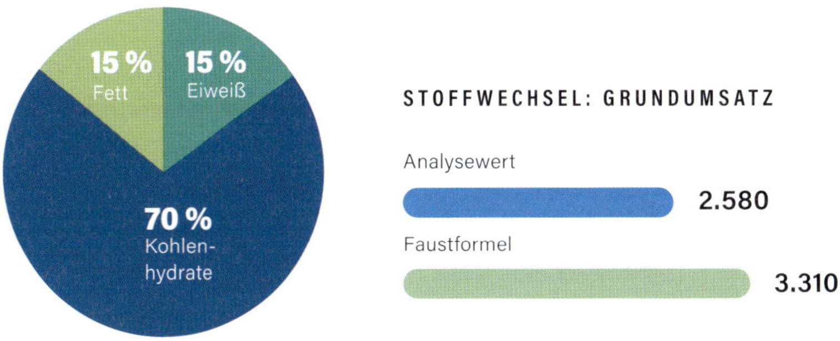

In dieser Abbildung sehen Sie die Stoffwechselleistung: Der grüne Balken stellt den Grundumsatz und der blaue Balken die tatsächlich gemessene Leistung dar. Man sieht, dass sich der Stoffwechsel schon verlangsamt hat. Der Analysewert betrug nur etwa 2.600 kcal und die Fettverbrennung in Ruhe war sehr reduziert. Der Stoffwechsel war träge und langsam.

Die Grafik verdeutlicht, wovon der Stoffwechsel in Ruhe hauptsächlich seinen Energiebedarf deckt: Der dunkelblaue Anteil zeigt die hohe Energiegewinnung aus Kohlenhydraten.

VISZERALES BAUCHFETT

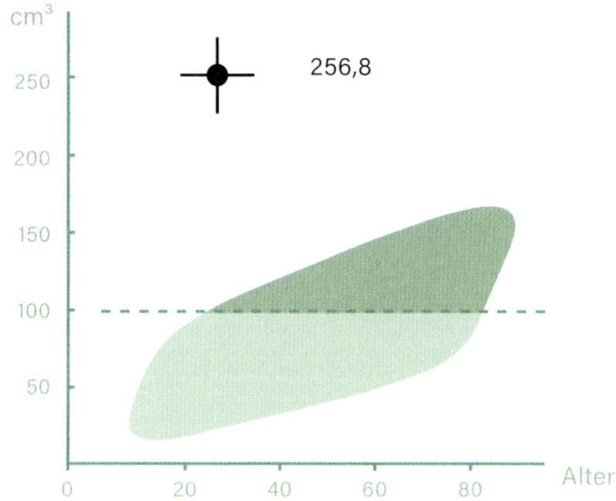

MUSKEL-FETT-ANALYSE

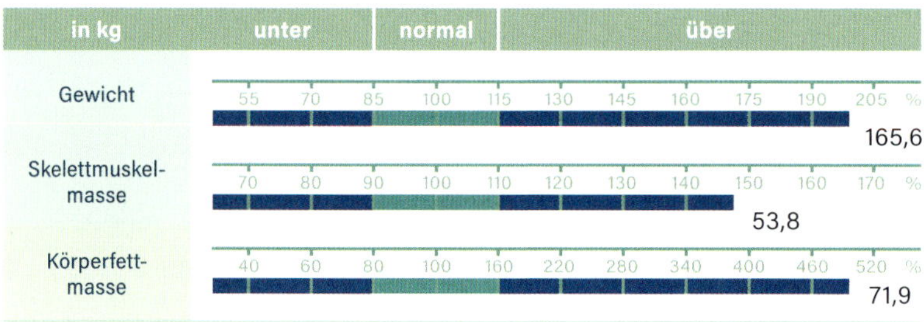

In der komplexen Analyse sehen wir den Muskelmasseanteil, den genauen Fettanteil und – ganz wichtig – den inneren Bauchfettanteil. Der Stoffwechsel war träge geworden, verbrannte so gut wie kein Fett mehr, war sehr langsam, lief nur noch auf circa 2.600 kcal statt auf 3.200 kcal und mein Patient war müde, antriebslos und demotiviert. Mit 40 bis 50 kg Übergewicht, sozial isoliert und ohne wirkliche Perspektive auf eine Rückkehr in die Normalität.

Wir arbeiteten knapp dreieinhalb Jahre zusammen, natürlich mit langen Pausen. Ich erinnere mich gut daran: Ich mochte diesen stillen, klugen Mann mit seinem feinen Humor. Er war diszipliniert, wollte alles verstehen und nachvollziehen können. Leistungssportler eben. Und ich möchte mir nicht vorstellen, in welchen gesellschaftlichen Schubladen er permanent verschwunden ist. Wie unfair! Dabei hat er in seinem ganzen bisherigen Leben wahrscheinlich selten so viel gegessen, wie er eigentlich hätte zu sich nehmen müssen. Am Ende der Therapie wog er 104 kg, war dank seines athletischen Körperbaus und seiner Größe im Idealgewicht, hatte eine Freundin und den Master in der Tasche. Und sein Stoffwechsel arbeitete deutlich besser als vorher.

Innerhalb von drei Jahren änderten wir die Ernährungskonzepte mehrfach. Dabei trauten wir uns immer mehr zu, denn den Stoffwechsel kontrollierten wir ja regelmäßig. In den Gewichtserhaltungsphasen aß er morgens bis zu sechs Scheiben belegtes Brot. Ich erinnere mich noch daran, dass er immer um ein Nutella-Brot feilschte. Alles klar, konnte er! Mittags musste er 400 g Kartoffeln oder 300 g gekochte Nudeln oder Reis plus Beilagen essen und mindestens jeden zweiten Abend ebenfalls Kohlenhydrate.

In diesem Fall gewöhnte ich den Körper wieder an kontinuierliche 3.000 bis 3.500 kcal pro Tag. Diese verteilte ich so, dass abends nicht mehr die Hauptmahlzeit benötigt wurde. Wir besprachen einige Lebensmittel wie Vollkornbrot, dunkles Mischbrot, Gemüse, fetten Joghurt, Nüsse, Obst, Fleisch und Fisch, die täglich auf dem Speiseplan zu finden sein sollten, damit ein gutes Grundsättigungsgefühl vorherrscht. Außerdem wurde Augenmerk darauf gelegt, dass besondere Leibspeisen, die vielleicht nicht fürs Gewicht ideal sind, nun als Luxus konsumiert werden konnten. Heißhungerattacken traten nicht mehr auf und die Kontrolle kehrte zurück.

Da er innerhalb von dreieinhalb Jahren neben 50 kg Körperfett auch knapp 6 kg Muskelmasse abbaute, sank sein Grundumsatz von etwa 3.300 auf circa 2.500 kcal. Da er jedoch deutlich mehr aß als vorher und ich ihn nie wieder komplett aushungern ließ, waren das völlig akzeptable Werte. Der Abbau von Muskelmasse erklärt sich daraus, dass der Körper die Muskeln einerseits nicht mehr zum Tragen des massiven Übergewichts benötigte und andererseits die Muskelzellen bei starker Adipositas ebenfalls viel Fett einlagern, das sich abbaut und deshalb die gesamte Muskelmasse verringert. Vor allem: Selbst bei gesunkenem Grundumsatz muss er weiter essen wie ein Bär, denn mindestens 2.500 kcal plus Leistungsbedarf muss man im Alltag erst mal schaffen – mit Marshmallows und Nutella kann man das leider nicht ausgleichen.

MUSKELMASSE: QUALITÄT STATT QUANTITÄT ZÄHLT

In dem Zusammenhang möchte ich direkt einen immer wiederkehrenden Mythos entzaubern! Ständig höre ich den Satz: „Muskelmasse verbrennt Fett!" Das stimmt, doch hierbei ist nicht die Quantität, sondern die Qualität der Muskelmasse entscheidend: Wie gut funktioniert sie? Denn wenn dieser junge Mann nur aufgrund seiner vorhandenen Muskelmasse Fett verbrannt hätte, wäre er bei dieser Menge nie dick geworden.

Bitte nicht vergessen: Muskelmasse hat verschiedene Aufgaben. Neben der Energieproduktion und der Fettverbrennung hat sie außerdem eine wichtige Haltefunktion, muss also auch Gewicht – sprich: Fett – tragen können. Ist jemand schwer übergewichtig, reagiert der Körper mit Muskelaufbau, um das Gewicht tragen zu können. Somit kann viel Muskulatur ebenfalls Teil des Übergewichts sein. Damit eine Muskelzelle jedoch einen guten Stoffwechsel hat und aus Fett Energie herstellen kann, muss sie gut funktionieren. Das ist bei Übergewicht nicht immer der Fall. Im Gegenteil: Das Wort „Adipositas" ist kein Schimpfwort oder eine Beleidigung, sondern heißt übersetzt „pathologische Fettspeicherkrankheit", die sich leider ab einem bestimmten Punkt überproportional verselbstständigen kann.

Für eine funktionstüchtige Muskulatur sind zwei der wichtigsten Voraussetzungen der Sauerstofftransport in die Muskelzelle selbst und dessen Funktionsmöglichkeit. Es gibt viele Gründe, weshalb der Sauerstofftransport in die Muskelzelle gestört sein und deshalb auch Übergewicht entstehen kann – relativ unabhängig von der Ernährung. An dieser Stelle ist es wichtig zu wissen, dass die Fettverbrennung in der Muskelzelle nur unter Sauerstoff stattfindet. Ist diese Versorgung gestört, muss die Muskelzelle sich vermehrt aus ihren Kohlenhydratspeichern und/oder aus ihren Muskelproteinen bedienen. Unabhängig von der Ernährung kann der Sauerstofftransport in die Muskelzelle durch Blutarmut beziehungsweise Eisenmangel und starke Fetteinlagerung gestört sein. Auch bei Herzerkrankungen, zum Beispiel der Herzinsuffizienz, kann der Blutfluss zum Muskelgewebe beeinträchtigt und der Sauerstofftransport eingeschränkt sein.

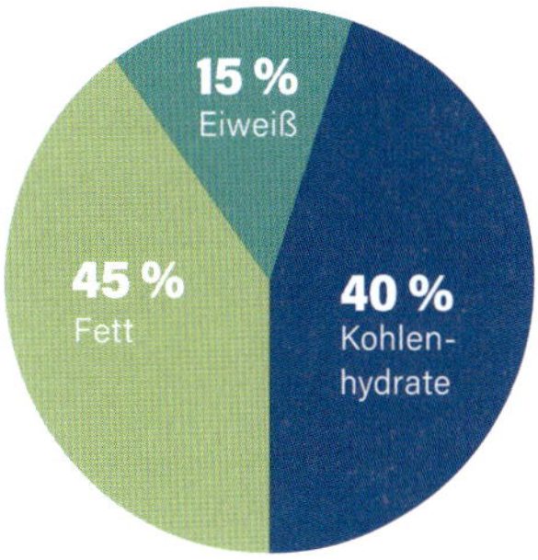

STOFFWECHSEL: GRUNDUMSATZ

MUSKEL-FETT-ANALYSE

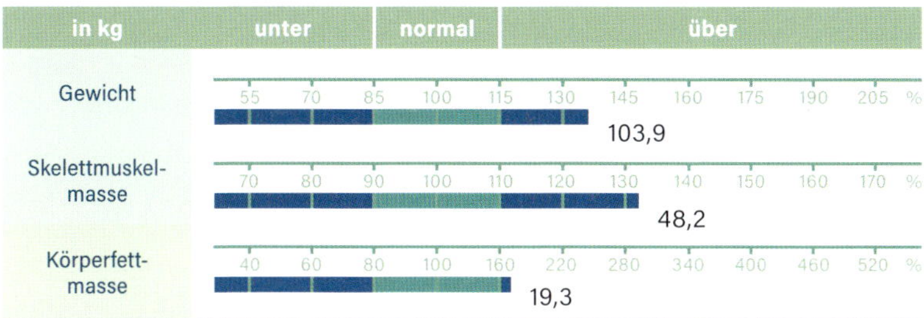

In dieser Abbildung sehen Sie den Stoffwechsel nach drei Jahren: Er arbeitet jetzt deutlich besser. Und egal, was Leon vor der Messung gegessen hatte: Er verbrannte in Ruhe wieder einen guten Fettanteil und konnte so sein Gewicht stabilisieren.

Doch man sieht auch: Der Stoffwechsel bleibt nach solch einem hohen Übergewicht, einer Adipositas, gedämpft. Er bleibt angeschlagen und arbeitet, trotz Normalgewicht, nicht perfekt. Das bedeutet, dass der Stoffwechsel jederzeit in der Lage ist, wieder massives Übergewicht aufzubauen, wenn altbekannte Stoffwechselmuster erneut zunehmend auftreten, die damals zu diesem Ungleichgewicht geführt haben. Und das ist der Punkt. Viele Menschen denken, dass sie nach einer erfolgreichen Diät normalgewichtig sind und auf derselben Stoffwechselstufe stehen wie jemand, der noch nie Übergewicht hatte. Genau das stimmt nicht! Hatte man einmal starkes Übergewicht, muss man kontinuierlich auf seinen Stoffwechsel achten, damit es nicht wieder dazukommt. Sollte sich das Gewicht dennoch in die falsche Richtung entwickeln, heißt es, nicht abzuwarten, sondern sofort gegenzusteuern. Denn wartet man bis zum Ausgangspunkt, ist der Weg herunter deutlich mühsamer und länger als zuvor, da der Stoffwechsel schon mal den anstrengenden Weg nach unten gelernt hat.

In den knapp vier Jahren hatte der junge Mann keinen Jo-Jo-Effekt und jedes Gewicht, das wir durch Reduktionsmaßnahmen erreichten, konnten wir bei reichlichem Essen stabilisieren. Und er betrieb nur noch dreimal wöchentlich Ausdauersport, und zwar 1.500 Meter Schwimmen. Mehr nicht. Anhand seiner letzten Bioimpedanzmessung sehen wir: Sein Idealgewicht lag eigentlich etwa 15 kg über seinem Wettkampfgewicht, nämlich bei circa 100 kg. Mit dem Ziel des Wettkampfgewichts wurde der Stoffwechsel jahrelang so unter Stress gesetzt, dass er geradezu eine Störung aufbauen musste.

ABSCHLIESSEND LÄSST SICH SAGEN: Mit unserem Konzept, das über fast vier Jahre erfolgreich funktioniert hat, hat dieser Patient eine reelle Chance, sein Gewicht dauerhaft zu implementieren. Er kann sich satt essen, sollte die Hauptmahlzeiten nach wie vor auf den Morgen und den Mittag verteilen und etwa dreimal wöchentlich Ausdauersport treiben. Das würde ich ihm aufgrund meiner Erfahrung empfehlen. Da er aber jung und im Idealgewicht ist, könnte er etwas experimentieren. Allerdings würde ich ihm in dem Fall raten, genau auf seinen Gewichtsverlauf zu achten und sofort gegenzusteuern, wenn das Gewicht wieder steigt.

BEISPIEL AUS MEINER PRAXIS

Renate, 70 Jahre, Pensionärin

Renate ist eine sehr disziplinierte Frau, die sich tagsüber immer zu wenig und von ausschließlich „gesunden" Nahrungsmitteln ernährte. Sie wusste besser Bescheid, welche Lebensmittel gerade hoch im öffentlichen Kurs standen, als ich. Aus beruflichen Gründen ihres Mannes war sie häufig zu Abendessen eingeladen und um nicht unhöflich zu sein, hob sich meine Patientin das Essen bis zum Abend auf. Wer sich etwas auskennt, weiß, dass solche Dinner nicht aus großen Portionen bestehen, sondern aus vielen schönen Porzellantellern mit übersichtlichen Mengen. Sie kam mit einem gar nicht so hohen Gewicht, aber dem unerklärlichen Gefühl, dass irgendetwas nicht stimmen konnte, zu mir. Sie fühlte sich schlapp, müde, kraft- und antriebslos.

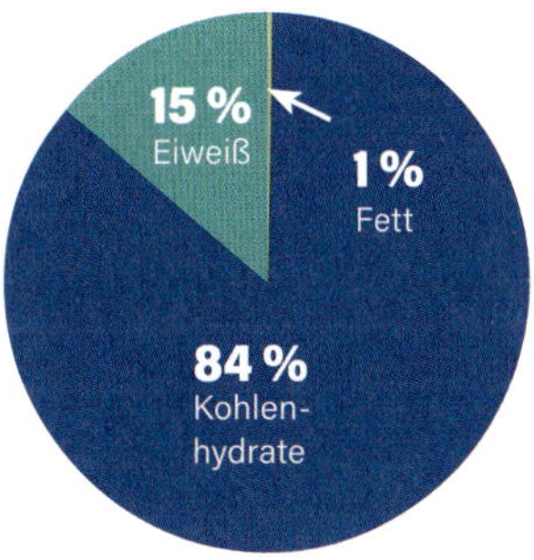

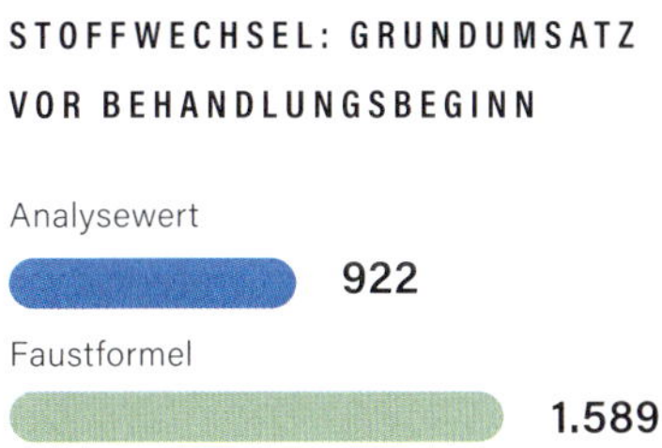

Ihr Gefühl war richtig: Ihr Stoffwechsel sagte keinen Pieps mehr und jede kleine Praline konnte im wahrsten Sinne des Wortes auf der Hüfte hängen bleiben. Das ist schon frustrierend! Da ist man ständig auf der Hut vor dem Essen, lebt gesünder und disziplinierter als der größte Teil des sozialen Umfelds – und jede kleine zusätzliche Sünde setzt an.

MUSKEL-FETT-ANALYSE VOR BEHANDLUNGSBEGINN

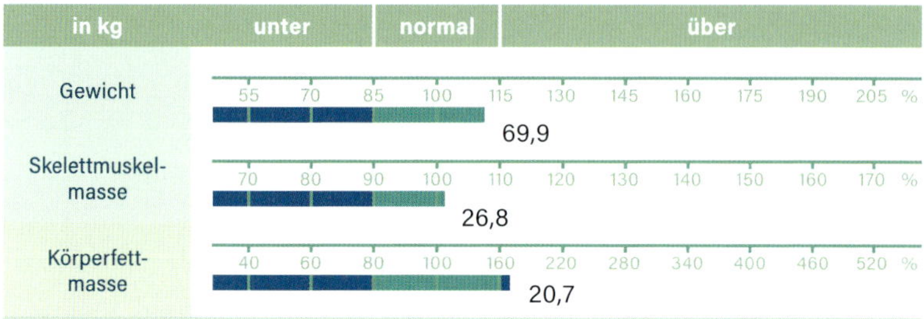

Die Leistung des Stoffwechsels hatte sich in Ruhe fast halbiert und der Stoffwechsel verbrannte in Ruhe überhaupt kein Fett mehr. Und obwohl die Patientin wenig zu sich nahm, ging der Fettanteil langsam nach oben, jede scheinbar noch so kleine Sünde machte sich bemerkbar und nur durch eiserne Disziplin war es Renate möglich, ihr Gewicht im einigermaßen normalen Bereich zu halten. Aber sie litt sehr unter diesem Stress.

Ihren Körper gewöhnten wir zunehmend an größere Mengen. Dabei gab es ein paar Rückschläge, da der Stoffwechsel erst wieder Vertrauen fassen musste, dass nicht mehr gespart werden muss. Aber es gelang uns gut: Zum Schluss hatte der Stoffwechsel wieder eine deutlich bessere Leistung, er war bereit, kleine Energiedefizite aus den Reserven zu stillen, und die Patientin aß fast dreimal so viel wie vorher – besonders Kohlenhydrate morgens und mittags wie Brot, Pasta und Reis. So konnten die Dinner am Abend deutlich besser verarbeitet werden, da die körpereigene Verbrennung wieder auf Touren gekommen war.

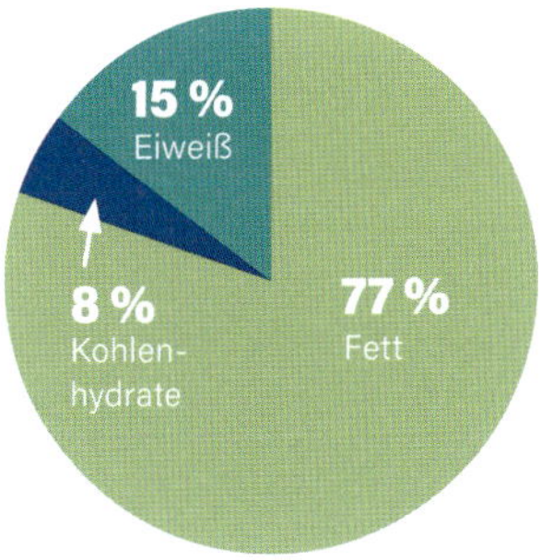

STOFFWECHSEL: GRUNDUMSATZ
NACH CA. 3 MONATEN BEHANDLUNG

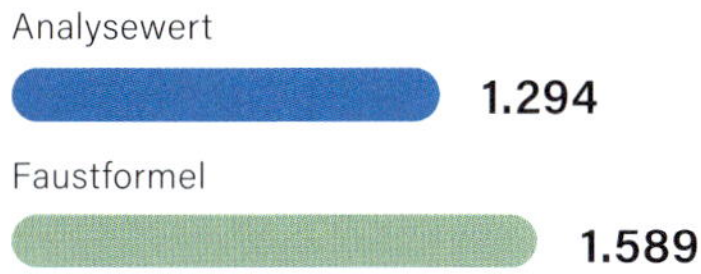

MUSKEL-FETT-ANALYSE

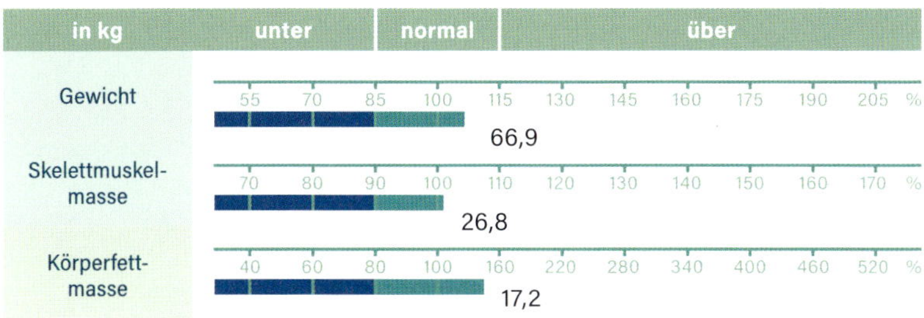

Am Ende der Therapie hatte Renate dieselbe Muskelmasse, ohne vermehrt Sport zu treiben, bei deutlich weniger Fettanteil. Da die Patientin kein signifikantes Gewichtsproblem hatte, benötigte sie nur wenige Termine, und weil der Stoffwechsel tendenziell in seiner Leistung wieder besser wurde, blieben wir nach wenigen Terminen nur noch ihr Joker in der Tasche.

Bei Renate und Leon, den Patienten aus den beiden letztgenannten Beispielen, haben wir nie Kalorien gezählt oder kontrolliert. Doch eines wird bei aller Gegensätzlichkeit der Parteien deutlich: Mit errechneten Mittelwerten kann man beiden nicht zur Hilfe kommen. Und mit dem Ratschlag „Essen Sie die Hälfte!" auch nicht.

DAS GEHIRN LIEBT UND BRAUCHT GLUCOSE

Häufig geben sich meine Patienten selbst die Schuld für ihre Gewichtsprobleme und denken, dass sogar das Brötchen morgens schon zu viel sein kann. Die gute Nachricht: Über 90 Prozent der Patienten essen nach einer erfolgreichen Therapie deutlich mehr als vor ihrem ersten Termin in meiner Praxis. Vor allem Kohlenhydrate wie Brot, Kartoffeln, Pasta und Reis werden nicht selten doppelt so viel verzehrt wie vorher. Und genau das müssten sie weiterhin tun, um die erreichte Gewichtsabnahme zu halten.

Wie kann das sein? Wie bereits an mehreren Stellen erklärt, benötigt das Gehirn mindestens 25 Prozent des gesamten Tagesverbrauchs, obwohl es eigentlich ein eher kleines Organ ist – es macht nur knapp 2 Prozent unserer gesamten Körpergröße aus. Erschwerend kommt hinzu, dass das Gehirn am liebsten ausschließlich Glucose, also Kohlenhydrate, verstoffwechselt, um seinen Energiebedarf zu decken, und fordert diese permanent an. Kommt es aus allen möglichen Gründen zu Nahrungsmangel, passiert in einem voll funktionstüchtigen Stoffwechsel Folgendes: Das Gehirn signalisiert der Nebennierenrinde, dass sich ein Energiemangel anbahnt, gleichzeitig bekommt die Bauchspeicheldrüse den Befehl, die Insulinproduktion zu drosseln. So kann es dafür sorgen, dass der Blutzucker allein dem Gehirn zur Verfügung steht und die Glucose im Blut nicht in die Muskel- und Fettzellen gebracht wird.

In der Folge werden in der Nebennierenrinde Adrenalin und Cortisol freigesetzt, die beide für die Erhöhung des Blutzuckerspiegels und der Fettsäuren im Blut sorgen und damit helfen, die Muskelzellen alternativ mit Energie zu versorgen. Wichtig hierbei ist, dass Cortisol ebenso den Fettabbau hemmen kann – das habe ich schon beschrieben. Denn Cortisol hat eine komplexe Wirkung und kann beides: den Fettabbau sowohl fördern als auch hemmen. Das hängt von der Konzentration und der Dauer des erhöhten Cortisolspiegels und dem Gesamtzustand des Stoffwechsels ab. Die Leber gibt in der Folge ihre Glykogenspeicher frei, in denen sie Glucose gespeichert hat. So kann aus verschiedenen Substanzen wie Fructose und den Aminosäuren der Eiweiße ebenfalls Glucose hergestellt und der Blutzuckerspiegel

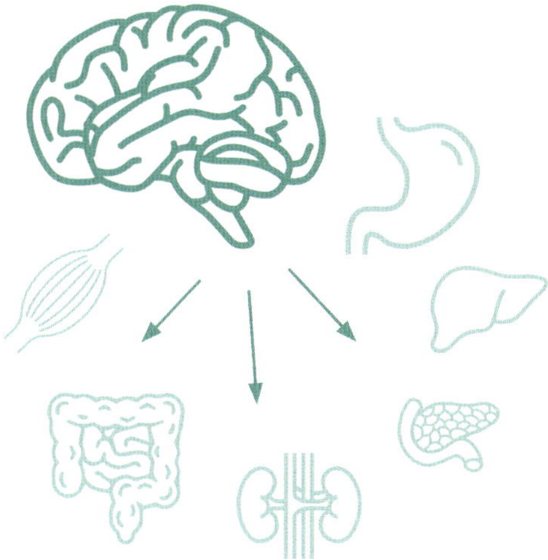

Hauptorgane, die maßgeblich den Energiestoffwechsel des Körpers aufrechterhalten

eine gute Zeitlang konstant gehalten werden. Auf diese Weise kann sich das Gehirn ausreichend versorgen und ist vorerst zufrieden. Die meisten übrigen Zellen im Körper können auch durch Fettabbau Energie erzeugen und sich somit selbst gut versorgen. Der Körper geht dabei an die Reserven und vertraut auf bessere Zeiten. In der Regel wird dann das natürliche Hungergefühl ausgelöst, wir nehmen Nahrung zu uns und alles ist wieder gut. In so einem Fall arbeitet der Stoffwechsel bilderbuchmäßig. Egal, ob wir essen und wann wir essen: Der Körper gleicht seinen Energiebedarf völlig selbstständig und flexibel aus. Und das Gewicht bleibt konstant.

Allerdings bedeutet Übergewicht, dass der Stoffwechsel nicht mehr so generalstabsmäßig agieren kann und irgendwo der Wurm drin ist. Entweder ist der Kohlenhydratstoffwechsel – und somit der Fettstoffwechsel – durch eine Insulinresistenz oder einen Diabetes bereits gestört oder der Stoffwechsel hat sich wie bei der überwiegenden Zahl der Patienten aufgrund vieler, auch völlig unnötiger Notsituationen in einen Sparmodus verabschiedet. Dann läuft es zudem mit der Fettverbrennung leider nicht mehr, wie es soll, oder der Stoffwechsel hat seinen Verbrauch so drastisch reduziert, dass er in Summe nur noch sehr wenig Fett verbrennt. So etwa entsteht ein metabolischer Lernprozess im Gehirn: **Gerät das Gehirn unter Druck, kann es sich zwar der neuen Situation anpassen, merkt sich diese jedoch und es kann eine neue Stoffwechselsituation entstehen, die dafür sorgt, dass das**

Gehirn bestens versorgt wird. Die neue Situation muss für den Körper nicht ideal sein, doch darum geht es unserem Gehirn nicht. Sie muss nur für dieses am besten funktionieren. Und so kann der Stoffwechsel über eine lange Zeit im wahrsten Sinne des Wortes ausgelaugt werden.

Unser Gehirn lernt ständig, es überlässt sein Überleben nicht dem Zufall. Es misst auch ständig den realen Energiestand des Körpers, es weiß also, was an Glucose im Blut ist, und es weiß ebenso, welche Reserven in den Fett- und Muskelzellen vorhanden sind. Somit erkennt es sofort, wenn eine Diät begonnen wird und was sie mit den Reserven im Körper anstellt. Sie nehmen genau so lange damit ab, bis das Gehirn das System durchschaut hat – dann kommt der Punkt, an dem Sie merken, dass trotz strenger Einhaltung der Diät das Gewicht immer langsamer bis gar nicht mehr heruntergeht. Wenn Sie nun nicht begreifen, dass etwas nicht stimmt, kann der Punkt kommen, an dem Sie unter dieser Diät anfangen, langsam zuzunehmen. Das beobachten wir beispielsweise sehr häufig beim Intervallfasten: Anfänglich funktioniert es und dann geht das Gewicht langsam wieder hoch, weil der Stoffwechsel sich komplett mit diesem System arrangiert hat. Kann passieren …

Meistens ist es allerdings so, dass viele Betroffene die Diät brav weitermachen, weil es die einzige Möglichkeit ist, nicht wieder zuzunehmen, bis sich irgendwann doch die Ausnahmen einschleichen und jede zusätzliche Kalorie ins Depot umgeleitet wird. Und ehe man es sich versieht, steht alles wieder auf Anfang. Kommt Ihnen das bekannt vor? Unser Gehirn ist genial! Bedanken Sie sich bei ihm. So kann man lange Notsituationen überstehen – nur schade, dass das Gehirn auf diese Weise oft falsch herausgefordert wird. Eine Diät als Notzustand durchschauen? Sich darauf einrichten? Mit zunehmendem Energiemangel und unregelmäßiger Versorgung nichts leichter als das! In dem Fall, dass der Stoffwechsel komplett blockiert ist, kann es helfen, wenn man die Nahrungsaufnahme mit einem klugen System erhöht, damit der Körper erkennt, dass wieder genug Nahrung vorhanden ist, und er mit dem Sparen aufhören kann.

Ich weiß, das ist schwer nachzuvollziehen. Ein konkretes Beispiel auf den folgenden Seiten soll das verdeutlichen.

BEISPIEL AUS MEINER PRAXIS

Heike, 53 Jahre, Krankenschwester

Als Krankenschwester übt Heike einen bewegungsintensiven Beruf aus, fährt mit dem Fahrrad zur Arbeit, intervallfastet, isst erst mittags das erste Mal und nimmt abends mit der Familie die Hauptmahlzeit zu sich. Beim ersten Termin wies ihr Stoffwechsel kaum noch eine Fettverbrennung und eine viel zu geringe Leistung auf – gemessen an dem, was die Patientin täglich an körperlicher Anstrengung leisten muss. Trotzdem hatte sie mindestens 20 kg Körperfett zu viel und die Muskelmasse spiegelte nicht annähernd ihre tägliche Bewegung wider. Dieses Lebensmuster wurde bereits viele Jahre praktiziert, sodass sich der Stoffwechsel etwas einfallen lassen musste, um zu überleben.

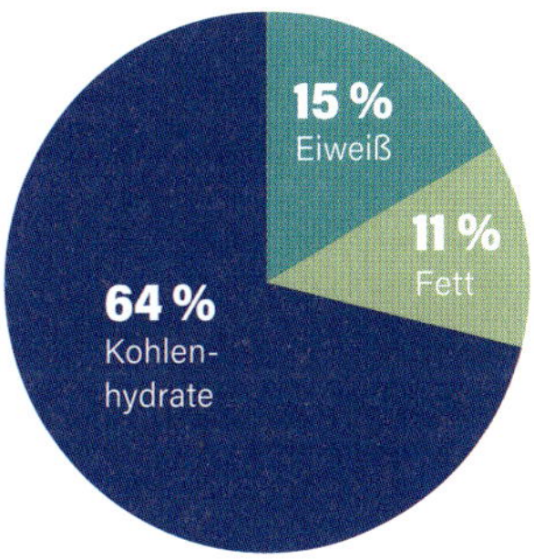

STOFFWECHSEL: GRUNDUMSATZ

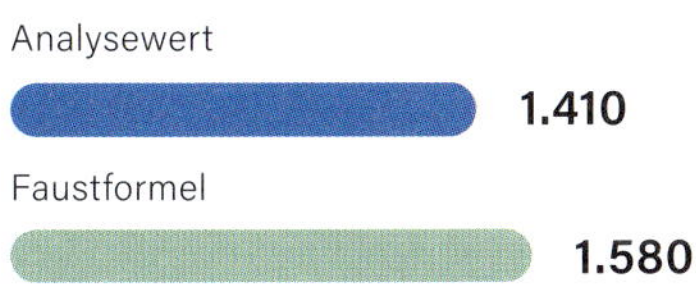

MUSKEL-FETT-ANALYSE

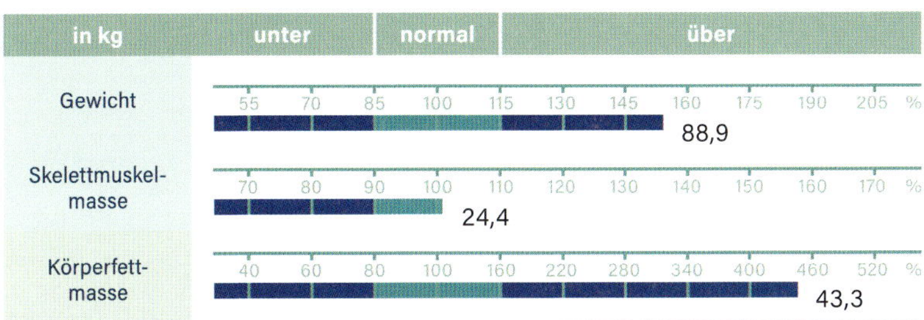

Wir glichen den Stoffwechsel gezielt aus, indem wir deutlich mehr Nahrungsenergie in Form von Kohlenhydraten in ihre Hauptmahlzeiten packten. Ferner besprachen wir, dass morgens nicht mehr Fahrrad gefahren wird, bevor keine Kohlenhydratmahlzeit gegessen wurde. Sprich: Wir gaben dem Körper, was er benötigte, ohne an sein Fett oder die Muskulatur gehen zu müssen.

Das Ergebnis nach zehn Wochen war erstaunlich, jedoch physiologisch plausibel. Selbst ohne Reduktionsphasen sind einige Kilogramm Körperfett verschwunden und 2,5 kg Muskelmasse wieder aufgebaut – ohne dass Heike sich mehr bewegte als zuvor. Aber sie bietet ihrem Stoffwechsel jetzt wieder ausreichend Nahrung.

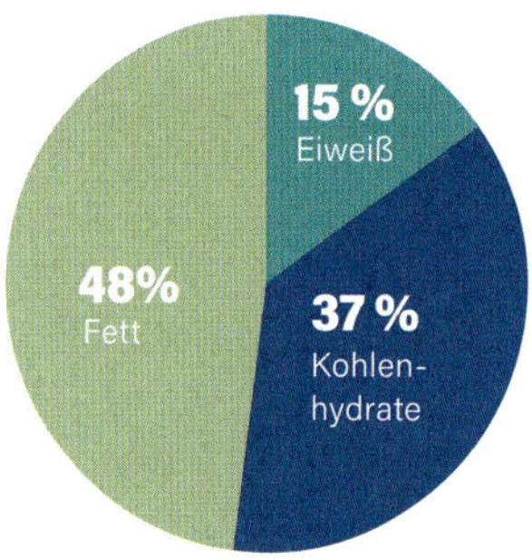

STOFFWECHSEL: GRUNDUMSATZ

MUSKEL-FETT-ANALYSE

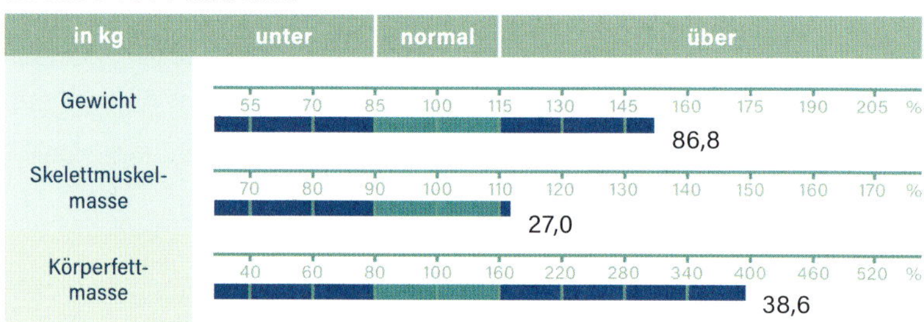

Wir haben den Stoffwechsel entlastet und seiner Leistung entsprechend ausgeglichen. Das Gehirn bekam wieder genug Energie in Form von Glucose und regulierte die Prozesse zurück. Mittlerweile isst Heike neben Obst, Gemüse, Nüssen und fermentierten Milchprodukten Brot, Nudeln, Reis, Hülsenfrüchte, Haferflocken und vieles mehr in rauen Mengen. Der Stoffwechsel hat sich so gut regeneriert, dass wir nun Stück für Stück mit gezielten Reduktionsphasen das Gewicht senken können. Allerdings müssen wir ihn im Auge behalten, da er noch viel zu langsam ist.

Vor allem das viszerale Fett hat sich drastisch reduziert. Mit Kohlenhydraten! Wird nicht ganz oft behauptet, dass Kohlenhydrate überhaupt erst zum bösen Bauchfett führen und Entzündungen auslösen? Wohl eher nicht zwangsläufig. Es ist sehr entscheidend, weshalb ein Gewichtsproblem besteht – und genau das gilt es individuell zu betrachten.

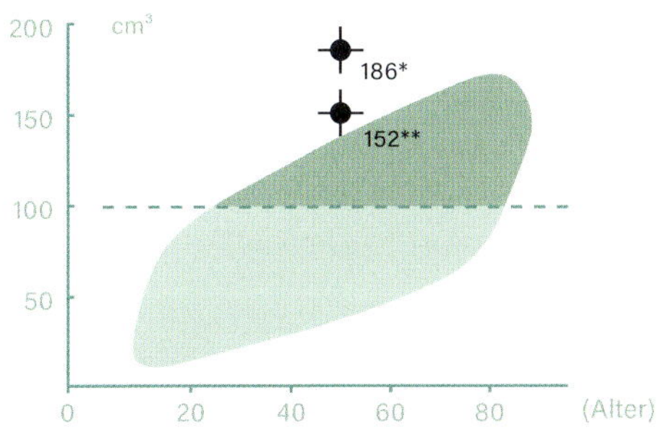

VISZERALES BAUCHFETT

* zu Beginn 186 cm³

** nach 10 Wochen Behandlung 152 cm³

Heikes Beispiel ist exemplarisch für meine Arbeit und den Großteil meiner Patienten – im Verlauf des Buches werde ich noch einige Beispiele im Zusammenhang mit aktuellen Ernährungstrends vorstellen. Solch eine Umstellung ist für die meisten Betroffenen eine riesige Herausforderung. Zum einen haben viele noch nie kontrolliert, wie viel sie essen müssen, zum anderen widerspricht das allen Ernährungsregeln, die sich vorher über viele Jahrzehnte im Kopf manifestiert haben. Und glauben Sie mir: Am Ende kann ich nicht jeden davon überzeugen, dass weit verbreitete Mythen keine Kausalitäten (Beweise) sind, selbst wenn sie sich noch so gut anhören.

Die meisten meiner Patienten haben zu Beginn verständlicherweise große Angst davor, weiter drastisch zuzunehmen. Doch selbst da können wir auf eine riesige Datenlage und einen großen Erfahrungsschatz zurückgreifen, die beruhigen. Über 90 Prozent unserer Patienten nehmen durch vermehrtes kohlenhydratreiches Essen nicht zu. Vorausgesetzt, sie vertrauen uns und halten sich an die Vereinbarungen, beispielsweise die abgesprochenen Zeiten der Nahrungsaufnahme. Allerdings kann das Gewicht anfangs auch mal schwanken, vor allem bei Patienten, die über Jahre alles durchgezogen haben: Kalorienrestriktion, Fasten und viel Sport. Hat sich ein Stoffwechsel daran gewöhnt, nur noch mit 800 bis 1.000 kcal Grundumsatz zu existieren, muss man entweder konsequent bei wenigem Essen bleiben – möglichst ohne Ausnahmen – oder den Mut aufbringen, diesen Stoffwechsel erst mal wieder zurück in die Spur zu bringen. Das kann mitunter ein paar Monate dauern. Ihre Entscheidung!

Ein träger, verlangsamter Stoffwechsel verhält sich wie eine Flasche, in der Unterdruck herrscht, und Sie versuchen, nur mit dem Daumen auf dem Flaschenausgang zu verhindern, dass ein Druckausgleich mit der Umgebung stattfindet. Verrutscht dieser Daumen also nur ein bisschen und besteht nur der kleinste Moment, an dem Ihr Daumen die Öffnung nicht luftdicht abdeckt, zieht die Flasche sofort automatisch Luft. Der Stoffwechsel versucht also, schnellstmöglich wieder eine Normalisierung herbeizuführen, sobald Sie ihm die geringste Chance geben. Also müssen wir versuchen, den falschen Druck im System wieder auszugleichen. Diese Normalisierung ist die Voraussetzung dafür, dass man perspektivisch wieder abnehmen und trotzdem normal essen kann. Deshalb kann es durchaus sein, dass das Gewicht anfangs etwas nach oben geht. Aus diesem Grund empfehle ich meinen Patienten, nur noch einmal wöchentlich auf die Waage zu gehen, und zwar immer morgens am gleichen Wochentag. Denn Abnehmen und ein ausgeglichener Stoffwechsel haben etwas mit Druckausgleich und Entspannung zu tun. Jeglicher Stress wirkt sich negativ auf den Hormonhaushalt aus und kann die Fettverbrennung blockieren.

Tausende Stoffwechsel-messungen zeigen: Wir müssen umdenken.

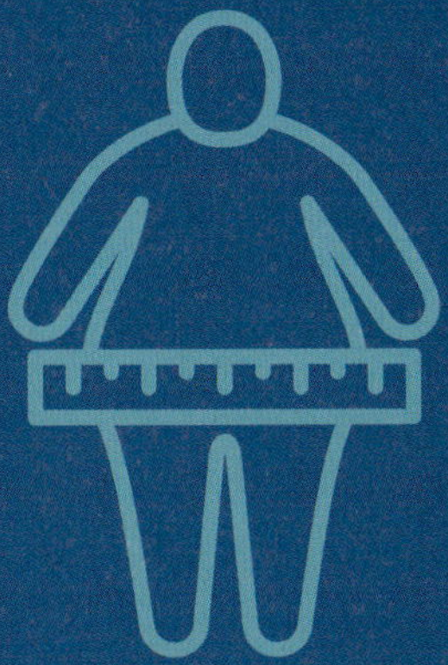

Warum Kohlenhydrate in der Nahrung doch unverzichtbar sind • Lösen Kohlenhydrate Entzündungen aus? • Wie unser Gehirn arbeitet • Warum Diäten erst funktionieren und doch scheitern • Was an Abnehmspritzen und Nahrungsergänzungsmitteln dran ist • Unter welchen Umständen klassische Diätkonzepte funktionieren • Warum wir Übergewichtigen meist Unrecht tun

Kohlenhydrate neu bewertet

Sie haben bereits gelernt, dass ein gut funktionierender Stoffwechsel in Ruhe sein Fett verbrennt und die Kohlenhydratspeicher schützt, damit genug Glucose für Bewegung und Alltag mobilisiert werden kann.

In unseren Messungen sehen wir exakt die Werte der Fettverbrennung im Ruhezustand. Unsere Patienten setzen sich dabei in einen bequemen Sessel und atmen so ruhig wie möglich. Bei den Patienten, bei denen die Fettverbrennung bereits signifikant vermindert ist, zeigt mir die Vermessung in aller Regel an, dass die Patienten vermehrt den Kohlenhydratstoffwechsel zur Energieproduktion verwenden, allerdings den anaeroben Stoffwechsel, der auf Sauerstoffmangel hindeutet. Dieser Kohlenhydratstoffwechsel kann aus zelleigener Laktatproduktion und deren Verbrennung bestehen, er kann sich aber auch aus der Glucoseneubildung aus den Proteinen der Muskelmasse speisen. Das lässt sich in der Messung leider nicht differenzieren. Jedenfalls deutet es darauf hin, dass ein Sauerstoffdefizit in der Zelle besteht, denn Fettsäuren werden mit Sauerstoff verbrannt. So gerät der Körper, abhängig von seinem Energiebedarf, immer mehr unter Stress. Bei den meisten übergewichtigen Menschen ist das zu einem Dauerzustand geworden. Allerdings kann das auch bei schweren Erkrankungen der Fall sein.

Hat also die Muskelzelle ihre Glykogenspeicher entleert und auch die frei vorhandene Glucose aus den Zellen ins Blut abgegeben und es besteht Sauerstoffmangel, muss sie aus ihren Eiweißen ebenfalls Glucose herstellen. Das funktioniert in der Regel so, dass Muskeln ihre eigenen Aminosäuren mobilisieren, die zu einem guten Teil Bestandteil ihrer eigenen Architektur sind. Diese werden größtenteils ins Blut abgegeben, können damit aber auch in der eigenen Zelle Energie herstellen. Daraus wird in der Leber Zucker produziert, der dem System zur Verfügung gestellt wird. Das Problem dabei ist, dass die Muskelzelle ihre eigenen Bestandteile in die Energiegewinnung gibt: Sie verheizt sich sozusagen zum Teil selbst, was wiederum dauerhaft nur zu einer Funktionseinschränkung der Muskelzelle führen kann und einem gut funktionierenden Stoffwechsel im Weg steht. Denn wir haben gelernt: Fordert das Gehirn Glucose an, gibt es keine Toleranz und es wird geliefert, selbst auf Kosten des restlichen Körpers und dessen körperlicher Gesundheit. Das ist schon beeindruckend und ich kann Ihnen sagen, dass ich selbst nach vielen Jahren Praxis immer wieder fasziniert bin, wie ein Stoffwechsel arbeitet.

Erkenne ich das beim Patienten, gleiche ich den Stoffwechsel erst mal aus, und zwar mit Kohlenhydraten, da bei allem, was ich über den Stoffwechsel weiß, naheliegend ist, dass der Körper wahrscheinlich einen Glucosemangel gewohnt ist, der nicht mehr selbstständig behoben werden kann.

Natürlich kenne ich die Argumente, dass auch aus Fett Glucose hergestellt werden kann. Der Syntheseweg dafür ist hinlänglich bekannt. Aber im Leben geht es immer um ein effektives, ausbalanciertes Energiesystem. Und jeder andere Syntheseweg als der aus Kohlenhydraten ist für den Körper ein Umweg mit einer schlechteren Energiebilanz. Selbstverständlich erkennt das Gehirn diese Abweichung vom Idealfall einer ausreichenden Kohlenhydratversorgung und reagiert. Wer glaubt, den Stoffwechsel dauerhaft damit glücklich zu machen, ihn auf den anstrengendsten Weg der Energiegewinnung zu bringen, hat die Rechnung ohne den Wirt gemacht, selbst wenn es jahrelang gutgehen kann.

Ganz klar: Ich empfehle meinen Patienten keine Marshmallows oder Eiscreme. Es geht ja auch darum, den Blutzuckerspiegel ohne große Schwankungen auf ein stabiles Niveau zu bekommen, damit sich sowohl das Gehirn als auch die übrigen Zellen zuverlässig bedienen können und gut versorgt fühlen, damit in Ruhe wieder vertrauensvoll Fett verbrannt werden kann. Deshalb bin ich ein großer Freund von Ballaststoffen und kohlenhydratreicher Nahrung, um einen langsameren Anstieg des Blutzuckers zu gewährleisten. Allerdings ist der Anstieg des Blutzuckerspiegels nicht allein von der Qualität der Kohlenhydrate in einem Nahrungsmittel abhängig, sondern ebenso von anderen Bestandteilen wie Proteinen und Fetten sowie der individuellen Stoffwechsellage. Ich sage doch: Gute Therapeuten arbeiten wie Trüffelschweine!

Grundsätzlich bin ich auch ein großer Freund von unverarbeiteten Nahrungsmitteln, da in Fertigprodukten wie in Nahrungsergänzungsmitteln ebenfalls unzählige Zusatzstoffe stecken, die eine unerwünschte Wirkung auf den Stoffwechsel haben können. Hier denke ich unter anderem an Geschmacksverstärker, versteckte Zucker, künstliche Süßstoffe und Konservierungsstoffe, die ins Lernprogramm des Gehirns aufgenommen werden.

Ein eindrucksvoller Vertreter ist zum Beispiel Glutamat, das einen vielseitigen Einfluss auf den Gehirnstoffwechsel hat. Es wirkt als erregender Neurotransmitter, ist auch für Lern- und Gedächtnisprozesse zuständig, greift in die Regulation des Schlaf-wach-Zyklus ein, ist an der Regulation des Zellwachstums und vielem mehr beteiligt. Glutamat passiert sogar die Blut-Hirn-Schranke. Aber Glutamat ist nicht nur in natürlichen Lebensmitteln vorhanden, sondern wird gern in Fertigprodukten als Geschmacksverstärker eingesetzt. Ein hoher Glutamatspiegel, der vom Körper nicht kompensiert werden kann, kann mindestens Symptome wie Übelkeit, Schwindel und Ähnliches auslösen. Symptomlose Auswirkungen spüren wir nicht; sie sind bisher auch nicht ausreichend erforscht. Denn ein Stoffwechsel lernt metabolisch, also aus Veränderung. Und da ich weiß, dass das Lebensmittelgesetz für Zusatzstoffe sehr tolerant ist und die Hersteller zu Werbezwecken alles Mögliche auf Fertigprodukte schreiben können, ohne das meiste davon nachweisen zu müssen, bin und bleibe ich industriell verarbeiteten Lebensmitteln gegenüber skeptisch. Das bedeutet nicht, dass diese niemals in unseren Alltag Einzug halten dürfen – eine klimaschonendere Zukunft schreit letztlich förmlich danach. Doch wir sollten uns ihrer momentanen Herstellung bewusst sein. **Aus heutiger Sicht empfehle ich jedem, darauf zu achten, den größtmöglichen Teil seiner Ernährung aus natürlichen, unverarbeiteten Produkten zu bestreiten.**

Allerdings geht bei mir Essen vor Hungern. Bevor der Körper in ein Energiedefizit rutscht, sich wieder unter Stress fühlt und die Fettverbrennung in Ruhe einstellt, ist es besser, mal den Kartoffelsalat aus dem Regal oder das Brötchen mit der abgepackten Wiener Wurst zu snacken – jedoch immer mit dem Gedanken, dass das die Ausnahme sein sollte.

Tatsächlich empfehle ich meinen Patienten die gängigen Kohlenhydrate, die von den meisten Menschen gern gegessen, in jedem Restaurant serviert und bei Einladungen von Freunden angeboten werden: Brot, Kartoffeln, Reis, Pasta und Ähnliches.

In welcher Form, in welcher Menge und zu welchen Zeiten: Das erkläre ich im Therapieteil genauer. Aber ich kann jetzt schon mal sagen: Richtig zubereitet und auf die optimalen Zeiten verteilt, können sie problemlos gegessen werden, stabilisieren bei meinen Patienten das Gewicht und führen bei richtiger Anwendung zunehmend zu einer verbesserten Fettverbrennung in Ruhe und mittel- bis langfristig zur Reduktion von Körperfett, auch von Bauchfett. Allerdings immer in Kombination mit den idealen Zeitpunkten und angemessener Bewegung.

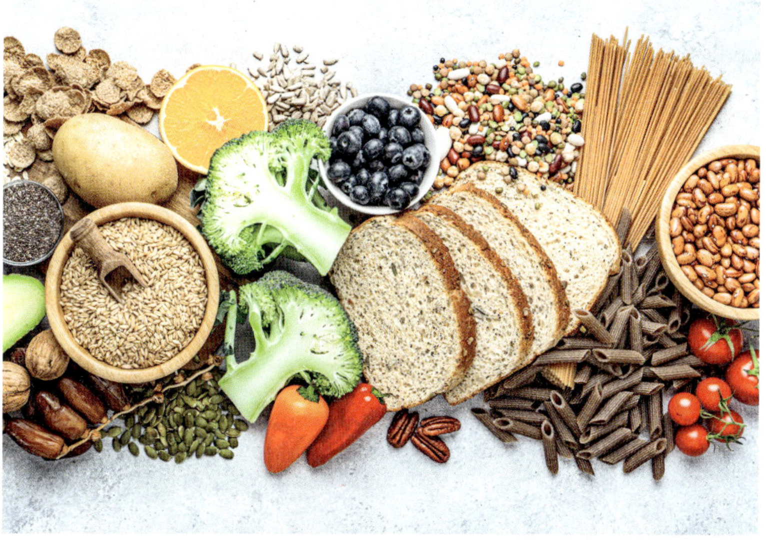

EXKURS: WIE UNSER GEHIRN ARBEITET*

Von den etwa 200 g Glucose, die wir unter normalen Umständen täglich aufnehmen, beansprucht das Gehirn 130 g. Dem entspricht ungefähr so viel Zucker, wie in eine nicht ganz randvoll gefüllte Kaffeetasse passt. Solch eine Tasse wird täglich in unser Gehirn transportiert und dort verbrannt, damit wir denken, fühlen, entscheiden und unseren Körper kontrollieren können. Dieser wissenschaftlich belegte Umstand lässt erahnen, wie unwohl sich das Gehirn mit permanentem Energie- und Kohlenhydratentzug fühlen muss.

Die Glucose passiert mithilfe von insulinunabhängigen Glucosetransportern die Blut-Hirn-Schranke und garantiert auf diese Weise eine permanente Versorgung. Im Vergleich dazu gelangt die Glucose aus dem Blut nur mit Insulin in die Muskel- und Fettzellen. Somit ist im Notfall geregelt, dass Glucose vorrangig dem Gehirn zur Verfügung steht, wenn ein erhöhter Bedarf entsteht.

Das Gehirn ist in der Lage, sich jederzeit ausreichend Glucose im Körper zu sichern, je nachdem, wie gut diese vorhanden ist. Steht diese nicht im notwendigen Maß zur Verfügung, aktiviert das Gehirn über das vegetative Nervensystem das neuroendokrine Stresssystem und sorgt für die Freisetzung aus körpereigenen Speichern oder den Aufbau von Glucose. Dabei hat das Gehirn sogar die Möglichkeit, über den lateralen Hypothalamus – der Hypothalamus ist eine Region im Zwischenhirn, die eine Schlüsselrolle bei der Regulierung des gesamten Stoffwechsels spielt – ständig den Blutzuckerspiegel im Körper zu messen. Es weiß also permanent, wie viel Glucose im System vorhanden ist. Im Notfall kann das Gehirn sämtliche Energie an sich ziehen und auf diese Weise Strategien fürs Überleben sichern. Es kann sich regelrecht radikalisieren und anderen Organen das Nachsehen verordnen. Das Gehirn ist Verbraucher Nummer eins.

Gleichzeitig können Hormone, zum Beispiel Leptin, dem Gehirn

* Die Aussagen und Erkenntnisse in diesem Exkurs beruhen auf dem Buch „Das egoistische Gehirn" von Achim Peters, in dem ich viele Beobachtungen meiner Arbeit wissenschaftlich bestätigt fand.

Informationen zur Verfügung stellen, wie viel Energie in den Fett- und Muskelzellen lagert. Das Gehirn weiß also genau, wie viele Energiereserven vorhanden und wo sie verteilt sind. Diese Informationen liegen im medialen Hypothalamus. Ferner bestimmt das Gehirn selbst über seinen Energiebedarf und kontrolliert seine Energieanforderung über Adenosintriphosphat (ATP). ATP ist ein universelles Energiemolekül. Es transportiert und überträgt Energie für fast alle zellulären Prozesse. Man kann ATP als die Währung unseres Stoffwechsels sehen.

An der Energiesicherstellung sind mehrere Gehirnareale beteiligt: Besteht zum Beispiel Energieknappheit, sendet das Gehirn über das autonome Nervensystem Signale an die Nebennierenrinde, um Stresshormone wie Adrenalin und Cortisol zu mobilisieren, und ebenfalls an die Bauchspeicheldrüse, um die Insulinproduktion zu hemmen. Beides führt über den Abbau von körpereigenen Kohlenhydratreserven und über Nahrungsaufnahme zur Mobilisation von mehr Glucose und zum Anstieg des Blutzuckerspiegels, sodass alle Glucosereserven in Richtung Gehirn gelenkt werden können. Gleichzeitig wird beauftragt, dass wir in Form von Nahrungsaufnahme das Energiedefizit wieder auffüllen.

Wie gesagt: Im Notfall entscheidet das Gehirn gegen den Körper. Außerdem ist es in der Lage, bei Energieknappheit sämtliche Systeme herunterzufahren. Bekannte Symptome bei Neuroglykopenie, also Glucosemangel im Gehirn, sind Sprach- und Konzentrationsschwierigkeiten, verlangsamtes Denken, Schwäche, Sehstörungen und Schwindel.

Dabei kann bei Stress im Gehirn auch ein Energiedefizit entstehen, obwohl der Blutzuckerspiegel normal ist. Zum Beispiel beschreibt Achim Peters, dass bei 10 Minuten psychosozialem Stress mehr Kohlenhydrate verbraucht werden als in anderthalb Brötchen zu je 50 g stecken. Professor Peters spricht von Brain-Pull, Body-Pull und Such-Pull. Ersterer umfasst sämtliche Vorrichtungen im Gehirn, die die eigene Energiesicherheit vor Ort gewährleisten und mithilfe des sympathischen Nervensystems und der Stresshormone Adrenalin und Cortisol die verfügbare Glucose aus dem Körper ins Gehirn umleiten. Der Body-Pull wird ebenfalls im lateralen Hypothalamus aktiviert, und zwar durch Hungergefühl. Werden im Körper die Glucosevorkommen knapp, sorgt dieser für den Energieausgleich durch Nahrungsaufnahme. Der Such-Pull wiederum ist mit der Nahrungsbeschaffung unter allen Umständen gleichzusetzen.

Neben der permanenten Energiebeschaffungs- und der Überwachungszentrale gibt es noch die Amygdala und den Hippocampus. Beide haben zum einen Einfluss auf die Energieverwaltung des Gehirns durch Kontrolle und Einstellung des Stresssystems, aber genauso wichtig ist deren Funktion in der Gedächtnisbildung. Alles, was wir hören, sehen, fühlen und lernen, wird hier verarbeitet und zu Erinnerungen kodiert, die an unterschiedliche Regionen im Gehirn verschoben werden. Während in der Amygdala das emotionale Gedächtnis gebildet wird, speichert der Hippocampus eher nüchterne Informationen wie Orte und Namen. Somit findet permanent ein Informationsaustausch zwischen den Hirnregionen statt, jede Regulierungseinheit der Lieferketten lernt in unserem Kopf ständig dazu. Wir können die Lernprozesse, denen wir täglich unterworfen sind, dazu nutzen, ihren Aktivierungsmechanismus zu verändern und ihn den neuen Situationen anzupassen.

Somit können dauerhafte neue Gleichgewichte beziehungsweise Ungleichgewichte im Körper entstehen, die für den Körper aber auch negativ sein können. Sie können langfristig zu Übergewicht und Erkrankungen führen.

Der Idealzustand des Gehirns ist die physiologische Homöostase, eine innere Balance, ein Gleichgewicht. Das Gehirn strebt permanent danach. Hier wird mithilfe verschieden empfindlicher Neuronen ständig der Energiezustand aller Nervenzellen kontrolliert, um sofort zu reagieren, wenn Energie benötigt wird. Dabei ist es aber auch wichtig zu wissen, dass ein Gehirn, das kontinuierlich unter Stress gesetzt wird, auch unempfindlich gemacht werden kann. Führt Dauerstress beispielsweise zu ständiger Überflutung von Cortisol, reagieren die Rezeptoren, die das System wieder in Ruhe bringen sollen, immer unempfindlicher, sodass Dauerstress auf das gesamte Körpersystem übertragen wird, was den Stoffwechsel langfristig verändern kann und in der Folge zu Erkrankungen führt. Das System strebt auch in diesem Fall immer nach einem physiologischen Gleichgewicht, auch wenn der Zielwert nicht mehr den gewünschten gesunden Ausgangswerten entspricht.

Zum Schluss noch etwas über die gesunde Ausgangssituation: Wir verfügen über einen guten Glucoseausgangswert, der in einen gesunden Blutzuckerspiegel mündet, mit dem das Gehirn permanent versorgt wird. In Ruhe bedienen sich die Körperzellen aus ihren Fettdepots, damit die Glucose dem Gehirn zur Verfügung steht und die Kohlenhydratspeicher für die aktiven Phasen geschont werden. Gerät das Gehirn in Stress, wird durch Insulinblockade die Glucose nicht mehr in die Fett- und Muskelzellen gebracht, sondern steht dem Gehirn uneingeschränkt zur Verfügung. Sobald das physiologische Gleichgewicht und somit Entspannung eingetreten ist, werden alle Schleusen wieder geöffnet und jede Zelle und jedes Organ ist wieder glücklich.

Zu guter Letzt ergibt sich daraus die Tatsache, dass das Gehirn nicht nur ein emotionales, sondern auch ein metabolisches Gedächtnis hat. Metabolisch umfasst in diesem Zusammenhang Nahrungsmittelbestandteile, die chemische Zusammensetzung von Lebensmitteln und chemische Bestandteile von Medikamenten, die unterschiedliche Reaktionen im Körper auslösen und in Stoffwechselvorgänge eingreifen können. Ein klassisches Beispiel ist Süßstoff. Der Reiz „süß“ löst im Gehirn ein Energieversprechen aus, das sich nicht im Blutzucker messen lässt. Dieses falsche Signal kann sich in vermehrten Heißhungerattacken niederschlagen, obwohl wir keine zusätzliche Energie benötigen.

Bei allem Beschriebenen wird auch klar, dass unser Gehirn Lebens- und Ernährungsmuster lernt und diese sehr wohl in Wohlfühlen und Stress unterteilen kann. Diäten sind nicht nur metabolische Komponenten, sondern auch Verhaltensmuster. Beides wird gelernt und löst bei Wiederholung andere Reaktionsmuster aus. Somit kann Übergewicht in einem Energieungleichgewicht zwischen Gehirnbedarf und Stoffwechselleistung begründet, wobei das Gehirn ungünstige Strategien entwickeln kann, die den Stoffwechsel nachhaltig schädigen. Eigentlich ist bei sonst körperlich gesunden Menschen oftmals Stress der Auslöser.

Hier muss klar differenziert werden, dass der Stoffwechsel durch den Einfluss von Stress sich bereits verändert und ungünstig ausgerichtet haben kann und möglicherweise bereits gesundheitlich problematisch ist. Also muss der Therapieweg gut geplant und durchdacht sein. Allein mit der Ernährung kommen viele definitiv nicht weiter beziehungsweise verschlimmern ihr Problem womöglich langfristig noch, oft durch die Anwendung gut gemeinter Ernährungstrends.

Ich habe das Buch von Professor Peters erst 2018 gelesen, nachdem ich schon zwölf Jahre als Ernährungsmedizinerin tätig war. In diesem Buch fand ich viele Beobachtungen meiner Arbeit wissenschaftlich bestätigt, die ich damals noch nicht genau beschreiben konnte, die sich aber in den unzähligen Stoffwechselvermessungen zuverlässig und beständig zeigten und sich mit den Grundlagen der Biochemie plausibel erklären ließen. Ich war immer überzeugt davon, dass der Stoffwechsel zentral vom Gehirn aus gesteuert wird, komplett durcheinandergeraten und als Konsequenz Übergewicht entstehen kann und dass Kohlenhydrate mit die wichtigsten

Makronährstoffe sind. Das führte schon vor 18 Jahren dazu, dass ich mehr darauf achtete, dass meine Patienten ausreichend Kohlenhydrate zu sich nahmen. Inzwischen konnte ich tausendfach durch Messungen bestätigen, dass ein träger Stoffwechsel unter ausreichend guten Kohlenhydraten wieder aktiv werden kann.

Professor Peters und sein Team haben viele Stoffwechselabläufe mit seriöser experimenteller Grundlagenforschung belegt, anders als es sich über Ernährungsstudien berichten lässt. Mit der hervorragenden Arbeit all dieser Wissenschaftler lässt sich bereits erahnen, welche gesundheitlichen Risiken auch mit Low Carb, Fasten und Co. einhergehen können, wenn der Stoffwechsel vom physiologischen Normalweg abgekommen ist und sich bereits auf eine ungünstige, neue Balance eingestellt hat. Im Grunde genommen hat Achim Peters bereits vor vielen Jahren die möglichen Probleme der heute gehypten Abnehmspritzen Ozempic und Wegovy beschrieben und dargelegt, weshalb es sehr schwierig sein wird, Medikamente gegen Übergewicht zu entwickeln. Und siehe da: Diese Spritzen mit dem Wirkstoff Semaglutid wirken anscheinend nicht bei jedem Übergewichtigen vorteilhaft, sie entwickeln nach spätestens einem Jahr ein Plateau und der Stoffwechsel adaptiert. Aktuell sind die ersten Sammelklagen aufgrund des Verdachts schwerer Nebenwirkungen auf den Weg gebracht und ich vermute, dass das erst der Anfang ist. Das Gehirn lässt sich eben nicht dauerhaft austricksen.

Meines Erachtens werden in der künftigen Ernährungsmedizin verschiedene technische Geräte, die den Stoffwechsel des einzelnen Betroffenen gut darstellen können, in den Vordergrund treten, um Therapiemöglichkeiten individueller zu planen, wenn man den Stoffwechsel beobachten kann. Einige Möglichkeiten gibt es heute schon: digitale Blutzuckermessgeräte, Bioimpedanzwaagen, die metabolische Spirometrie und spezifische Laboranalysen. Es ist gut vorstellbar, dass es in Zukunft nur eines Tropfens Blut bedarf, der uns diese Information liefert.

Weshalb können Low Carb, Intervallfasten und Co. auch dick machen?

Bevor ich auf einzelne Ernährungstrends eingehe, möchte ich etwas über unsere Praxis erzählen. Genauer gesagt: über unsere Systematik. Wir haben in ein ausgefeiltes Praxissystem investiert, das es uns ermöglicht, bei jedem Patienten bereits bei der Anamnese sogenannte Marker zu setzen. Damit können wir differenzierte Auswertungen darüber erstellen, welche gesundheitlichen Beschwerden gehäuft auftreten, welche Diäten ausprobiert wurden, ob noch gut oder gar nicht mehr abgenommen wird, ob insgesamt zu viel oder zu wenig gegessen wird. Wir erfassen auch Daten über Schlaf, Stress, Bewegung, Medikamente und vieles mehr.

Am Ende sind wir in der Lage, patientenübergreifende Auswertungen zu erstellen und Korrelationen zu prüfen. Unter anderem erkennen wir signifikante Anhäufungen, ob zum Beispiel Patienten, die viel Muskulatur verbrennen, vermehrt unter Gelenkschmerzen leiden oder ob Menschen, die viele radikale Diäten hinter sich haben, häufiger depressive Störungen aufweisen. Alles das ist damit möglich, ist darstellbar – und das ist großartig.

Über 3.000 Neupatienten haben wir seit der Einführung behandelt und unser System gibt schon eine wirklich gute Datenübersicht her. An dieser Stelle einige statistische Auswertungen:

- 95 Prozent unserer Patienten geben an, mindestens dreimal in ihrem Leben und länger als drei Monate versucht zu haben, ihr Gewicht zu reduzieren.
- Mehr als 80 Prozent hatten aktuell vor dem Besuch in der Praxis ihr Höchstgewicht erreicht.
- 72 Prozent leiden an Gelenkproblemen, Bandscheibenvorfällen und/oder Arthrose.

- 58 Prozent leiden an depressiven Verstimmungen.
- Intervallfasten haben insgesamt 79 Prozent meiner Patienten bereits hinter sich,
- davon ohne signifikante langfristige Gewichtsabnahme: etwa 70 Prozent,
- davon mit Gewichtsabnahme: etwa 30 Prozent.
- Kalorienzählen haben 88 Prozent probiert.
- 61 Prozent haben Punkte gezählt.
- Low-Carb-Diäten haben 90 Prozent getestet.
- Ketogene Diät haben 43 Prozent gemacht.
- Nahrungsergänzungsmittel haben 78 Prozent getestet.
- Morgens kein oder kaum Frühstück haben 90 Prozent ausprobiert.
- Abends die Hauptmahlzeit des Tages haben 84 Prozent gegessen.
- Keine Gewichtsabnahme mehr haben 86 Prozent erzielt.
- Krass dagegen spricht die letzte Zahl: Laut Ernährungstagebuch leben 71 Prozent unterkalorisch.

Das sind nur einige der Daten, die wir erheben, die aber in der Summe sehr aussagekräftig sind. Sie stehen vor allem auch im deutlichen Widerspruch zum Vertrauen in die bekanntesten Diätkonzepte. Werfe ich nämlich einen Blick auf die Messungen der Leistungsfähigkeit des Stoffwechsels bei diesen Patienten, die praktisch alle lange Diätkarrieren haben, sieht man, dass die Stoffwechselleistungen in der Folge der ganzen Diäten deutlich reduziert sind und ihrerseits zur Ursache fürs Übergewicht geworden sind. Ein deutlicher Trend zeigt: Je mehr Diäten absolviert wurden, umso geringer ist der Grundumsatz des Stoffwechsels oder die Fettverbrennung in Ruhe.

Das soll keinesfalls heißen, dass man ewig sichtbar dick bleiben muss, wenn man schon mal ordentlich zugelegt hat. Doch wenn der Stoffwechsel bereits stark übergewichtig war, hat er schon reagiert und für Übergewicht ein metabolisches Gedächtnis aufgebaut: Unter ähnlichen Lebenssituationen kann er immer wieder Übergewicht aufbauen. Sogar immer schneller, da er gelernte Verhaltensmuster schneller abrufen kann, als wenn er sie neu lernen muss.

Denken Sie an den Exkurs zum Gehirn: Es lernt ständig und sortiert, meist nachts, zwischen guten und schlechten Erfahrungen. Das macht es mithilfe von Cortisol. In den Hirnarealen, die unsere Erfahrungen verarbeiten, in Erinnerungen kodieren und in verschiedenen Hirnarealen ablegen, gibt es auf den Zellen verschiedene Cortisolrezeptoren, die den Lernprozess steuern. Das bedeutet leider auch, dass Übergewicht in frühester Kindheit oder Jugend oftmals ein lebenslanges Problem darstellen kann und der Stoffwechsel entsprechend konditioniert wurde. Diäten, einseitige Ernährungsmuster, stressauslösende Situationen und Fastenperioden werden vom Gehirn als Stressfaktoren wahrgenommen und als Notsituationen erkannt. Ähnlich können Nahrungsmittelrestriktionen und Medikamente solche Reaktionen hervorrufen. Sie werden vom Gehirn analysiert, dann werden Strategien entwickelt und gespeichert. Und immer, wenn ähnliche Muster auftauchen, wird sich das Gehirn schnell erinnern, sich darauf einstellen und bei erkanntem Bedarf reagieren.

RAUS AUS DER DIÄTKARRIERE

Diäten und Ernährungsweisen können deshalb dazu führen, dass Strategien zur Gewichtsreduktion entweder immer schlechter oder gar nicht mehr funktionieren. Viele meiner Patienten können davon ein Lied singen. Gab es eine erfolgreiche Diät, hat diese beim nächsten Mal nicht mehr so gut funktioniert, man ging zur nächsten Diät über und so weiter und so weiter. Leider manifestierte sich nach jedem erfolgreichen Abnehmen die Ansicht, dass man nun die Lösung seines Problems gefunden hätte. Dadurch wurde man wieder etwas mutiger oder nachlässiger – man weiß ja, wie es geht. Nahm die Gewichtszunahme deshalb etwas gelassener in Kauf, schob vielleicht sogar den nächsten Diätversuch auf und stellte schließlich fest, dass es nicht so schnell und gut funktioniert wie beim letzten Mal. Den erneuten Versuch brach man ab und musste sich neu orientieren. In der Zeit nahm man weiter zu und begann letztlich einen neuen Versuch mit Höchstgewicht. So geht es häufig weiter, bis man eigentlich alles ausprobiert hat, was der Markt so hergibt, um irgendwann festzustellen, dass nichts mehr funktioniert. Dann ist man an dem Punkt, an dem man nichts mehr oder nur mühsam abnehmen kann, egal, was man probiert.

Eine alternative typische Diätkarriere sieht so aus: Man hat echten Leidensdruck und schafft es, eine lange Zeit konsequent zu bleiben, weil unbedingt 20 kg und mehr heruntermüssen. Lange wird also wenig gegessen und viel Sport getrieben, aber solch eine Konsequenz lässt sich natürlich nicht ewig durchhalten. Irgendwann merkt man, dass die kleinsten Ausnahmen schon zur Gewichtszunahme führen. Aus Panik davor bleibt man so halb in der Diät und spürt den Kraftverlust, irgendwann Muskelschmerzen, Stimmungstiefs, möglicherweise andere gesundheitliche Beschwerden und fühlt sich immer noch dick und unwohl. In der Folge wird die Ernährung immer einseitiger, angstbesetzter und unzureichend.

Die ganze Ernährung ist eine Kombination aus Energiedefiziten, dann Energieüberangeboten, einem fehlkonditionierten Stoffwechsel mit womöglich zunehmenden Entzündungsreaktionen im Fettgewebe und sogar strukturellem Umbau von funktionalem Gewebe in fibröses Bindegewebe. Das bedeutet, dass andauernde, auch stille Entzündungsprozesse Fettgewebe funktional verändern. Dabei spielen unterschiedliche Faktoren eine Rolle: Makrophagen, Entzündungsmediatoren, Hormone – Entzündungsreaktionen setzen ganze Kaskaden im Körper in Gang. In der Folge können sich innerhalb eines funktionellen Gewebes Fettzellen verändern, absterben, abgebaut werden. Das findet punktuell statt. Überfüllte Fettzellen beispielsweise haben ein Problem, sich ausreichend zu versorgen, da die Blutzufuhr abgedrückt wird. Die Zellen sterben schließlich ab. Somit kann in der Folge ein Fettgewebe funktionelle Lücken bilden und sich umbauen. An die Stelle von funktionierenden Fettzellen treten funktionslose Bindegewebszellen. Das muss man sich ein bisschen wie Narbengewebe vorstellen. Denn auch Fettgewebe hat eine biochemische und physiologische Funktion, die verlorengehen kann. Und mit funktionseingeschränktem Fettgewebe nehmen Menschen nur noch sehr schwer bis gar nicht mehr ab.

Aus dem Dilemma gibt es nicht d e n einen Weg. Doch man muss ein Konzept haben, wie man anschließend sein Gewicht stabilisiert und wie man essen muss, um das Gewicht zu halten. Außerdem muss man einen Plan haben, wie man sich verhält, wenn man merkt, dass man trotz Disziplin wieder zunimmt. Das kann nämlich trotz diszipliniertem Leben jederzeit passieren, einfach, weil der Stoffwechsel sich auf Übergewicht kalibriert hat. Man darf auch nicht warten, bis wieder 5 kg drauf sind, denn dann beginnt das Spiel meistens von vorn. Und je länger man in dem Kreislauf steckt, desto schwerer wird es, die gleichen 5 kg abzunehmen, und umso schneller kommen diese wieder zurück.

Deshalb muss man wissen, dass ein Stoffwechsel, der zu Übergewicht neigt, das immer wieder tun wird. Und es kann auch sein, dass man mehrere Anläufe benötigt, bevor man langfristig erfolgreich ist, denn am Ende geht es immer um eine metabolische Homöostase, eine Balance zwischen Energiebedarf und -verbrauch. Eine Dekompensation des Stoffwechsels – dazu gehört nun mal auch Übergewicht in Form von pathologischer Fetteinlagerung – ist immer eine Summe aus mehreren Faktoren.

Kalorien zählen

Eines der größten Mythen und leider auch eines, das sich am schwersten in Bezug auf langfristiges Abnehmen entzaubern lässt, ist das Kalorienzählen. Natürlich gibt es Menschen, die das Kalorienzählen ein ganzes Leben anwenden und kein Übergewicht aufbauen. Das bedeutet jedoch nicht, dass sie erstens deswegen kein Übergewicht entwickelt haben und zweitens, dass Kalorienzählen für übergewichtige Menschen ein langfristiges Konzept darstellt.

Was könnten die Schwierigkeiten sein? Zum einen sollte man eine Vorstellung davon haben, wie die Kalorien eines Nahrungsmittels bestimmt werden. Das möchte ich Ihnen kurz aufzeigen: Die klassische Methode zur Berechnung des Kaloriengehalts eines Lebensmittels ist die Kaloriemetrie mithilfe eines sogenannten Bombenkalorimeters.

Ein Lebensmittel, zum Beispiel die Kartoffel, wird gefriergetrocknet, pulverisiert und in dem Metallgefäß mit einer festgelegten Energiemenge zum Brennen gebracht. Um dieses Metallgefäß ist Wasser, das sich beim Verbrennungsvorgang erwärmt. Mithilfe eines sehr präzisen Thermometers wird die Erwärmung des Wassers gemessen und die zur Verbrennung zugeführte Energiemenge wieder abgezogen. Die Differenz wird in die Einheit Kilokalorien umgerechnet – damit bekommt die Kartoffel ihre Kalorien. Aber wie kann es auch anders sein: Hierbei handelt es sich nur um Durchschnittswerte. Denn erstens brennt die Kartoffel in unserem Darm nicht lichterloh wie in einem Bombenkalorimeter und zweitens wird sie auch nicht in Form von Asche ausgeschieden.

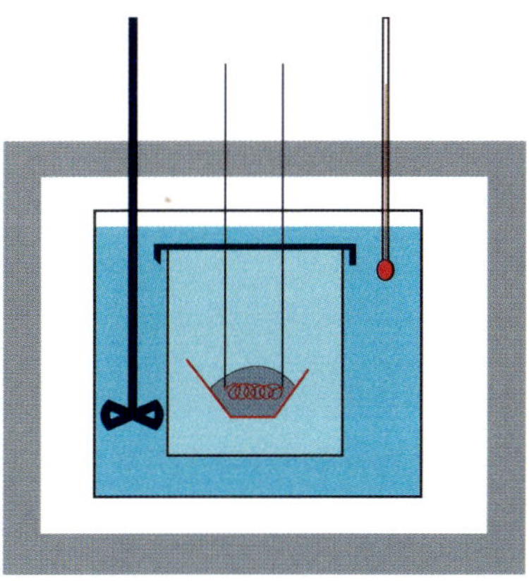

Die Darstellung ist natürlich etwas überspitzt, aber es wird trotzdem deutlich, dass eine Eins-zu-eins-Übertragung nicht wirklich funktionieren kann. Und da jeder Mensch eine unterschiedliche Resorption der Lebensmittel aufgrund individueller Darmschleimhautbeschaffenheit und unterschiedlicher Mikrobiome aufweist, wird ziemlich schnell deutlich, dass Kalorienzählen auch nach hinten losgehen kann. Wissenschaftlich weiß man das schon viele Jahre, trotzdem wird es immer noch als probate Methode empfohlen und gerade in vielen App-Anwendungen als Grundlage verwendet. Wer unter Übergewicht leidet und schon öfter Kalorien gezählt hat, wird möglicherweise die Erfahrung gemacht haben, dass der Körper anfangs gut Gewicht verliert, im zunehmenden Verlauf die Abnahme jedoch stagniert, selbst wenn das Zielgewicht noch nicht erreicht wurde. Ich weiß auch, dass viele Menschen die Erfahrung machen mussten, durch das Kalorienzählen sogar wieder zuzunehmen oder bei jeder kleinsten Abweichung schnell Gewicht wiederzugewinnen. Zudem sind mir ausreichend viele Beobachtungsstudien bekannt, die einen Gewichtsverlust durch Kalorienrestriktion beschreiben. Doch diese Studien haben in der Regel eine durchschnittliche Dauer von drei bis zwölf Monaten und können damit nicht wirklich langfristige Folgen aufzeigen, geschweige denn nachhaltige Belege für das Kalorienzählen erbringen.

Jedenfalls haben die meisten meiner Patienten bereits Erfahrungen mit dem Zählen von Kalorien gesammelt, was ja auch naheliegt, denn diese Methode ist eine der bekanntesten und offenkundig eine der plausibelsten. Zwei eindrucksvolle Beispiele, wie das Kalorienzählen schiefgehen kann, möchte ich Ihnen im Folgenden vorstellen. Es handelt sich um Patienten meiner Praxis, von deren Erfahrungen ich glaube, dass sich viele Leser darin wiederfinden.

BEISPIEL AUS MEINER PRAXIS

Kathrin, 39 Jahre, Angestellte

Kathrin hat nach der Geburt ihrer Kinder angefangen, ihr Gewicht mithilfe einer App wieder zu reduzieren. Die App zeigte ihr zum Abnehmen einen täglichen Gesamtzielkalorienverbrauch von knapp 1.350 kcal an. Sie startete bei etwa 80 kg, trieb drei- bis viermal die Woche Sport und hat zusätzlich intervallgefastet. Also ein Traum aus Sicht der meisten Experten – genau so müsste es eigentlich gehen! Ihr Stoffwechsel ließ sich auf dieses Experiment ein, nahm ab und stagnierte bei circa 68 kg. Die junge Frau wollte aber mehr, und zwar runter auf 64 kg. Also erhöhte sie ihre Sporteinheiten auf bis zu sechsmal pro Woche und ging sogar unter 1.350 kcal. Plötzlich drehte sich der Stoffwechsel und sie nahm bei gleicher Kalorienzahl und viel Sport immer weiter zu.

In unsere Praxis kam sie mit 78 kg und ihr Stoffwechsel sah folgendermaßen aus:

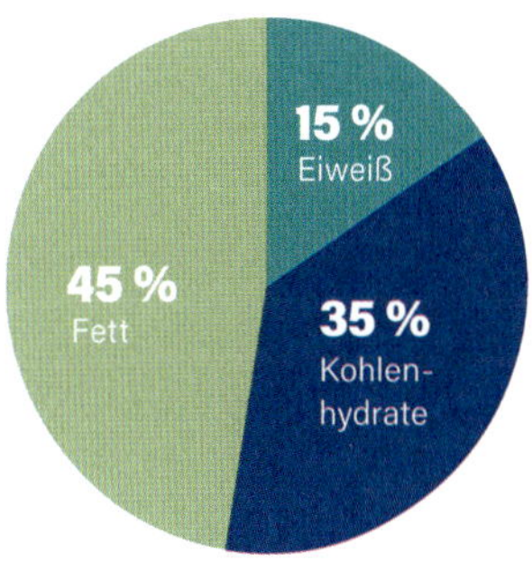

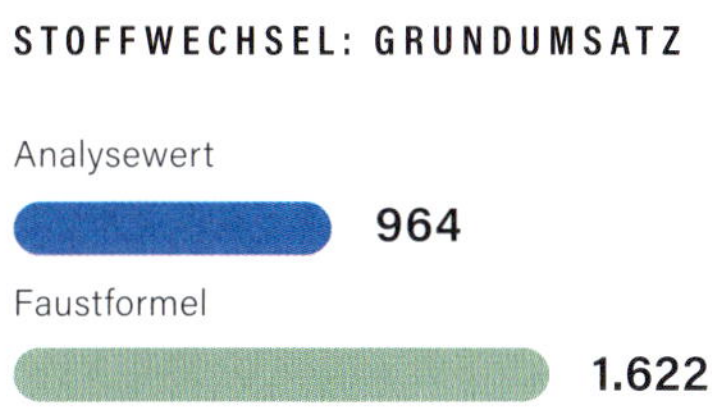

MUSKEL-FETT-ANALYSE

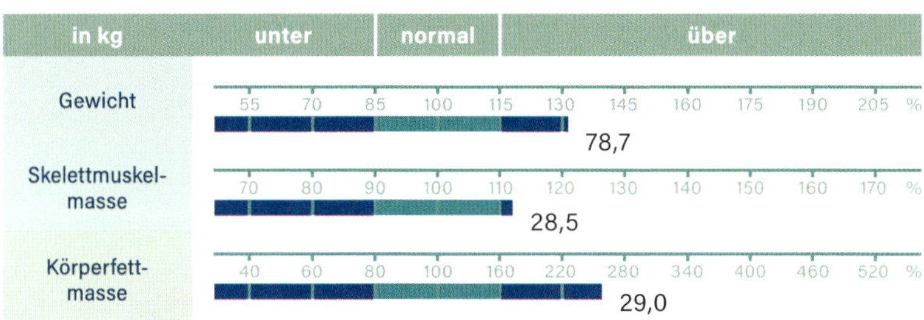

Beeindruckend, oder? Der Stoffwechsel hat es tatsächlich geschafft, mit seinem Grundumsatz unter 1.000 kcal zu gehen, und konnte von den gegessenen 1.350 kcal Stück für Stück noch ein paar Kalorien in die Fettspeicher schieben. Und wieder Bauchfett aufbauen. Mit Low Carb und Sport! Hier muss einfach differenziert werden. Denn gerade baut Kathrin ihren Stoffwechsel mit Kohlenhydraten, mehr Eiweiß und weniger Sport wieder auf, ohne massiv zuzunehmen.

Wie man an dem spirometrisch gemessenen Grundumsatz von knapp 1.600 kcal sehen kann, waren schon die 1.350 kcal, die die App angegeben hat, viel zu wenig. Tragisch eigentlich, denn der Stoffwechsel an sich funktioniert ganz ordentlich: Er hat eine Ruhefettverbrennung von etwa 50 Prozent. Aber diese bemisst sich nur an der Leistung von 980 kcal Grundumsatz und fällt somit überhaupt nicht ins Gewicht. Hier muss die junge Frau nun Geduld aufbringen, da wir den Stoffwechsel erst mal wieder an eine hohe Leistung heranführen müssen. Das bedeutet disziplinierte Energiezufuhr im Sinne von mehr Essen, vor allem Kohlenhydrate, damit der Stoffwechsel lernt, dass er nicht mehr im Notzustand ist. Hat der Stoffwechsel gelernt, mit so wenig Energie auszukommen, wird es eine ganze Weile dauern, bis er wieder bereit ist, auch von seinen Körperfettreserven etwas herzugeben. Das ist frustrierend für diese junge Frau, denn eigentlich war sie wahnsinnig diszipliniert, obwohl sie voll berufstätig mit Familie ist. Meine Aufgabe ist, sie zu begleiten und ihr plausibel zu erklären, weshalb sie weiter diszipliniert sein muss, nur in die andere Richtung, ohne dass sich vorerst an ihrem Ausgangsgewicht viel ändern wird. **Erfahrungsgemäß dauert es drei bis sechs Monate, bis der Stoffwechsel sich wieder ausgeglichen und neues Vertrauen geschöpft hat.** Heute isst Kathrin täglich bis zu dreimal Kohlenhydrate, sie ist gewichtsstabil und die Leistung ihres Stoffwechsels nimmt langsam, aber stetig zu. Im Übrigen treibt sie heute keine sechsmal Sport die Woche, sondern nur noch dreimal wöchentlich.

Kalorienzählen mag für einige Menschen vielleicht noch eine passable Vorgabe sein, allerdings habe ich aus gutem Grund meine Zweifel. Wenn der Stoffwechsel nicht mehr in der Balance, also nicht mehr in der sogenannten physiologischen Homöostase ist, funktioniert das Rechenmodell möglicherweise schnell nicht mehr. Und **Übergewicht an sich ist bereits ein Ungleichgewicht des Stoffwechsels.** Selbst meine Pläne für die Reduktionsphasen der Patienten werden deshalb ohne Kalorienangaben erstellt. Ob deren neue Ernährungskonzepte ausreichend Nahrungsenergie beinhalten, sagen mir die Spirometrie und die Waage bei den Messungen.

Der Stoffwechsel hat wieder eine annehmbare Leistung und Kathrin trotz weniger Bewegung 2 kg Muskulatur mehr.

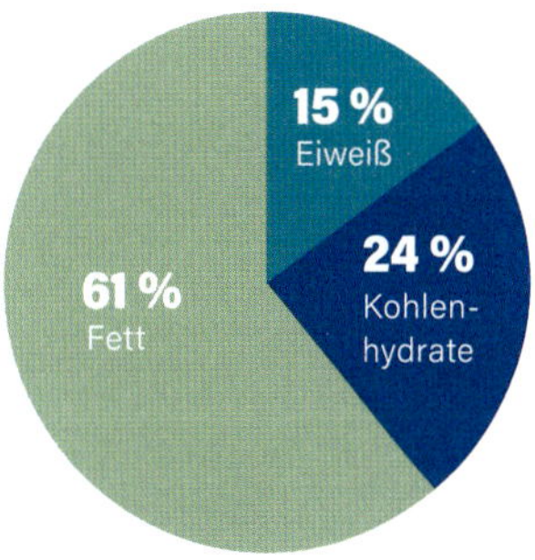

STOFFWECHSEL: GRUNDUMSATZ

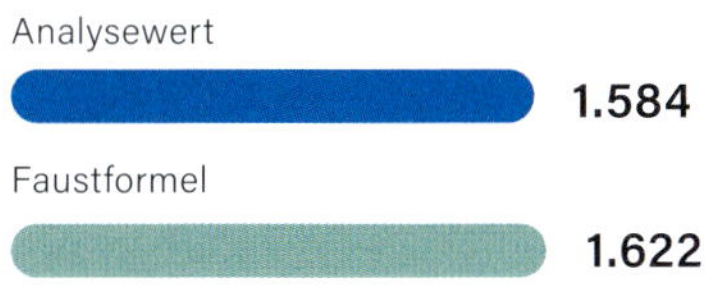

MUSKEL-FETT-ANALYSE

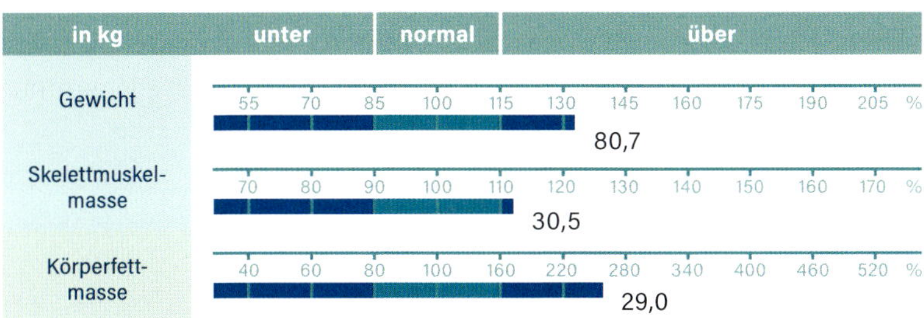

BEISPIEL AUS MEINER PRAXIS

Marianne, 67 Jahre, Autorin

Vor zwei Jahren nahm Marianne, selbstständig tätig für ein Medienunternehmen, zu uns Kontakt auf. Seit Langem achtete sie grundsätzlich darauf, nicht mehr als 1.200 kcal am Tag zu sich zu nehmen, an manchen Tagen sogar nur 700 kcal, da sie gelesen hatte, dass man seine Kalorienanzahl durchaus variieren sollte, damit der Stoffwechsel aktiv bleibt. Intervallfasten kam zusätzlich regelmäßig dazu. Doch immer, wenn sie auch nur ein bisschen an ihrem normalen Alltag geändert hat, ging das Gewicht ordentlich nach oben, bis zu 2 kg in der Woche. Jedes Mal ist es eine große Qual gewesen, dieses Gewicht wieder zu regulieren.

Besonders bei dieser Patientin ist, dass sie fast alle Nährwerte von Lebensmitteln auswendig kennt, weil sie sich beruflich damit beschäftigt. Hier lohnt sich ein Blick auf das Ernährungsprotokoll, um eindrucksvoll zu belegen, dass diese Frau unglaublich diszipliniert ist und sich mit der sogenannten gesunden Ernährung extrem gut und tiefgreifend auskennt. Zudem steht bei ihr seit Langem tägliche Bewegung mit 5 bis 6 km Walken auf der To-do-Liste. Sie hat alles ausprobiert. Über viele Jahre.

Ihr Ernährungsprotokoll:

FRÜHSTÜCK

1 Scheibe Brot (Hafer und Ölsaaten), 60 g + 5 g Butter, 1 gekochtes Ei und 100 g Kirschtomaten, Kaffee mit 30 ml Hafermilch.

MITTAGS

300 g rohe Blumenkohlröschen mit Dip aus 25 g Tahini, 17 g Sambal Manis und 17 g weißer Misopaste (mit wenig Wasser glatt gerührt).
Dazu 1 Scheibe Brot (wie Frühstück), darauf 40 g zerdrückte Avocado mit Salz und Pfeffer. Espresso schwarz + 15 g Bitterschokolade (99 %).

ABENDS

150 g Magerquark mit wenig Wasser glatt gerührt, Prise Salz und etwas Tonkabohne. 75 g zerdrückte Himbeeren hineingerührt + 75 g Blaubeeren.

GESAMTNÄHRWERTE

1.208 kcal, 69 g F, 70 g EW, 67 g KH, 32 g B

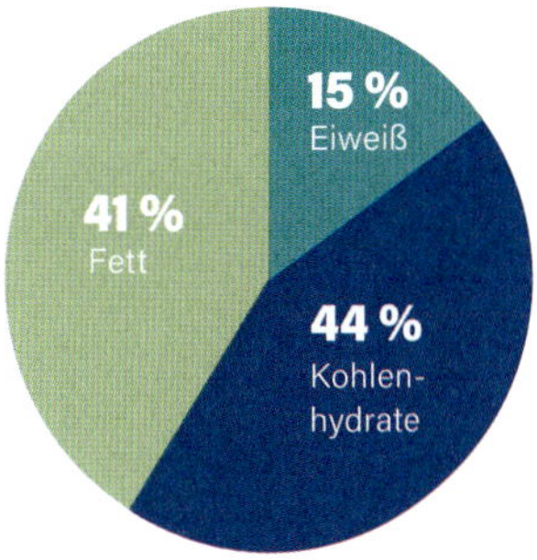

STOFFWECHSEL: GRUNDUMSATZ

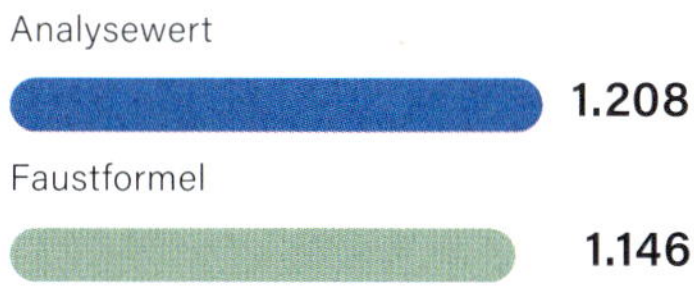

MUSKEL-FETT-ANALYSE

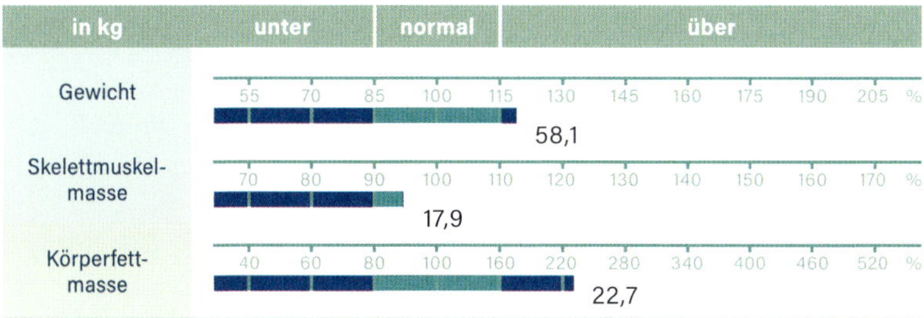

Trotz der Menge an Bewegung hat sie einen verschobenen Stoffwechsel mit wenig Muskulatur und dafür zu viel Körperfett. Heute wird wieder mit Mut gegessen und nur noch begrenzt trainiert, selbst wenn das Gewicht dabei erst mal etwas ansteigt. Dreimal täglich stehen Kohlenhydrate auf dem Plan und nur noch jeden zweiten Tag Sport. Zeitweise sogar gar kein Sport außer Alltagsbewegung. Wir haben zudem das tägliche Muskeltraining eingeschränkt, obwohl das nur eine Übung und einen kurzen Zeitraum umfasste. Erst als das nicht mehr stattfand, erholte sich die Muskulatur, ging nach oben und der Fettanteil blieb stabil.

Nach etwa zwei Monaten versuchten wir eine Reduktionsphase, die noch überhaupt keinen Erfolg brachte. Allerdings beginnt der Stoffwechsel nun nach dreieinhalb Monaten zu reagieren, und zwar unter dreimal täglicher Kohlenhydratzufuhr. Ein positiver Effekt stellte sich aber bereits ein: Marianne kann heute schon wesentlich mehr essen, ohne weiter zuzunehmen. Und endlich gibt es wieder Kohlenhydrate nahezu nach Belieben, auf die sie jahrelang verzichtet hatte.

Selbst wenn Kalorienzählen Sinn ergeben würde, wüsste man nie genau, wie viele Kalorien ein Nahrungsmittel wirklich enthält. Im Laufe eines Tages kommen da erhebliche Abweichungen zusammen. Denn auch Lebensmittel schwanken, zum Beispiel je nachdem, wann sie geerntet, wie lange sie gelagert und wie sie erwärmt werden, auf welchen Böden sie wachsen oder mit welchem Futter sie großgezogen werden. Zudem sind die Quellen oft verblüffend weit auseinander in ihren Angaben.

Hier eine aktuelle und zufällige Online-Recherche zu „Hähnchenschenkel mit Haut, gebraten". Die Abweichung beträgt 40 Prozent – das macht jede Einordnung zum Glücksspiel.

Hähnchenschenkel mit Haut, gebraten	**kcal pro Portion**	**kcal pro 100 g**
fddb.info/db/de/lebensmittel/durchschnittswert-haehnchenschenkel-mit-haut-gebraten/index.html	216	173
www.wikifit.de/kalorientabelle/gefluegel/haehnchenschenkel-mit-haut	261	174
rechneronline.de/kalorienrechner/		174
www.foodspring.de/magazine/naehrwertrechner/haehnchen-kalorien		184
www.kalorien-guide.de/fleisch-fisch/haehnchen.php	340	200
www.kalorienwissen.de/VieleKalorien/100-g-h-hnchen-schenkel-roh-mit-haut-und-knochen	250	207
www.naehrwert-index.de/lebensmittel/haehnchenkeule/		221
www.apotheken-umschau.de/gesund-bleiben/abnehmen/rechner-wie-viele-kalorien-enthaelt-ihr-lebensmittel-710327.html		225
www.kalorientabelle.net/kalorien/fleisch		226
www.yazio.com/de/kalorientabelle/huhn-keule-haehnchenschenkel-mit-haut-gebraten.html	160	232
www.fatsecret.de/Kalorien-Ern%C3%A4hrung/Allgemein/gebratene-h%C3%A4hnchenschenkel-(haut-gegessen)	119	243

Abnehmmythen

Es ist erstaunlich, wie fest Abnehmmythen in den Köpfen verankert sind. Die drei am häufigsten anzutreffenden sind:

LOW CARB

Diese Ernährungsform ist seit Jahren hinsichtlich der Adipositas-Behandlung wissenschaftlich nicht mehr im Fokus und wird von seriösen Ernährungswissenschaftlern und -medizinern schon seit Langem nicht mehr empfohlen. Aktueller Stand der Forschung ist:

- Es gibt keine statistischen Unterschiede zu Diäten mit höherem Kohlenhydratanteil.
- Für langfristige Gewichtsabnahme oder -kontrolle sind kohlenhydratarme Diäten anderen Ernährungsinterventionen nicht überlegen.
- Nach zwei Jahren gibt es keine Unterschiede in den Stoffwechselmarkern zwischen kohlenhydratarmer Ernährung und anderen Gewohnheiten.
- Die von Ernährungsberatungsgremien empfohlene Kohlenhydratmenge liegt bei über 40 Prozent des Tagesbedarfs, also mindestens 180 g.
- Eine langfristige kohlenhydratreduzierte Ernährung kann gesundheitliche Risiken bergen. Aktuelle Humanstudien und Tierversuche zeigen negative Auswirkungen auf Parameter wie LDL-Cholesterin, Homocystein und Gefäßelastizität.

FASTEN

Verzicht auf Nahrung lebt vom Mythos, dass in jedem Fall Fett verbrannt wird, wenn man nichts isst, dass man dabei entgiftet und verjüngt. Dieser Vorgang nennt sich Autophagie. Auf diese gehe ich später genauer ein (siehe Seite 135).

KRAFTSPORT

Die meisten Menschen gehen davon aus, dass Kraftsport Muskeln aufbaut und Muskeln wiederum Fett verbrennen. Beides muss differenziert betrachtet werden. Kraftsport ist ein anaerober Sport – das heißt, er wird ohne die Verwendung von Sauerstoff zur Energiegewinnung durchgeführt. Bei intensiver Bewegung kann der Stoffwechsel nicht genügend Sauerstoff liefern. Da eine Fettverbrennungsstörung oftmals schon ohne Bewegung mit einem Sauerstoffmangel in den Zellen einhergeht, wäre zusätzlicher Kraftsport kontraproduktiv und kann dazu führen, dass der Körper für diesen zusätzliches Muskelprotein abbauen muss. Ausdauersport dagegen findet unter Sauerstoffverbrennung über die Atmungskette statt und kann damit Muskelaufbauprozesse fördern.

Ein gestörter Stoffwechsel, der als Energiequelle die Eiweiße seiner Muskulatur verwendet, verliert seine Muskulatur durch starke Kraftanstrengung und baut dadurch Körperfett auf.

Eine wissenschaftliche Publikation über zwölf Übersichtsarbeiten und Metaanalysen (insgesamt 149 Einzelstudien) zum Gewichtsverlust bei Erwachsenen mit Übergewicht oder Adipositas kam beispielsweise zu folgenden Ergebnissen:

- Im Vergleich zu Kontrollpersonen ohne körperliche Betätigung erwies sich Ausdauertraining durchweg als wirksam bei der Gewichtsabnahme, was beim Krafttraining nicht der Fall war.
- Im Vergleich zu Kraftsport wurde nach Ausdauertraining ein deutlich größerer Gewichts- und Fettverlust von etwa 1 kg berichtet.

- Zwei hochqualitative Metaanalysen, die fast ausschließlich RCTs umfassten, berichteten über einen signifikanten Verlust an viszeralem Fettgewebe nach Aerobic-Training oder nach einer Kombination aus Aerobic- und Krafttraining
- Krafttraining war die einzige Übungsmethode, die das viszerale Fettgewebe nicht signifikant verringerte.

Für all diese Annahmen gilt, dass sie für viele meiner Patienten so nicht mehr zutreffen und den bereits gestörten Stoffwechsel weiter verschlechtern würden. Die Zahl, wie viele Menschen einen leistungsreduzierten Stoffwechsel aufweisen, ist nicht bekannt. Allerdings müssen wir davon ausgehen, dass es Millionen sind. Und selbst wenn Bücher und Fernsehsendungen, die diese drei Wege in den Vordergrund stellen, weiter auf großes Interesse stoßen: Diesen Menschen weiterhin Low Carb, Fasten und Krafttraining zu empfehlen, ist unverantwortlich.

WIE INTERVALLFASTEN AUCH DICK MACHEN KANN

Als Intervallfasten vor über sechs Jahren in Deutschland seinen großen Hype erlebte, sagte selbst mein Lebensgefährte, Professor für Innere Medizin und Gastroenterologe, zu mir: „Das könnte etwas Gutes sein und eine Lösung, da erste Daten auf Erfolge hindeuten." Ich konnte diesem Hype von Anfang an nichts abgewinnen und sagte damals zu ihm, dass Intervallfasten für mich keine Therapieoption sei, weil der Körper nicht zwangsläufig Fett verbrennt, nur weil wenig gegessen wird, und dieses Problem bei bereits vorhandenem Übergewicht überproportional häufig auftritt. Außerdem wusste ich genau, dass auch zu wenig Essen zu mehr Körperfett führen kann. Ich ging sogar so weit, ihm zu sagen, dass ich fest damit rechne, dass meine Praxis in absehbarer Zeit viele Patienten sehen wird, die Intervallfasten hinter sich und ihren Stoffwechsel zusätzlich belastet haben. Leider lebt mein Lebensgefährte seit vier Jahren nicht mehr. Er würde Intervallfasten als Abnehmmethode nun sicher auch kritisch sehen. Meine Befürchtungen bewahrheiteten sich und nun habe ich einen weiteren großen Patientenstamm: die Intervallfaster.

WAS WISSEN WIR AUS DEN AKTUELL VORHANDENEN DATEN?

Intervallfasten kann eine vielversprechende Strategie zur Gewichtskontrolle von normalgewichtigen und zur Gewichtsabnahme bei übergewichtigen und fettleibigen Menschen sein, aber über die nachhaltige Langfristigkeit und die gesundheitlichen Auswirkungen ist wenig bekannt. An dieser Stelle einige wissenschaftliche Ergebnisse:

- Es besteht kein wesentlicher Unterschied zwischen den Diätformen in Bezug auf Biomarker des metabolischen Syndroms.
- Klinische Forschungsstudien zum Fasten, die solide konzipiert sind und ein hohes Maß an klinischer Evidenz aufweisen, sind in der Literatur rar. Die wenigen RCTs und Beobachtungsstudien stützen zwar einen positiven Nutzen, aber es sind weitere umfangreiche Studien am Menschen erforderlich, bevor die Anwendung des Fastens als Gesundheitsintervention empfohlen werden kann.

Was für ein Hype angesichts einer dünnen Datenlage! Nicht nur, dass dieser Methode das bedingungslose Abnehmen unterstellt wird, sondern sie soll den Körper verjüngen und sogar gegen Corona helfen. Beweise? Fehlanzeige! Natürlich klingt es zunächst plausibel, dass der Körper sein Fett verbrennt, wenn keine Nahrung kommt. Aber wenn er das ohne Hürden zulassen würde, könnten wir keine echten Notsituationen wie früher in den Kriegs- und Nachkriegsjahren überstehen. Und was ist, wenn die Fettverbrennung beim Fasten nicht so bilderbuchmäßig wie gewünscht abläuft? Dann können wir fasten, so viel wir wollen, und verlieren letztlich wertvolle Muskulatur und damit wichtige Zellen unseres Stoffwechsels. Denn kurzfristige Vorteile können langfristige Schäden nicht ausschließen.

Wie viele Fasten-Apps sind entstanden, wie viele Bücher wurden übers Intervallfasten geschrieben! Selbst jetzt, nachdem die Daten zunehmend für Ernüchterung sorgen, sind viele Experten nicht bereit, von ihrem Dogmatismus bezüglich dieser Methode abzuweichen. Es ist ein Geschäft geworden – leider für viele Menschen ein belastendes.

Und mal wieder zum gesundheitlichen Nachteil vieler übergewichtiger Menschen. Nun wird es einige geben, die mich für diesen Absatz kritisieren werden, da man möglicherweise selbst mit Intervallfasten gerade großartige Erfolge hat, Bekannte oder Freunde damit sehr erfolgreich waren und das Ergebnis seit Langem gut halten. Die Argumente kenne ich alle und Patienten, bei denen das ebenfalls eine ganze Weile gutging, habe ich ausreichend.

Tatsache ist:

- Nicht jeder nimmt mit Fasten ab.
- Nicht jeder kann einen Gewichtsverlust durchs Fasten anschließend dauerhaft halten.
- Viele können bei ständigem Intervallfasten ihr Gewicht nur noch halten. Sobald sie etwas davon abweichen, geht das Gewicht wieder nach oben.
- Einige müssen sogar die Erfahrung machen, unter Intervallfasten weiter zuzunehmen.

Wenn, dann sollten wir Fasten so in den Alltag einbauen, dass es unserer Gesundheit nicht schadet. Dazu gehört aber auch, dass man seinen Stoffwechsel gut im Blick behält und erkennt, wann dieser unterversorgt ist. Und man muss erkennen, wann Fasten dem Körper schadet und wann es nicht geeignet ist, selbst wenn man sich sämtliche Vorteile, die man an anderen Menschen beobachtet, noch so sehr wünscht.

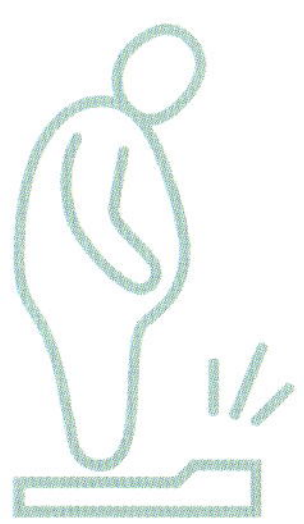

BEISPIEL AUS MEINER PRAXIS

Nico, 38 Jahre, Lehrer

Nico hatte mit Intervallfasten sehr diszipliniert 28 kg Körpergewicht verloren und pendelte sich bei einem Endgewicht von 83 kg ein. So weit, so gut. Er kam zu mir, da er den Eindruck hatte, immer noch zu viel Körperfett zu besitzen, und sich schlapp und müde fühlte. Er begann erst am Nachmittag zu essen und hielt Fastenzeiten von bis zu 18 Stunden ein. Trotzdem bewegte sich das Gewicht kein Gramm mehr nach unten.

MUSKEL-FETT-ANALYSE

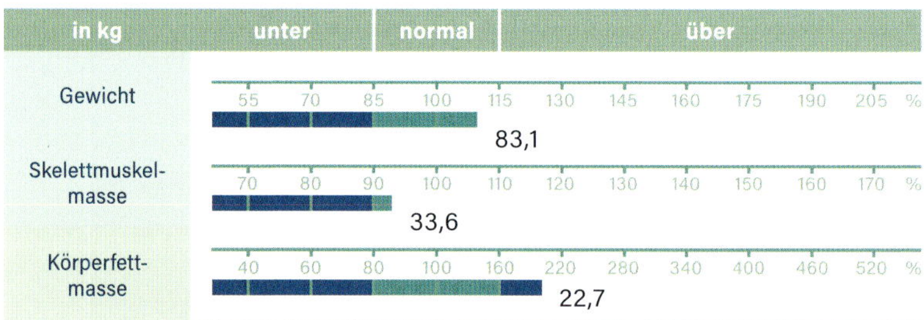

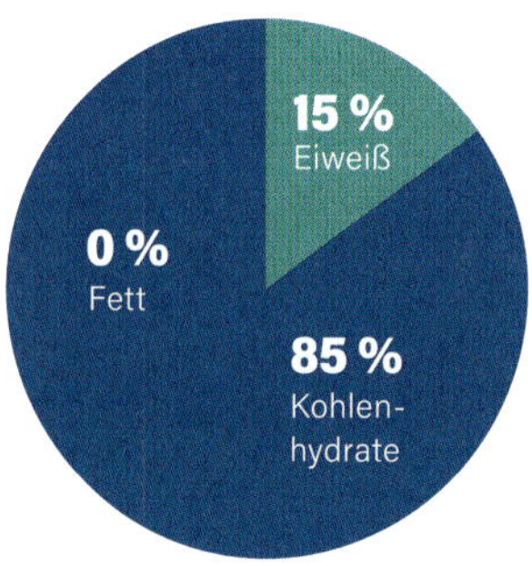

STOFFWECHSEL: GRUNDUMSATZ

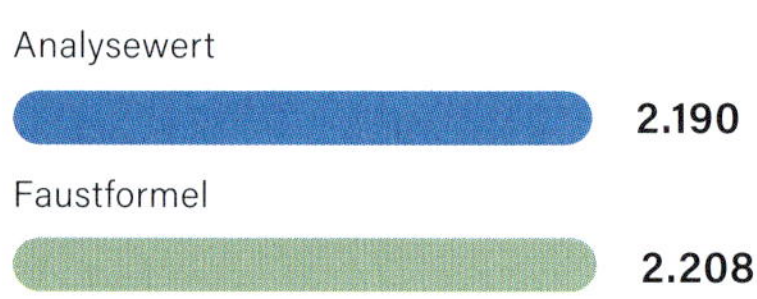

Die Messung ergab, dass der junge Mann über 4 kg weniger Muskeln besaß, als er für seine Größe und seine Statur benötigte. Gleichzeitig hatte er etwa 11 kg Körperfett zu viel, das nicht wirklich ins Gewicht gefallen wäre, wenn die Muskelmasse entsprechend ausgebildet gewesen wäre. Die Spirometrie ergab folgende Stoffwechselleistung: kaum Fettverbrennung und ein wirklich müder Stoffwechsel, der sich perfekt auf die gegebenen Umstände eingestellt hat.

Auf den Speiseplan von Nico setzte ich so viele Kohlenhydrate, wie er sie selten zuvor auf einem Teller gesehen hatte. Er hatte Angst, wieder zuzunehmen, trotzdem schien er mir zu vertrauen, da er selbst gemerkt hatte, dass er mit seinem herkömmlichen Konzept nicht mehr weiterkam. Er musste kaiserlich frühstücken, mittags königlich essen und demzufolge abends weniger, da er das auch nicht mehr benötigte.

MUSKEL-FETT-ANALYSE NACH DREI WOCHEN

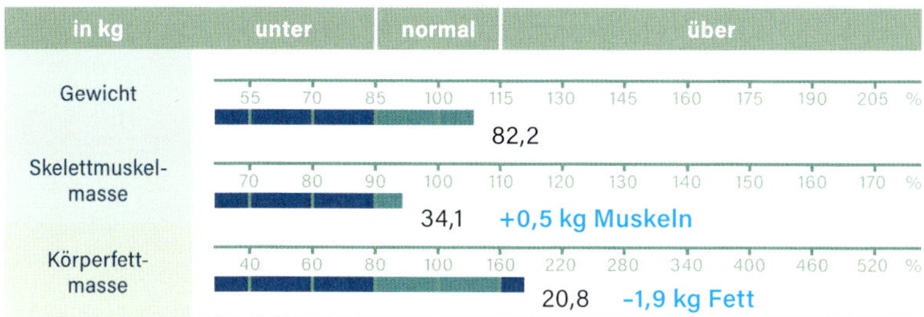

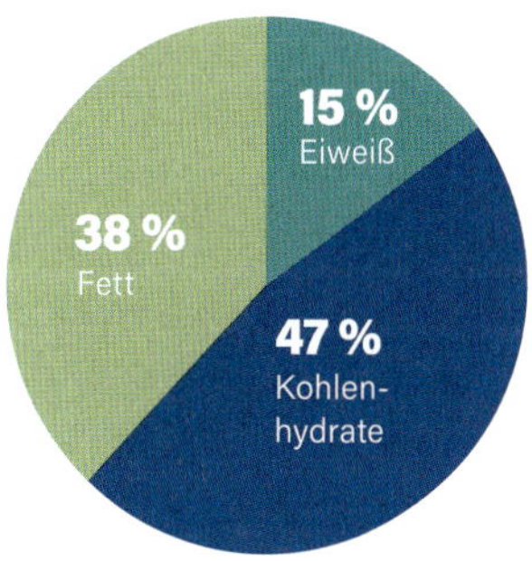

STOFFWECHSEL: GRUNDUMSATZ

Unsere Begegnung ist nun etwa ein Jahr her. Im Rahmen dieses Buchprojekts schrieb ich ihm, um zu erfahren, wie es ihm geht. Er antwortete sofort: Er habe seine Ernährung umgestellt, schaffe es zwar nicht, so viel zu essen, wie wir ursprünglich vereinbart hatten, aber Frühstück und Mittagessen seien seine kohlenhydratreichen Hauptmahlzeiten und das Gewicht sei wunderbar stabil.

Nicht nur im Fall von Nico, sondern generell war es mir wichtig, die Beispiele in diesem Buch noch einmal zu evaluieren, besonders wenn die letzte Begegnung lange zurückliegt. Wer übrigens meint, meine Beispiele seien eine Art Rosinenpickerei, der täuscht sich: Eine ausreichende Zahl meiner Probanden wurde bei der Umstellung nämlich medial begleitet, mal in TV-Aufzeichnungen, mal in Podcasts, mal im Radio oder für diverse Online-Formate. Auch dort haben meine Therapien funktioniert und vor laufender Kamera messbare und nachvollziehbare Ergebnisse geliefert.

Zudem werden unsere Daten mittlerweile an der Universität Lübeck in einigen Studien unter der Leitung des dortigen Chefarztes Prof. Dr. Christian Sina ausgewertet – unter der Fragestellung, ob Kohlenhydrate einen trägen Stoffwechsel wieder zum Laufen bringen können. Bezüglich der Ergebnisse bin ich sehr optimistisch.

BEISPIELE VON STOFFWECHSELN (GRUNDUMSATZ) BEI INTERVALLFASTEN

In beiden Fällen findet kein Gewichtsverlust mehr statt.

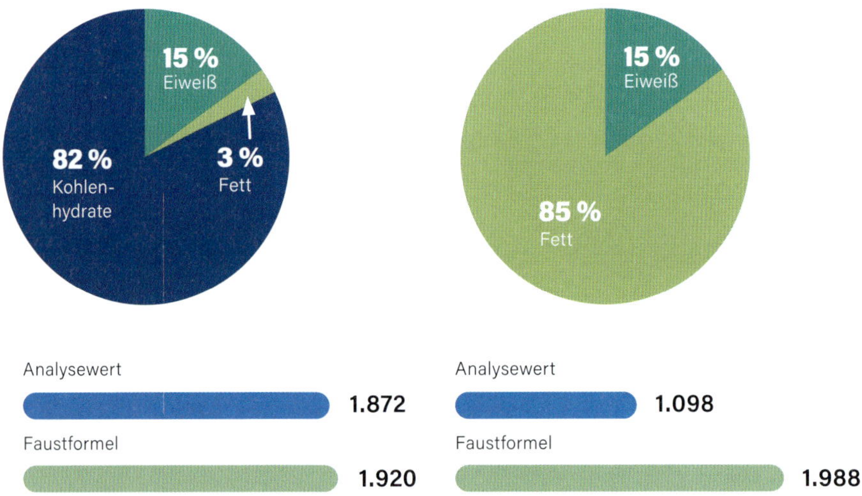

Keine Fettverbrennung mehr nach mindestens 16 Stunden Fasten.

Gute Fettverbrennung während des Fastens, aber völlig verlangsamter Stoffwechsel.

An dieser Stelle möchte ich erneut betonen, dass ich ausschließlich auf Erfahrungswerte aus meiner täglichen Arbeit zurückgreife. Doch da in meiner Praxis ein guter Bevölkerungsdurchschnitt vertreten ist, wage ich die Behauptung, dass sich viele Leser in den aufgeführten Beispielen wiederfinden.

Unabhängig davon wäre ich aufgrund meines biochemischen Grundverständnisses niemals auf die Idee gekommen, einem Menschen mit Übergewicht dauerhaftes Intervallfasten zu empfehlen, und habe das auch nie getan. Sicher gibt es sehr viele Menschen, die vom Intervallfasten profitiert haben und in der Lage sind, diese Strategie für einen langen Zeitraum durchzuhalten. Dagegen ist auch nichts einzuwenden. Wer kein Gewichtsproblem oder damit fantastisch abgenommen hat und das Intervallfasten hervorragend in seinen Lebensalltag integriert bekommt, kann das so lange tun, wie es für ihn aufgeht. Sollte sich das Gewicht aber in der Folge zum Negativen entwickeln, treten Müdigkeit, Muskelschwäche, Haarausfall oder Gelenkprobleme auf, empfehle ich, den Stoffwechsel analysieren und neu einstellen zu lassen, falls Leistung und Fettverbrennung auffällig sind.

Intervallfasten kann dem Stoffwechsel auch massiv schaden und Erkrankungen zur Folge haben, vor allem kann es zu Übergewicht führen. Da Ihnen niemand sagen kann, ob Sie davon profitieren oder eventuell Schaden nehmen, müssen Sie Ihr Schicksal selbst in die Hand nehmen und einfach wachsam bleiben.

WORAUF SIE BEIM INTERVALLFASTEN ACHTEN SOLLTEN

1. Möchten Sie mit Intervallfasten Gewicht reduzieren, überprüfen Sie vor Beginn Ihre Muskelmasse sowie Leistungsfähigkeit und Fettverbrennung Ihres Stoffwechsels. Prüfen Sie das nach spätestens vier bis sechs Wochen! Sollte sich der Fettanteil ohne das Einbüßen von Muskeln verringert haben, können Sie weitere vier Wochen riskieren. Nach spätestens acht bis zehn Wochen würde ich spirometrisch erneut Fettverbrennung und Stoffwechselleistung kontrollieren. Ermüdet der Stoffwechsel und verringert sich die Fettabnahme, sollten Sie mit dem Erreichten vorerst zufrieden sein und den Stoffwechsel wieder aufbauen und regulieren lassen. Dann kann ein neuer Versuch gestartet werden.

2. Ich würde Ihnen empfehlen, nicht das Frühstück ausfallen zu lassen, sondern eher am Abend früh mit dem Essen aufzuhören. Das hat mit dem Energieverbrauch während des Tages zu tun. Möglicherweise hält dann Ihr Stoffwechsel länger durch und das Ergebnis ist besser.

3. Wer kein Übergewicht hat und noch nie hatte, sich pudelwohl fühlt und lediglich die bisher nur vermuteten gesundheitlichen Vorteile des Fastens mitnehmen möchte, kann das so ausprobieren, wie es am besten in den Lebensalltag passt, sollte aber trotzdem seinen Stoffwechsel im Auge behalten. Denn die meisten Stoffwechsel, die im Alltag irgendwann auf den falschen Weg abbiegen, funktionierten vorher lange Zeit hervorragend.

In den vergangenen Jahren hat das Intervallfasten einen weiteren sehr positiven medizinischen Nutzen für sich reklamiert: **DIE AUTOPHAGIE.** Auch hierzu möchte ich einige Worte sagen, da dieses Thema ebenfalls medial kontrovers diskutiert und als schlagendes Argument für Fastenzeiten genutzt wird. Unzählige, auch nicht medizinische Experten wissen offensichtlich ziemlich genau, wie man essen und fasten muss, um sich viele Jahre jünger werden zu lassen.

EXKURS: WAS IST AUTOPHAGIE?

Ehrlich gesagt, ist Autophagie etwas Cooles und, wie ich finde, eine wahre Wundererfindung der Evolution – wenn wir schon nicht mit wirklicher Schnelligkeit, hohen Sprüngen, Kletterkünsten und einem kuscheligen Fell aufwarten können, so doch wenigstens mit einem schlauen Gehirn und der Autophagie.

Autophagie ist ein zellulärer Prozess, bei dem Zellen ihre eigenen Bestandteile abbauen, wie beschädigte Zellorganellen, fehlgefaltete, mutierte oder potenziell giftige Proteine, aber auch Viren und Bakterien, und recyceln können, um beschädigte Zellkomponenten zu regenerieren sowie Energie und Nährstoffe in Zeiten der Not zu gewinnen. Dieser Mechanismus spielt in verschiedenen biologischen Prozessen wie Zellüberleben, Entwicklung und Immunantwort eine wichtige Rolle. Die Yoshinori-Ohsumi-Entdeckung der Autophagie beziehungsweise die Erforschung der Mechanismen wurde 2016 mit dem Nobelpreis gewürdigt. Und zwar völlig zu Recht, wie ich finde.

Folgende Abbildung soll Ihnen die Autophagie verdeutlichen:

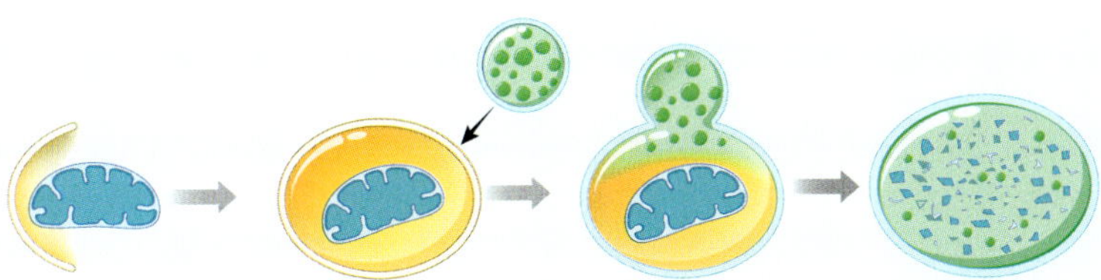

Jetzt stellt sich die Frage, wann Autophagie stattfindet und ob man fasten sollte, um diese besonders anzuregen? Tatsache ist, dass Autophagie bei jedem Menschen stattfindet, ansonsten würden nicht fastende Menschen möglicherweise früher altern und sterben – und glauben Sie mir, die meisten Menschen in unserem Land haben noch nie gefastet. 2023 hat eine Beobachtungsstudie an älteren Menschen mit erhöhtem Risiko für Typ-2-Diabetes erstmals gezeigt, dass der Autophagiefluss mit zunehmendem Alter und Diabetesrisiko sogar zunimmt und sich nicht, wie bisher angenommen, mit zunehmendem Alter verlangsamt. Sehr spannend! Und Sie sehen, wir stehen noch ziemlich am Anfang.

Autophagie tritt unter normalen physiologischen Bedingungen auf niedrigem Niveau (basaler Autophagiefluss) auf und kann als Reaktion auf bestimmte Stressoren wie Sauerstoffmangel, Nährstoffmangel und DNA-Schäden hoch reguliert werden. Gleichzeitig wird sie bei regelmäßiger körperlicher Aktivität, bei regelmäßigem Schlafen, bei Kalorienrestriktionen und Nahrungsmangel stimuliert.

Allerdings sind die Methoden zur Überwachung der autophagischen Aktivität kompliziert und werden manchmal fehlinterpretiert. Eine Überwachung des Autophagieflusses ist selbst in kultivierten Zellen bisher schwierig, obwohl das ein großes Forschungsfeld ist und zunehmend Fortschritte erzielt werden. Das bedeutet, dass wir uns vermehrt auf Versuche an Tieren, die unter exakt den gleichen Bedingungen in Käfigen leben, stützen müssen – damit ist klar, dass das schwer auf den Menschen übertragbar ist. Tatsächlich basieren die meisten bisherigen Erkenntnisse auf Zellkulturen und Tierstudien. Denn wenn wir wissen, dass Bewegung, Stress, Nährstoff- und Nahrungsmangel sowie Schlaf die Autophagie stimulieren können, wird deutlich, wie unterschiedlich diese beim einzelnen Menschen ausgeprägt sein kann. Möglich, dass ein sportlicher Mensch, der ausreichend schläft und einen ausgeglichenen mentalen Zustand hat, einen deutlich besseren und konstanteren Autophagiefluss besitzt als ein seit Monaten Intervallfastender mit viel Stress, wenig Schlaf und wenig Sport. Bei Mäusen hat man festgestellt, dass der Autophagiefluss nach etwa 48 Stunden seine maximale Kapazität erreicht, eine längere Hungerphase mit übermäßigen Autophagiereaktionen schädlich sein und einen autophagischen Zelltod hervorrufen kann.

Auch hier sieht man, dass differenziert und verantwortungsbewusst argumentiert werden sollte. Jawohl, die Autophagie ist ein wundervoller Prozess innerhalb des Zellstoffwechsels und es gibt Hinweise, dass sie positiv auf sehr viele Störungen und schwere Erkrankungen wirken kann. Doch dafür müssen die Voraussetzungen stimmen und wenn man beispielsweise durch Fasten einen komplett langsamen und schlecht funktionierenden Stoffwechsel erreicht, der nur im Sparmodus arbeitet, ist davon auszugehen, dass auch die Autophagie nur im Sparmodus läuft – und man hat gar nichts davon.

BEISPIEL AUS MEINER PRAXIS

Leonie, 31 Jahre, Laborassistentin

Leonie war so sehr vom Entgiften durch Fasten und von der Autophagie überzeugt, dass sie ein hohes Osteoporoserisiko eingegangen ist. Die Messungen zeigten, dass ihr viele Kilogramm Muskulatur fehlten. Sie wollte meine Warnungen nicht hören und war sogar wütend über das Beratungsgespräch. Aber ein halbes Jahr später fragte sie per E-Mail, woran ich denn gesehen hätte, dass bei ihr Osteoporosegefahr bestehen könnte. Nun, das ist eine Sache der Erfahrung, wenn man mit vielen Stoffwechseln zu tun hatte. Zudem ist Osteoporose eine häufig bei Mangelernährung auftretende Gefahr. Eine Osteoporose in jungen Jahren ist niemandem zu empfehlen, natürlich auch nicht in älteren Jahren. Es ist eine Knochenerkrankung, die sich durch poröse Knochen auszeichnet, die zu jeder Zeit durch kleinste Krafteinwirkung brechen beziehungsweise sogar bersten können. Häufig passiert das völlig unvorbereitet und der Heilungsprozess dieser gebrochenen Knochen ist nicht einfach.

MUSKEL-FETT-ANALYSE

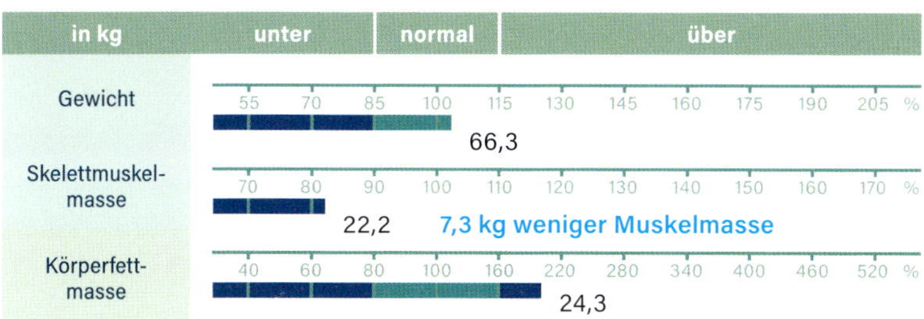

KOHLENHYDRATENTZUG SETZT GEHIRN UNTER STRESS

Die aktuell am weitesten verbreitete Abnehmmethode ist seit vielen Jahren Low Carb – in meinem Freispruch für die Kohlenhydrate (siehe Seite 43) habe ich schon viele wichtige Dinge zum Kohlenhydratstoffwechsel erklärt. Mit zunehmenden Gewichtsproblemen der Gesellschaft wurden als Übeltäter mehr und mehr die Kohlenhydrate benannt. Sie waren am übermäßigen Körperfett, an Diabetes, Entzündungen und allgemeinem Unwohlsein schuld.

Ergo wurden sie verteufelt, und jeder, der abnehmen musste oder wollte, versuchte, sie zu meiden. Zahlreiche Experimente fanden und finden immer noch öffentlich statt: „Mein Leben – ein Jahr komplett ohne Zucker" und andere Bücher wurden geschrieben über Menschen, die es schafften, 30 kg und mehr abzunehmen, aber heute leider wieder durchaus übergewichtig sind. Natürlich kann man das niemandem übel nehmen. **Jeder kann über einen langen Zeitraum sehr diszipliniert sein und sein Leben komplett nach einer Diät ausrichten. Aber leider nicht auf Dauer, zumindest die meisten nicht.**

Über Kohlenhydrate muss man wissen, dass sie in unterschiedlicher Form vorliegen können und somit verschieden im Darm resorbiert werden. Zum Beispiel gibt es die sogenannten einfachen Zucker, die sehr schnell und in Massen von den Darmzellen aufgenommen werden können. Das führt dazu, dass der Blutzuckerspiegel sehr schnell und sehr stark ansteigen kann, was wiederum in der Bauchspeicheldrüse eine entsprechende Insulinantwort generiert. **Je höher der Blutzuckerspiegel, desto mehr Insulin wird freigesetzt, und das fördert die Einlagerung von Fett.** Allerdings ist das ebenfalls vom Energiebedarf des Gehirns abhängig, denn bei Glucosemangel kann die Insulinsekretion auch gedrosselt werden.

Außerdem muss man wissen, dass es an unseren Zellen verschiedene Glucosetransporter gibt, die dafür sorgen, dass die Glucose aus dem Blut in die Zellen gelangt. Es gibt sogenannte insulinunabhängige Glucosetransporter. Diese finden wir zum Beispiel an der Blut-Hirn-Schranke. Sie sind deshalb insulinunabhängig, damit sich das Gehirn zu jeder Zeit die Glucose aus dem Blut ziehen kann, wann immer sie gebraucht wird, und diese keine zusätzlichen Barrieren überwinden muss. Zudem gibt es die insulinabhängigen Glucosetransporter. Die finden wir an den Skelettmuskel- und den Fettzellen. Das bedeutet, dass nur durch die Wirkung von Insulin selektiv der Zucker in diese Zellen gelangt. Weshalb ist das wichtig? Weil das Gehirn stets sichergehen möchte, dass es bevorzugt versorgt wird.

Die Insulinfreisetzung aus der Bauchspeicheldrüse wird vom Gehirn gesteuert. Wenn zum Beispiel eine Notsituation besteht und der Blutzuckerspiegel absinkt – entweder durch Nahrungsknappheit oder vermehrte Stresssituationen –, gibt es den zentralen Befehl an die Bauchspeicheldrüse: „Insulin stoppen!" Dann wird Glukagon als Gegenspieler vom Insulin freigesetzt, das die gespeicherten Kohlenhydrate in der Leber mobilisiert, um den Blutzuckerspiegel anzuheben und dem Gehirn die Glucose zuzuführen. Durch den Insulinstopp wird die Glucose, die vorhanden ist, nicht mehr in die Muskel- und Fettzellen gebracht und steht somit dem Gehirn uneingeschränkt zur Verfügung. Wieder ein Vorgang, der belegt, wie wichtig die Kohlenhydrate in unserem Stoffwechsel sind.

Natürlich verliert man erst mal Gewicht, wenn Kohlenhydrate weggelassen werden, aber der Körper adaptiert sich an die Situation und verbrennt zunehmend weniger Fett und senkt einfach viele Stoffwechselwege ab, zum Beispiel die Thermogenese. Kohlenhydratentzug setzt das Gehirn unter Stress, da es nicht einfach auf Fette oder Eiweiße zurückgreifen kann und die Umstellung auf den Ersatzprozess, die Ketogenese, bis zu einige Tage dauern kann.

Low Carb stellt deshalb erst mal Stress dar. Selbstverständlich kann das ein gut funktionierender Stoffwechsel kompensieren, das habe ich schon beschrieben. Doch dauerhaft kann es passieren, dass der Stoffwechsel sich anders aufstellt, um diesem Mangel entschieden entgegenzuwirken. Und irgendwann kann es geschehen, dass bei Low Carb nichts mehr geht, dass Gelenkerkrankungen und andere Störungen auftreten.

Bisher gibt es dazu keine langfristigen Studien. Aber wie denn auch? Man kann deshalb schließlich nicht die Gesundheit von Menschen aufs Spiel setzen.

MÜSSEN KOHLENHYDRATE VERMIEDEN WERDEN, WEIL SIE IM KÖRPER ENTZÜNDUNGEN AUSLÖSEN KÖNNEN?

Diese Frage ist in etwa vergleichbar mit der Frage: „Darf ich keine Treppen mehr hinuntergehen, weil ich dabei stürzen könnte?" Dieses Spiel könnte man beliebig fortsetzen. Entscheidend sind ganz andere Aspekte. Denn: Ich werde Treppen steigen müssen, selbst wenn ich Schmerzen im Knie habe, ich werde die Straße überqueren müssen, selbst wenn ich dabei durch eigene Unachtsamkeit oder die eines Autofahrers zu Schaden kommen könnte. Also werde ich auch Kohlenhydrate essen müssen, selbst wenn ich Entzündungen im Körper habe. Dabei kommt es darauf an, wie und in welcher Form.

Die Fragen, die es zu Entzündungen im Körper und Kohlenhydraten zu klären gibt, sind folgende:

Benötigt man Kohlenhydrate für einen funktionierenden Stoffwechsel?

Benötigt man Kohlenhydrate, selbst wenn man übergewichtig oder Diabetiker ist?

Benötigt man Kohlenhydrate, selbst wenn man erhöhte Entzündungswerte aufweist?

Antwort: Ja!

Ich kann Ihnen nicht wirklich erklären, weshalb immer noch die Kohlenhydrate bei sämtlichen Gewichts- und gesundheitlichen Problemen als Übeltäter Nummer eins bezeichnet werden. Ich könnte es noch verstehen, wenn der Mythos als solcher überlebt hätte, aber in der öffentlichen Diskussion Betroffene bereits anders aufgeklärt werden würden. Aber so ist es nicht. Nach wie vor gilt auch für viele Experten Low Carb als vorrangige Therapie gegen sämtliche Gewichtsprobleme oder Erkrankungen, obwohl die Wissenschaft schon viel weiter ist. In der Langzeitbetrachtung schneidet Low Carb nicht besonders gut ab: 2016 beispielsweise wurden im „British Medical Journal" die Ergebnisse von 45 Einzelstudien zusammengefasst, die untersuchten, ob ein hoher Kohlenhydratanteil in der Ernährung zur vermehrten Sterblichkeit an Herz-Kreislauf-Erkankungen führt. Ergebnis: je höher der Kohlenhydratanteil, desto geringer die Sterblichkeit! 15 Jahre Beobachtungszeitraum. Brot war der Kohlenhydratlieferant und die Studienteilnehmer, die überdurchschnittlich viel Brot aßen, hatten ein um 43 Prozent niedrigeres Sterberisiko – zum Leidwesen aller Low-Carb-Verfechter. Das bestätigten auch Wissenschaftler im „European Journal of Clinical Nutrition".

Vorweg ein paar biochemische Grundlagen, die häufig als Basisargumente verwendet werden, aber leider in der Konsequenz nicht gänzlich bis zum Ende aufgeführt werden. Das ist aber entscheidend, um die langfristigen Konsequenzen einer empfohlenen Ernährungsform überblicken zu können. Argumentiert wird:

- Eine geringe Kohlenhydrataufnahme von weniger als 50 g pro Tag führt zu einer verminderten Glucoseversorgung von Leber, Muskeln und Gehirn und sorgt gleichzeitig für den Abbau von Glykogen, das im Körper der Speicher für Glucose ist.
- Die begrenzte Verfügbarkeit von Glucose führt zur Aktivierung der körpereigenen Glucoseproduktion – das nennt sich in der Biochemie Gluconeogenese, also Zuckerneubildung.
- Wenn die körpereigene Zuckerneubildung zu niedrig ist, um den Glucosebedarf der körpereigenen Zellen zu decken, werden Ketonkörper als Alternative zur Glucose produziert. In diesem Zustand ist der Insulinspiegel im Blut niedrig, was den Anreiz zur Fett- und Glucosespeicherung stark verringert.
- Das kann dazu führen, dass der Fettabbau in den Fettzellen zunimmt und somit mehr Fett als Brennstoff zur Verfügung steht.
- Aus diesem Grund sind Ketone auch als eine Art Notstromaggregat, das bei Stromausfall einspringt, anzusehen.

Hier ist für die meisten Betroffenen schon alles klar, heißt: Kohlenhydrate meiden, dann verbrennt mein Körperfett! Denn die Idee dahinter ist, dass eine übermäßige Kohlenhydrataufnahme die Gewichtszunahme durch die Stimulierung der Insulinausschüttung fördern kann.

Moment mal! Was passiert denn, wenn mein Körper einen permanenten Kohlenhydratmangel aufweist? Was würden wir tun, wenn wir ohne Vorwarnung plötzlich nur noch einen Bruchteil des monatlichen Gehalts zur Verfügung hätten und trotzdem alle Lebenshaltungskosten bezahlen müssten? Sparen würden wir. Natürlich gehen wir anfangs an unsere Reserven, soweit vorhanden. Doch wenn wir merken, dass nur wenig Geld reinkommt, versuchen wir, die Reserven zu schützen. Wir wollen und müssen überleben! Unser Gehirn macht das nicht anders. Denn den Rat zu sparen erhalten wir von ihm: Es senkt die Stoffwechselleistung. Nennen Sie mir einen plausiblen Grund, weshalb das Gehirn für sein eigenes Überleben eine andere Rechnung aufmachen sollte! Und ich habe viele Patienten, deren Stoffwechsel sich kaputt gespart hat.

Deshalb gibt es zu Recht deutliche Kritik an den aktuellen wissenschaftlichen Studien. Zum einen gibt es hauptsächlich Studien über einen kurzen Beobachtungszeitraum, zum anderen weisen diese mittlerweile darauf hin, dass anfangs beobachtete positive Effekte wie schnelle Gewichtsreduktion im weiteren Verlauf stark relativiert werden. Mehr kontrollierte Langzeitstudien (mehr als zwei Jahre) werden benötigt, in denen die Kohlenhydrat-, Energie- und Ballaststoffaufnahme sowie in diesem Zusammenhang die Veränderung des Körpergewichts sorgfältig überwacht werden. Diese Studien sind aber schwierig realisierbar, wenn sie wissenschaftlich korrekt durchgeführt werden sollen.

Nach wie vor fehlt es an groß angelegten, guten klinischen Studien, die beispielsweise nachweisen, ob eine kohlenhydratarme Ernährung die Entstehung von Diabetes Typ 2 verhindern kann. Es kommt noch besser, denn die wenigen und kurzen Studien, die es bereits gibt, zeigen Folgendes:

In einer Studie wurden nur RCTs (höchstmögliche Studienqualität) herangezogen. Verglichen wurden Diabetiker mit Low-Carb-Ernährung zu High Carb. Zusammenfassend kam sie zu dem Ergebnis, dass Studien zu Low-Carb-Diäten daran gescheitert sind, eine Überlegenheit gegenüber Ernährungsformen mit höherer Kohlenhydratzufuhr zu zeigen – und zwar bei allen untersuchten Studienparametern wie Hb1c, Blutfette, Therapietreue und Blutzucker.

In einigen RCTs (also randomisierten, kontrollierten Studien) wird darüber berichtet, dass kohlenhydratarme Diäten kurzfristig (sechs Monate oder weniger) zu einem höheren Gewichtsverlust führen als Vergleichsdiäten. Aber nach sechs Monaten nehmen diese Vorteile ab.

Proteinreiche, mediterrane, vegetarische und niedrig-glykämische Diäten mit hohem Gehalt an einfach ungesättigten Fettsäuren erzielen alle einen minimalen oder keinen Unterschied zu Kontrolldiäten.

Durch kohlenhydratarme Diäten kann der Anteil der Aminosäuren aus den Proteinen zunehmen, aus denen dann im Rahmen der Glykoneogenese Glucose hergestellt wird. Heißt: Bei Kohlenhydratmangel kann es durch Proteinabbau in der Leber und den Muskelzellen selbst zu einer Erhöhung der Aminosäuren (Einzelbestandteile der Proteine) kommen, um daraus Zucker aufzubauen.

Für eine langfristige Gewichtsabnahme oder Gewichtskontrolle sind kohlenhydratarme Diäten anderen Ernährungsinterventionen nicht überlegen.

Eine langfristige kohlenhydratreduzierte Diät kann gesundheitliche Risiken bergen. Aktuelle Tierversuche und humane Studien zeigen negative Auswirkungen auf die Parameter LDL-Cholesterin, Homocystein und die Gefäßelastizität während solch einer Diät.

FAZIT: Empfehlungen von Fachgesellschaften (zum Beispiel WHO, niederländischer Gesundheitsrat, Deutsche Gesellschaft für Ernährung) zu Kohlenhydraten in der Ernährung lauten: Eine Ernährung mit Obst, Gemüse, Getreide und Hülsenfrüchten, einem mäßigen Fettgehalt, kombiniert mit einer ausreichenden täglichen körperlichen Aktivität ist aktuell das beste Szenario zur Aufrechterhaltung eines gesunden Körpergewichts und zur Vorbeugung von chronischen Zivilisationskrankheiten. Für alle anderen Empfehlungen bedarf es einer deutlich besseren, wissenschaftlich basierten Datenlage.

KÖNNEN KOHLENHYDRATE IM KÖRPER ENTZÜNDUNGEN AUSLÖSEN?

Diese Frage pauschal zu behaupten, wäre nicht korrekt. Trotzdem sind Entzündungsreaktionen und ihre Folgen bei dauerhaft hohem Blutzucker und Übergewicht ernst zu nehmen. Schiebt man beides jedoch auf die Kohlenhydrate, setzt man sich möglicherweise einem gesundheitlichen Risiko aus.

Warum ist das so? Beginnen wir mit einem erhöhten Blutzuckerspiegel. Eine Studie aus dem Jahr 2022, die in der renommierten Fachzeitschrift „Nature Metabolism" veröffentlicht wurde, hat gezeigt, dass ein erhöhter Blutzuckerspiegel die Produktion von proinflammatorischen Zytokinen in den Fettzellen fördert. Proinflammatorisch bedeutet in dem Zusammenhang, dass diese Stoffe eine entzündliche Reaktion im Körper fördern oder verstärken können, aber nicht müssen. Eine weitere Studie, 2023 in der Fachzeitschrift „Diabetes" publiziert, legte dar, dass ein erhöhter Blutzuckerspiegel die Funktion der Immunzellen beeinträchtigen kann. Das kann dazu führen, dass die Immunzellen weniger effektiv gegen Infektionen oder andere Entzündungen vorgehen können. Aufgrund dieser Studienergebnisse wird vermutet, dass ein Blutzuckerspiegel von über 100 mg/dl die Entstehung von entzündlichen Prozessen begünstigen kann.

Spricht das nun gegen Kohlenhydrate? Weil sie den Blutzuckerspiegel ansteigen lassen? Diese Frage kann mit Nein beantwortet werden. **Denn erstens sind Kohlenhydrate nicht gleich Kohlenhydrate, da man mit seiner Ernährung und den richtigen Kohlenhydraten auch darauf achten kann, dass der Blutzuckerspiegel langsamer ansteigt. Und zweitens weiß man mittlerweile, dass der Blutzuckerspiegel auch unter kohlenhydratarmer Ernährung, sogar bei Diäten, übermäßig ansteigen und damit diese entzündungsfördernden Reaktionen auslösen kann.** Diese Erkenntnis ist noch gar nicht so alt, aber revolutionär, weil der Blutzuckerspiegel seit Jahrzehnten im Fokus der Wissenschaft steht und sich viele Mythen um ihn ranken, ohne dass man sein Geheimnis bisher lückenlos aufklären konnte. Die Zusammenhänge sind bis heute nicht endgültig geklärt. Trotzdem gibt es viele neue Erkenntnisse.

Zum Beispiel hat eine israelische Forschungsgruppe festgestellt, dass Menschen auf Nahrungsmittel sehr unterschiedlich mit einem Blutzuckeranstieg reagieren können. So kann es zum Beispiel sein, dass der Blutzuckerspiegel im völlig normalen Bereich bleibt, wenn man ein Buttertoast mit geschmolzenem Käse ist, aber bei Magerquark mit Obst viel empfindlicher reagiert. Somit ist der von Low-Carb-Päpsten gepriesene glykämische Index schon lange entzaubert. Übrigens kann man seinen Blutzuckerspiegel heute gut selbst digital überwachen und damit beispielsweise in der Migränetherapie gut individuelle Schmerzprofile beeinflussen, denn hohe Schwankungen des Blutzuckerspiegels können bei Migränepatienten Symptome auslösen.

Gleichzeitig kann ein Blutzuckerspiegel, der in gesundem Maß Schwankungen unterliegt und sich problemlos selbst reguliert, einen Stoffwechsel auf Trab halten. Trotzdem ist unser Körper im gesunden Zustand jederzeit in der Lage, Blutzuckerschwankungen ohne gesundheitliche Einschränkungen oder Risiken auszugleichen. Ein konstant niedriger Blutzucker führt nicht zwangsläufig zu einer erfolgreichen Gewichtsabnahme bei Übergewicht. Das ist einfach eine Tatsache, denn wenn ein Stoffwechsel verlangsamt ist, weil er nach zahlreichen Diäten zu sparen gelernt hat und auch seine Fettverbrennung nicht mehr perfekt funktioniert, nutzt ein niedrig gehaltener Blutzucker nicht viel. Denn der signalisiert dem Gehirn möglicherweise wenig Nahrung und regt dieses an, noch mehr zu sparen oder Muskulatur abzubauen. Deshalb kann auch ein zeitweise erhöhter Blutzuckerspiegel viele positive Aufgaben übernehmen und den Energiehaushalt des Stoffwechsels wieder ins Gleichgewicht bringen. Sie sehen, die Funktionen des Stoffwechsels sind äußerst komplex und die Studienlage ist mehr als dürftig.

Was allerdings eine ernst zu nehmende Gefahr bezüglich Entzündungen im Körper darstellt, sind die Entzündungen, die durch Übergewicht, vor allem durch das berüchtigte Bauchfett, und ständig erhöhte Blutzuckerspiegel entstehen können. Denn in erster Linie lösen Diabetes und Übergewicht, krankhaft erhöhtes Körperfett, vor allem im Bauchraum, das sogenannte viszerale Fett, Entzündungen aus, beziehungsweise können Entzündungen auslösen, denn nicht jeder übergewichtige Mensch hat bereits Entzündungen. Aber jeder Mensch mit deutlich zu hohem Bauchfett hat ein erheblich höheres Risiko, Entzündungen und damit verbundene ernst zu nehmende Erkrankungen zu entwickeln. Gemeinerweise laufen die Entzündungen lange still im Untergrund und sind nicht immer eindeutig mit Laboruntersuchungen zu identifizieren. Deshalb nennt man sie auch stille Entzündungen oder Silent Inflammation.

Die Werte erreichen in Laboruntersuchungen häufig keine auffällig messbaren Ergebnisse, die jeder Arzt als pathologisch bezeichnen würde. Deshalb werden diese leicht erhöhten Entzündungsparameter oft ignoriert, was langfristig sehr gefährlich werden kann. Hier sollten zukünftig durch gut belegte Studien neue Leitlinien in der Adipositastherapie entstehen oder die bekannten modifiziert werden.

BAUCHFETT: WARUM ES SO GEFÄHRLICH IST

Das Bauchfett unterscheidet sich in der Gefährlichkeit des gesundheitlichen Risikos deutlich vom Fettgewebe, das sich direkt unter der Haut befindet. Das Bauchfett hingegen lagert sich um die inneren Organe im Bauchraum an, zum Beispiel unter der Muskulatur, und kann in der Folge sogar in die Leber eindringen und diese damit durchsetzen. Hier sprechen wir von der berühmten Fettleber.

Das Bauchfett kann in der Tat chronische Entzündungen im Körper auslösen. Dabei wurden verschiedene Mechanismen identifiziert, die eine Rolle spielen können. Einer der wichtigsten Mechanismen ist die Ansammlung von Immunzellen im Bauchfett. Diese Immunzellen, unter anderem Makrophagen und T-Zellen, können sogenannte proinflammatorische Zytokine freisetzen und somit Entzündungsreaktionen im ganzen Körper verstärken. Ein weiterer ernst zu nehmender Mechanismus ist die Produktion von Hormonen, die von den Fettzellen produziert werden. Einige der bekanntesten Vertreter sind Interleukin-6 und das C-reaktive Protein. Beide haben ebenfalls proinflammatorische Eigenschaften und können Entzündungsreaktionen anschieben, verstärken und somit im gesamten Körper systemisch wirken. Auch können diese den Tumornekrosefaktor-alpha produzieren,

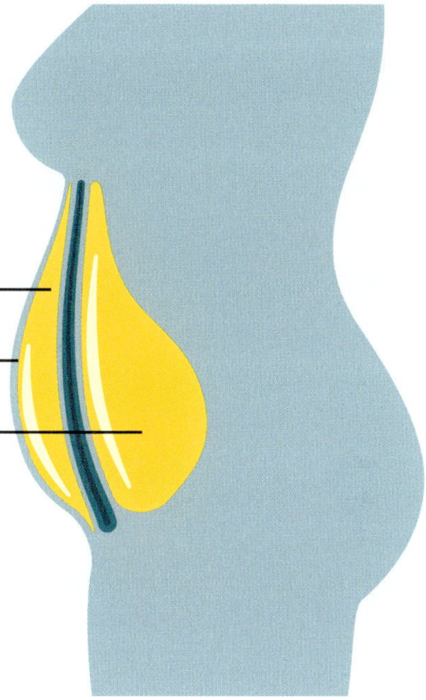

der in unkontrollierten Mengen an der Entstehung schwerer Erkrankungen wie Gefäßverkalkungen und Autoimmunerkrankungen bis hin zu Krebs beteiligt ist.

Vor Bauchfett habe ich auch deshalb den höchsten Respekt, denn es ist ein unkalkulierbares Risiko. Es kann sogar so weit gehen, dass sich die Fettzellen in ihrer Matrix umbauen, somit ihre Funktionsfähigkeit, Energie aus Fettsäuren herzustellen, verlieren und absterben. Das kann passieren, wenn sie so stark anwachsen, dass sie ihre eigene Blut- und damit Nährstoffversorgung im wahrsten Sinne des Wortes abschnüren. Im Fettgewebe entsteht massiver Stoffwechselstress, durch das gleichzeitige Überangebot von entzündungsfördernden Immunreaktionen kann es zu einer völlig fehlgesteuerten Signalkette kommen, die den normalen Fettabbau steuert. Somit kommt das ganze System durcheinander, was bedeutet, dass zum einen Fett nicht mehr abgebaut werden kann, selbst bei Energiemangel, und sich zum anderen abgestorbenes Fettgewebe zu sogenanntem Narbengewebe umbilden kann, das sich wie fibröses Gewebe durch noch intakte Zellstrukturen zieht, diese damit aber auch in Gefahr bringen kann.

In der Folge kommt es zu immer stärkeren Immunentzündungsreaktionen, die über das Blut oder das Lymphsystem verbreitet werden können, und dann das Entzündungsgeschehen auf den gesamten Körper übertragen werden kann. Demzufolge kann eine Schwachstelle im Körper systemübergreifend viel Schaden anrichten. Das Bauchfett ist eine große Schwachstelle. Solche Entwicklungen können bei starkem Übergewicht früher oder später dazu führen, dass Betroffene einfach nicht mehr abnehmen können oder nur noch ganz schwer Gewicht verlieren, egal, wie diszipliniert sie sich verhalten. Hier sind flexible Therapiekonzepte gefragt, die fachübergreifend diskutiert und entwickelt werden müssen.

All das kann auch durch Kohlenhydrate ausgelöst werden, falls die Kohlenhydrate der Grund dafür sein sollten, dass Sie Übergewicht entwickelt haben. Aber das den Kohlenhydraten per se in die Schuhe zu schieben, ist falsch und die Therapie kann auch in diesem Fall nicht sein, Kohlenhydrate künftig wegzulassen. Übergewicht und damit Entzündungen entstehen durch eine Ansammlung mehrerer Gründe. Die Kohlenhydrate können das nie allein bewerkstelligen – selbst wenn sie es wollten.

Das Gleiche können Sie über sämtliche andere Diätformen wie Low Fat und die ketogene Diät finden. Denn zum einen haben wir gelernt, dass der Körper, vor allem das Gehirn und die Erythrozyten, hauptsächlich Glucose und somit die Kohlenhydrate benötigt und wir haben erfahren, dass eine kohlenhydratarme Ernährung aus heutiger wissenschaftlicher Sicht nicht unbedingt zu empfehlen ist, und zwar aus vielerlei Gründen.

130 g Glucose – die können definitiv nicht allein aus Obst und Gemüse kommen, zumal der Hauptkohlenhydratanteil in Obst und Gemüse Fructose ist und Fructose nicht wie Glucose insulinabhängig verstoffwechselt wird. Allerdings wird ein Großteil der Fructose als Erstes in Fett umgebaut. Wieder ein Pluspunkt für die guten Kohlenhydrate aus Kartoffeln, Reis und Nudeln!

Intuitives Essen

Bei dieser Methode geht es in erster Linie darum, auf die natürlichen Signale des Körpers zu hören, um Hunger und Sättigung zu regulieren. Dabei sollte man sich nicht an strikten Diäten oder äußeren Regeln orientieren, sondern nur auf die eigenen Bedürfnisse des Körpers achten und reagieren. Das bedeutet, man isst, wenn man Hunger hat, und hört auf zu essen, wenn man satt ist. Das Gleiche gilt für die Lebensmittelauswahl: Zu sich nehmen sollte man nur Lebensmittel, die einem guttun. Gleichzeitig soll auf die emotionalen und körperlichen Signale beim Essen geachtet werden. Grundsätzlich zielt diese Methode darauf ab, ohne strikte Regeln oder Einschränkungen eine gesunde Beziehung zum Essen zu fördern.

Grundsätzlich klingt es für mich perfekt: ein gesundes Gefühl zum Essen. Wenn das funktionieren und somit kein Heißhunger oder Übergewicht entstehen würde, bedeutet das, dass der Stoffwechsel nach einem wunderbaren Prinzip funktioniert: Er stellt seine Energie ausgewogen aus Glucose und Fettsäuren her. Sinkt der Blutzuckerspiegel und werden die Kohlenhydratspeicher bereits verwendet, um ihn stabil zu halten, misst das Gehirn eine abnehmende Versorgung und regt über den Körper das natürliche Hungergefühl an.

Wenn diese Methode allerdings propagiert wird, um Übergewicht zu behandeln, impliziert sie wiederum, dass jeder übergewichtige Mensch schlichtweg zu viel isst. Leider hat auch das intuitive Essen seine Tücken und das Risiko einer Gewichtszunahme. Essen ist nicht nur eine Frage der Gewohnheit, der sozialen Prägung und der alltäglichen Möglichkeiten, das Hungergefühl wird ebenfalls durch verschiedene Faktoren beeinflusst. Als Erstes kann ein bestimmtes erlerntes Essverhalten im Leben dazu führen, dass Gewichtsprobleme entstehen können. Allerdings hat sich zu diesem Essverhalten auch ein passendes natürliches Hungergefühl entwickelt.

Nehmen wir ein klassisches Beispiel: Ein Mensch ist es nicht gewohnt zu frühstücken und empfindet morgens auch kein Hungergefühl. Zum Beispiel, weil er morgens sofort Stress empfindet, keine Zeit hat und immer in Hektik ist. Das kann ein Hungergefühl schlichtweg unterdrücken, weil er auf Stress – sprich: Leistung – programmiert ist. Also isst er nicht. Dann ist seine berufliche Tätigkeit so aufgestellt, dass er frühestens mittags ein Hungergefühl empfindet, weil er das erste Mal ein bisschen Ruhe und die Möglichkeit hat, etwas Kleines zu essen. Dann dreht sich das Hamsterrad weiter und erst am Abend, wenn er zu Hause ist und wirklich zur Ruhe kommt, empfindet er richtig Hunger und isst die größte Mahlzeit des Tages. Eigentlich fällt diese Essweise, wenn man sie nur auf das intuitive Hungergefühl bezieht, unter intuitives Essen. Trotzdem kann dieser Mensch genau aus diesem Grund mit zunehmendem Alter Übergewicht entwickeln.

Aus meiner Praxis kann ich sagen: Würden meine Patienten nur essen, wenn sie ein natürliches Hungergefühl empfinden, äßen sie schlichtweg zu wenig. Das natürliche Hungergefühl kann gestört und fehlprogrammiert sein. Doch auch ein Hungergefühl kann wieder trainiert werden.

Für intuitives Essen sehe ich folgende Einschränkungen:

- Ein fehlendes Konzept für Menschen, die bereits Übergewicht entwickelt haben, da ein Stoffwechsel, der seine Energiedefizite nicht ausgleichen kann, gezielte Maßnahmen braucht, um wieder zu funktionieren.
- Es besteht die Gefahr der Fehlinterpretation aus Intuition, was zunehmend zu immer schlechterer Versorgung führen kann.
- Gerade bei gesundheitlich eingeschränkten Menschen mit Essstörungen kann intuitives Essen möglicherweise sehr problematisch werden.

Was ist dran an Abnehmspritzen?

Die sogenannte Abnehmspritze gilt als Wundermittel gegen Übergewicht. Momentan gibt es mit Semaglutid nur die GLP-1-Agonisten, die im Darm das Glukagon-like Peptid-1 nachahmen. Tirzepatid, ein weiterer Wirkstoff, der als Agonist von GLP-1 und gleichzeitig GIP gilt, wird gerade zugelassen, weitere folgen demnächst. Beide Hormone werden nach dem Essen von den Darmzellen freigesetzt und nehmen direkten Einfluss auf den Blutzuckerspiegel, das Sättigungsgefühl im Gehirn, die Insulinfreisetzung sowie die Magenentleerung. Sie gelten als Game Changer und werden hoch gehypt. Dass sie bei Adipositas zum Einsatz kommen, ist relativ neu, aber sie werden schon einige Jahre für Diabetiker verwendet. Also besteht bereits jahrelange Erfahrung mit dieser Medikamentengruppe. Ich kann sagen, dass einige Patienten anfangs signifikante Erfolge verzeichneten, andere haben dagegen überhaupt nicht von diesem Medikament profitiert. Gleichzeitig konnten wir beobachten, dass sich die anfänglich erfolgreiche Abnahme verlangsamt, obwohl nach wie vor Übergewicht besteht. Patienten, die tendenziell zu wenig essen, profitieren häufig gar nicht von diesem Medikament.

Aus heutiger Sicht muss das Medikament lebenslang eingenommen werden, da es sonst zu erneuter Gewichtszunahme kommt. Gleichzeitig existieren noch keine Langzeitstudien zu gesundheitlichen Risiken. In Tierversuchen gab es jedoch Hinweise, unter anderem auf vermehrte Tumorerkrankungen. Bezüglich Tirzepatid brachte eine aktuelle Studie folgende Ergebnisse:

- Stärkste Abnahme im ersten Jahr von durchschnittlich 21 Prozent, im zweiten Jahr noch knapp 5,5 Prozent, also deutlich weniger.
- Patienten, die nach einem Jahr das Medikament absetzten, nahmen innerhalb eines Jahres wieder 14 Prozent zu.

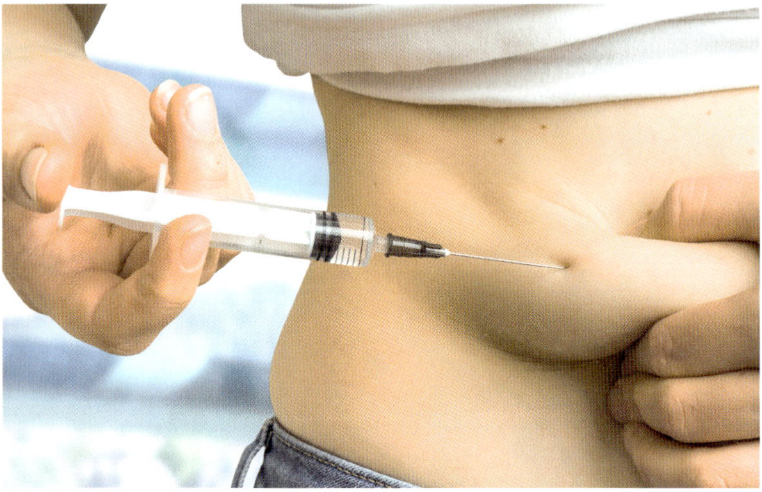

Längere Studien als zwei Jahre existieren noch nicht. Aber die deutlich verringerte Abnahme im zweiten Jahr könnte auf eine Adaption des Körpers hinweisen. Das bedeutet: Wir wissen nicht, ob unter Einnahme des Medikaments auch eine Gewichtszunahme erfolgen kann. Allerdings haben wir bereits Patienten, die trotz Höchstdosis tendenziell zunehmen – es bleibt also abzuwarten.

Gemessen an den fehlenden Langzeitstudien sollte das Medikament auf jeden Fall klug eingesetzt werden, da niemand weiß, was in einigen Jahren auf uns zukommt. Leider ist es ein Lifestyle-Medikament geworden, das auch von Menschen mit kleinen Problemen konsumiert wird, als gäbe es kein Morgen. Dabei geben sogar die Hersteller an, dass trotzdem ein Leben lang wenig gegessen werden muss und man sich viel bewegen sollte. Das sind dieselben Empfehlungen wie bei jeder Diät. **Aufgrund fehlender Langzeitdaten mahne ich zur Vorsicht, denn das Gehirn lässt sich nicht lumpen: Führt dieses Medikament zu einem dauerhaften Energiedefizit, wird sich das Gehirn zur Wehr setzen, davon bin ich überzeugt.**

Auch wir setzen dieses Medikament in der Praxis ein, allerdings nur bei extrem wenigen Patienten. Die Wirkung überprüfen wir engmaschig und wenn es nichts bringt, brechen wir ab. Doch selbst

Patienten mit Erfolg entwöhnen wir, wenn die Wirkung stagniert. Denn da auch der Hersteller darauf verweist, dass kalorienreduziertes Essen und viel Bewegung beibehalten werden müssen, ist man sich gar nicht so sicher, ob der Hersteller selbst an die Wunder glaubt, die er seinem Medikament aufdrückt. Das bleibt abzuwarten.

Ein Blick in die USA zeigt aktuell: Hier werden die ersten Sammelprozesse aufgrund starker Nebenwirkungen wie Darmlähmungen und Magenentleerungsstörungen vorbereitet. Plausibel sind diese Nebenwirkungen, weil das Medikament zu einem erheblichen Energieentzug führt – und das über eine lange Zeit. Meines Erachtens kann das nicht unbegrenzt gutgehen.

Leider funktioniert auch die Wissenschaft nur in dem ihr vorgegebenen Rahmen. Heißt: Überwindet ein Wirkstoff die definierten Hürden, wird er zugelassen, selbst wenn mögliche Langzeitprobleme noch nicht gänzlich überschaubar sind. Treten diese auf, wird er vom Markt genommen. Doch bis dahin hat er möglicherweise vielen Menschen nicht nur Glück gebracht.

Achim Peters hat eigentlich schon in seinem Buch „Das egoistische Gehirn" vor 13 Jahren plausibel beschrieben, weshalb mit solcher Art von Medikamenten Vorsicht geboten ist und warum diese dauerhaft schwerlich funktionieren. Am Ende wird es so sein, dass bestimmte Menschen von diesem Weg profitieren, andere nicht. Deshalb empfehle ich vor der Einnahme eine fundierte Stoffwechselanalyse sowie eine gute Ernährungsanalyse, um auf dieser Basis zu entscheiden, ob dieses Medikament einen Mehrwert bringen kann. Wenn ja, sollte die Einnahme streng überwacht werden.

So läuft es aber momentan nicht: Die Einnahme ist völlig entfesselt, mittlerweile gibt es über das Internet sogar sehr viele Fälschungen zu kaufen, die im guten Glauben auch massenweise erworben werden, da im öffentlichen Handel ein großer Liefermangel besteht. Doch es bleibt, wie es ist: Am Ende kommt niemand um die Veränderung seines Lebensstils und einen realistischen Blick auf sich selbst herum, um dauerhaft erfolgreich zu sein.

Vom Unsinn der Nahrungsergänzungsmittel bei Übergewicht

Der Wunsch nach einfachen Lösungen für komplexe Probleme ist so alt wie die Menschheit selbst. Der Glaube an die Wunderpille versetzt Berge. Unabhängig davon, wie oft dieser Mythos schon entzaubert wurde, wie oft vor Nahrungsergänzungsmitteln gewarnt wurde: Sie haben immer wieder Erfolg, wenn sie Hilfe versprechen, ohne dass man an seinem Leben etwas verändern muss. Wenn der Verkäufer sagt, dass Studien die Wirksamkeit belegen, werden sie gekauft.

Am beliebtesten sind Shakes, die ständig beworben werden – mit dem kostenlosen Versprechen, dass man nichts an seinem Verhalten ändern muss, sondern einfach so abnimmt. Ebenfalls beliebt sind Kapseln mit den sogenannten Probiotika, die genauso beworben werden. Und alles wird mit vermeintlichen Beweisen und zweifelhaften Studien unterlegt. Denn häufig reicht es aus, dass man dem Verbraucher lediglich sagt: „Studien haben bewiesen, dass …" Bitte legen Sie Ihre Gesundheit für solche Dinge nicht als Faustpfand in die Waagschale! Nahrungsergänzungsmittel sind undurchsichtige Produkte, für die der Hersteller oder Bewerbende keine Verantwortung übernehmen muss. Er kann Ihnen alles erzählen, nichts muss er beweisen – und kann es üblicherweise auch nicht. Aber ich gebe es zu: Die Verkaufsvorträge hören sich teilweise sehr überzeugend und professionell an.

In Wahrheit ist bis heute nur eines belegt worden: der Placebo-Effekt! Solche Mittel helfen, weil man unbewusst eben doch etwas an seinem Verhalten ändert. Nicht zu vergessen: Wir fallen auf gute Werbung, auf gutes Marketing herein!

Noch etwas zu den Hintergründen:

- Nahrungsergänzungsmittel unterliegen nur dem Lebensmittelgesetz und nicht dem viel strengeren Arzneimittelgesetz.
- Der Hersteller kann vieles auf die Verpackung schreiben, was nicht stimmt, und muss die Wirksamkeit nicht belegen.
- Nahrungsergänzungsmittel werden nicht verboten, wenn Allergien oder Unverträglichkeiten auftreten.
- Zusatzstoffe müssen nicht transparent deklariert werden, können jedoch das metabolische Gehirn negativ beeinflussen.
- Nahrungsergänzungsmittel dürfen keine definierte therapeutische Wirkung haben, sonst müssen sie unter das Arzneimittelgesetz gestellt werden.

Bis heute ist mir kein Nahrungsergänzungsmittel bekannt, das bei Übergewicht eine signifikante Wirkung hat, ohne dass man auf Mahlzeiten verzichtet oder gravierende andere Umstellungen vollzieht. Das funktioniert dann aber auch mit jedem anderen Ersatz.

Unter welchen Umständen klassische Diätkonzepte funktionieren

Unter den vielen bekannten Ernährungstrends gibt es aktuell keinen, der anderen weit überlegen ist. Kontrollstudien dagegen zeigen: Eventuelle kurzfristige Erfolgserlebnisse sind nicht von langer Dauer. Viele meiner Patienten haben mit bekannten Ernährungstrends und Diäten mehrfach Erfahrung gemacht – bis sie nicht mehr weiterkamen, egal, was sie auch versucht haben.

Nun stellt sich die Frage, ob diese nun sinnlos sind? Natürlich nicht, denn es gibt viele Menschen, die damit schon mal erfolgreich abgenommen haben, es gerade tun und ihren Erfolg irgendwie halten können. Doch es ist ein Fakt, dass irgendetwas getan werden muss, um das Gewicht erst mal herunterzubekommen.

Im Allgemeinen gilt: **Fühlt man sich bei einer Methode nicht gut, passiert nichts oder ist man müde, schlapp und antriebslos, sollte erst mal eine professionelle Ernährungs- und Stoffwechselanalyse durchgeführt werden.** Das Gleiche gilt, wenn zum Beispiel Gelenkbeschwerden, Muskelschmerzen oder Ähnliches auftreten. Denn bei allen Methoden kann der Körperfettanteil sogar bei diszipliniertem Durchhalten wieder ansteigen.

Aufgrund meiner Erfahrungen als Ärztin und vor allem als Ergebnis meiner Messungen habe ich zu den unterschiedlichen Möglichkeiten eine differenzierte Meinung:

LOW CARB

Das ist eine Möglichkeit, die durchaus für eine bestimmte Zeit sinnvoll und erfolgreich sein kann. Auf Folgendes muss dabei jedoch aus meiner Sicht geachtet werden:

- Man sollte seinen Erfolg auf einer Waage begleiten, die auch den Muskelanteil anzeigt und sowohl an den Füßen als auch den Händen elektronisch misst. Sollte durch Low Carb der Muskelanteil nach einer Woche deutlicher sinken als der Fettanteil, empfehle ich, nur eine weitere Woche abzuwarten, ob sich das reguliert oder verändert. Ändert sich der Trend des Muskelabbaus nicht wesentlich, würde ich in der Folge mein gesamtes Ernährungsverhalten auf den Prüfstand stellen, denn dann ist der Stoffwechsel unter Stress. An der Stelle möchte ich erwähnen, dass zusätzlicher Ausdauersport dreimal wöchentlich eine Stunde dem Muskelabbau entgegenwirken kann.
- Sollte gut Fett abgebaut werden, kann man so lange bei Low Carb bleiben, wie das Gewicht hinuntergeht.
- Allerdings empfehle ich keine Monate, denn damit erhöht sich die Gefahr der metabolischen Adaption enorm und kann den Stoffwechsel nachhaltig schädigen. In der Praxis regulieren wir Kohlenhydrate maximal vier Wochen herunter, komplett Low Carb sind unsere Pläne nie.
- Definitiv würde ich unterbrechen, wenn kein Gewichtsverlust mehr zu verzeichnen ist oder man sich müde und schlapp fühlt.

INTERVALLFASTEN

- Hier muss man sehen, dass diese Methode mitunter ziemlich lange durchgehalten werden kann, zumindest von vielen Menschen. Es gibt aber auch andere, für die das überhaupt nichts ist.
- Manche Menschen folgen dieser Methode bereits jahrzehntelang, ohne sich als Intervallfaster zu sehen, weil sie nie frühstücken und erst am Mittag beginnen zu essen.
- So lange es gut geht und man keine gesundheitlichen Probleme hat, gibt es keinen Beweis dafür, dass es schädlich ist.
- Wer damit langfristig Gewicht verlieren möchte, muss sich darauf einstellen, dass diese Methode im Großen und Ganzen dauerhaft

eingehalten werden muss, da sich der Stoffwechsel darauf einstellt. Wer das nicht kann und nicht möchte, sollte darüber nachdenken und diese Methode – genau wie Low Carb – immer nur zeitweise praktizieren und seinen Stoffwechsel im Auge behalten.

- Wer in diesen Nahrungspausen gar nicht abnimmt und Übergewicht hat, sollte definitiv die Finger davon lassen und seinen Stoffwechsel erst mal überprüfen und in Ordnung bringen, denn das Gewicht kann sogar wieder steigen, und zwar trotz Intervallfasten.

FASTEN

- Für die Gewichtsreduktion bei handfestem Übergewicht finde ich Fasten schwierig, da es den Stoffwechsel massiv unter Stress setzt. Ich habe einen Patienten, der 60 Tage komplett fastete, um von 160 kg auf 112 kg zu kommen, da er seine Verbeamtung verlängern musste. Das ist ihm gelungen, ab dann hat er in wenigen Wochen 30 kg wieder schlagartig zugenommen, obwohl er die Scheunentore noch nicht komplett geöffnet hatte.
- Wer Fasten als Einstieg in eine Lebensveränderung nutzen möchte und sich zum Beispiel für ein bis zwei Wochen einem Programm unterzieht, das kontrolliert ist und gleichzeitig individuelle Anleitungen für ein Leben danach gibt, für den kann es eine sehr wirkungsvolle Methode sein. Ich empfehle sie jedoch nicht regelmäßig, vor allem dann nicht, wenn man unter Übergewicht leidet.

SHAKES UND NAHRUNGSERGÄNZUNGSMITTEL

Diese Methode finde ich zum Abnehmen problematisch, obgleich ich nichts dagegen habe, wenn man sich nach dem Sport oder mal zwischendurch eine zusätzliche Portion Eiweiß durch einen guten Eiweißshake (beispielsweise aus Molkenprotein mit wenig industriellen Zusatzstoffen) – auch gern mit Honig – gönnt. Radikale Kuren, also (fast) ausschließlich mit diesen Shakes, sind wenig empfehlenswert, gerade wenn sie mehrere Wochen durchgeführt werden. Sie sind schlichtweg zu einseitig. Allerdings kann man gute Shakes eine Zeitlang mit einer gemüsereichen Low-Carb-Kost mischen, um die Muskulatur zu erhalten. Vorzugsweise würde ich jedoch immer auf selbst gemixte Shakes zurückgreifen. Nahrungsergänzungsmittel empfehle ich so lange niemandem, bevor nicht wissenschaftlich gut untersuchte auf den Markt kommen. Grundsätzlich bin ich der Meinung, dass wir aufgrund der Klimaveränderung künftig unser Essverhalten verändern und nahrhafte, nährstoffreiche Lebensmittel auch in Form von Nahrungsergänzungsmitteln entwickelt werden müssen. Aber so weit sind wir noch nicht.

KALORIENZÄHLEN

- Das ist ein sehr emotionales, differenziertes Thema, das auch in der Wissenschaft kontrovers diskutiert wird. Ich möchte an dieser Stelle vorwegschicken, dass ich noch nie einen Patienten Kalorien zählen ließ und bis heute nur grob einschätzen kann, welchen Kalorienanteil meine Pläne haben. Das gilt auch für meine Reduktionspläne. Es interessiert mich in meiner Arbeit einfach nicht. Eher weiß ich von meinen Patienten, dass meine Reduktionsphasen teilweise bis zu 2.000 kcal haben. Trotzdem nehmen sie ab. Ich stehe der Methode des Kalorienzählens also sehr ambivalent gegenüber.
- Außerdem gibt es unterschiedliche Ansätze und Möglichkeiten. Um einen Anfang zu finden, kann man sein Essverhalten tracken, obwohl man darauf hinweisen sollte, dass Kalorientabellen wirklich große Spannbreiten in ihren Angaben aufweisen können.
- Trotzdem kann man über die Beschäftigung mit dem Kalorienzählen durchaus einen positiven Effekt erzielen: zum einen, um sich einen groben Überblick darüber zu verschaffen, wo man eigentlich steht, und zum anderen lassen sich Lebensmittel finden, die man alternativ zu seinen Gewohnheiten essen kann, die deutlich satter und letztlich auch schlanker machen.

- Das platte Kalorienzählen zum Abnehmen sollte man wie Low Carb oder Intervallfasten handhaben: Solange man damit abnimmt, gibt es kein Problem, aber man sollte darauf achten, dass die Muskelmasse erhalten bleibt, und sofort gegensteuern, wenn das Gewicht stagniert. Denn dann hat sich der Stoffwechsel in der Regel an die vorgegebene Kalorienmenge gewöhnt.
- Um sich besser über Lebensmittel zu informieren, bevorzuge ich das Kalorienzählen gegenüber Low Carb und Intervallfasten.

WEIGHT WATCHERS

- Das Punktezählen ist am Ende dem Kalorienzählen gleichzusetzen: Punkte = Kalorien. Das Programm ist also genauso handzuhaben wie alle Diäten, die mit Restriktion einhergehen. Auch hier gilt, dass es möglichst nicht zu lange absolviert werden soll.
- Allerdings ist diesem System zugute zu halten, dass bereits ein Konzept mit Tausenden Rezepten und mittlerweile echten Profis dahintersteht. Auch Weight Watchers ist der Verlangsamung vom Stoffwechsel auf die Schliche gekommen und hat seine tägliche Punktzahl eher erhöht.
- Das ist eine gute Methode, um auf gesundem Weg zu versuchen, sein Gewicht zu reduzieren, begleitet von Ratgebern. Allerdings muss es dauerhaft durchgehalten werden, sonst droht auch hier die erneute Gewichtszunahme.

KETOGENE DIÄT

- Diese Methode lehne ich ab, ich kann ihr nichts Positives für gesunde übergewichtige Menschen abgewinnen. Der ketogene Stoffwechsel ist ein Notstoffwechsel, der auch bei entgleister Diabetes auftritt und nicht einfach so herstellbar ist, nur weil man mal einen Tag wenig isst. Die Umstellung dauert Tage und in dieser Zeit geht es den Menschen in der Regel nicht gut.
- Für den normalen Alltag ist der ketogene Stoffwechsel nicht gut erforscht, weshalb sich nichts Genaues sagen lässt. Aber als Biochemie-affiner Mensch empfehle ich diese Methode nicht. Meine Patienten, die sie länger diszipliniert durchgezogen haben, mit täglicher Urinkontrolle, haben deutlich auffällige Stoffwechseldaten und gesundheitliche Probleme.

FAZIT Die meisten Diäten funktionieren erst mal recht gut, solange der Stoffwechsel insgesamt nicht bereits zum Beispiel durch Diäten, Dauerstress oder Erkrankungen verlangsamt ist. Alle diese Diäten sind aber nicht in der Lage, den Stoffwechsel wieder zu aktivieren. Ein reaktivierter, leistungsfähiger Stoffwechsel hat den angenehmen Nebeneffekt, dass man wieder viel mehr essen kann, ohne direkt erneut zuzunehmen, und dass beispielsweise auch Reparaturprozesse wieder einwandfrei laufen.

Eine Messung des Stoffwechsels kann bei der Entscheidung eine gute Hilfestellung sein: Ist der Grundumsatz deutlich unter den Referenzwerten für Alter, Größe, Gewicht und Geschlecht oder die Fettverbrennung deutlich zu niedrig, sollten diese Diäten gemieden werden, weil sie den Effekt nur verstärken würden. Sind alle Werte unauffällig, spricht jedoch nichts dagegen, weil dann vermutlich in der Vergangenheit einfach zu viel gegessen wurde.

Warum wir Übergewichtigen meistens Unrecht tun

Natürlich gibt es unter den Übergewichtigen viele, die dick werden, weil sie wirklich viel zu viel essen und sich zu wenig bewegen. Gerade erlebt diese Ursache nach der jahrelangen weltweiten Corona-Pandemie wieder eine Hochphase, nicht zuletzt, weil sich auch die Arbeitswelt verändert hat. Heute ist Homeoffice eine zunehmende Arbeitsform, die nicht nur im persönlichen Sozialleben ihre besondere Herausforderung hat, sondern ebenfalls die Alltagsbewegung bei vielen Menschen enorm einschränkt. Diese Veränderung wird erst in ein paar Jahren sichtbare Auswirkungen auf den Stoffwechsel haben, die wir aktuell noch gar nicht absehen können, womöglich mit einer neuen Qualität von Erkrankungen. Nicht jeder wird im Homeoffice objektiv zu viel essen oder schlechte Lebensmittel in sich hineinstopfen, aber vielleicht trotzdem ein Gewichtsproblem entwickeln, einfach, weil sich die sozialen Umstände verändert haben und unter gefühltem Homeoffice-Stress ein Stoffwechselproblem entwickelt wird.

Andere Menschen entwickelten aufgrund schlechter Lebens- und Ernährungsweise Übergewicht, arbeiten aber seitdem ständig daran. Sie versuchen, sich ausgewogen zu ernähren, sich ausreichend zu bewegen, und streben ständig an, ihr Gewicht zu regulieren. Trotzdem sind sie übergewichtig. Sie sind falschen Ernährungstrends gefolgt und haben ihre Situation in Sachen Übergewicht schwerer gemacht, indem sie ihren Energieverbrauch durch falsche therapeutische Maßnahmen langfristig abgesenkt haben. Wieder andere konnten erfolgreich abnehmen, legen aber schnell wieder an Gewicht zu. Der Diätenkreislauf beginnt und wird bei den meisten eher frustrierend enden. Dann gibt es viele, die lange erfolgreich auf ihr Gewicht geachtet haben und nun ohne sichtliche Ernährungsveränderungen mit dem Alter zunehmend die Kontrolle darüber verlieren. Einige haben bereits Medikamente ausprobiert, sich vielleicht bariatrisch operieren lassen.

WAS ICH MIT DIESER BETRACHTUNG SAGEN MÖCHTE: Von Übergewicht Betroffene stehen an völlig unterschiedlichen Stufen ihres Leidens. Entweder sind Erfahrungen noch frisch oder sie bestehen schon viele Jahre, möglicherweise ein Leben lang. Hinter jedem dieser Menschen liegt ein individueller Leidensweg – viele Diäten oder wenige Diäten, dafür vielleicht sehr lange. Jede einzelne Erfahrung hat den Stoffwechsel zwangsläufig beeinflusst und verändert.

Mit all meiner Erfahrung bin ich davon überzeugt, dass die Grenzen mittlerweile fließend sind und es nicht mehr eindeutig zuzuordnen oder unterscheidbar ist, wer weshalb ein Übergewichtsproblem hat. Somit ist es aber auch völlig klar und plausibel, dass es das eine Therapiekonzept für alle Betroffenen schlichtweg nicht geben kann. Universelle Diäten, dogmatische Ernährungsformen und Therapiekonzepte halte ich deswegen für schwierig, wenn nicht gefährlich. Denn was dem einen noch hilft, kann dem anderen schaden. Nach jahrelanger Erfahrung als Ernährungsmedizinerin und Tausenden Patienten weiß ich, wovon ich rede. Nahezu alle meine Patienten sind Opfer von Empfehlungen geworden, die nicht für sie gepasst haben. Sonst wären sie nicht bei mir.

In 20 Jahren öffentlichkeitswirksamer Diätempfehlungen sind die Menschen übergewichtiger geworden, trotz zunehmender öffentlicher Intervention, unendlichem Kontext auf Social Media und einem zunehmenden Interesse für gesunde, nachhaltige Ernährung. Die Zahlen steigen weiter!

Eine viel beachtete Studie des Weizmann-Instituts für Wissenschaft weist den Weg: Die Forscher stellten unter gut kontrollierten Bedingungen fest, dass Menschen völlig unterschiedlich auf gleiches Essen reagieren. Von 800 Probanden wurden unter anderem Blut- und Stuhlproben analysiert und die Entwicklung der Blutzuckerwerte bei gleichen Nahrungsmitteln getestet. In die Studie liefen über 50.000 Blutzuckerreaktionen ein. Interessant war, dass manche Menschen nach dem Verzehr von Vollkornbrot möglicherweise einen höheren Anstieg des Blutzuckers haben als nach dem Genuss von Eiscreme, bei anderen war es genau umgekehrt.

Der menschliche Stoffwechsel verwertet also gleiche Speisen unterschiedlich und individuell. Es könnte am Mikrobiom, an der Genetik und an der Lebensführung liegen. Genau wissen wir das nicht. Ich messe exakt das aber seit fast zwei Jahrzehnten in der Praxis und war wenig überrascht, gefühlt eher bestätigt. Diese individuell gemessenen Ergebnisse können sich jedoch wieder verändern. Solch eine Untersuchung bestätigt erneut, dass wir nicht einfach mit platten Stigmatisierungen oder Ernährungsvorgaben weiterkommen.

EXKURS: ADIPOSITAS - EINE KLEINE ZEITREISE

Um zu verstehen, weshalb Übergewicht ein so komplexes Problem geworden ist, das weder nach Schema F beurteilt und schon gar nicht mehr damit behandelt werden kann, hilft ein kleiner historischer Exkurs:

Vor etwa 70 Jahren war das Thema „Adipositas" noch nicht nennenswert vorhanden und vor allem kein gesellschaftliches Problem. Das begann sich in den 1970er- und 1980er-Jahren rapide zu ändern. Nach dem Zweiten Weltkrieg entwickelten sich Wirtschaft und wissenschaftlich-technischer Fortschritt rasant. Hinzu kamen einige sogenannte grüne Revolutionen, die dazu führten, dass mithilfe von Düngemitteln und variabler Landwirtschaft das Ernten von Getreide, Reis und vielem mehr weltweit deutlich ertragssteigernd und effizienter gestaltet wurde. Das wiederum führte dazu, dass man dem Hunger in weiten Teilen der Welt den Kampf ansagen und zunehmend reduzieren konnte – trotz des großen Bevölkerungswachstums, das wiederum durch ein größeres Nahrungsangebot positiv beeinflusst wurde.

Frieden und die grünen Revolutionen führten damals auch in Deutschland dazu, dass Nahrung im Verhältnis zu den Löhnen preiswerter und mit dem Wachstum der sozialen Marktwirtschaft bald fast für jedermann ständig verfügbar war. Bevor das Wirtschaftswunder seine Früchte trug, lebten Menschen bescheidener, erledigten viel mehr fußläufig, das Fahrrad war für viele das Fortbewegungsmittel Nummer eins, es kamen deutlich mehr natürliche Lebensmittel mit geringerer Haltbarkeit und praktisch keine Fertigprodukte auf den Tisch.

Für die Erledigung alltäglicher Dinge war viel mehr Bewegung nötig, sodass sich die Frage nach regelmäßigem Sport schlichtweg überhaupt nicht stellte. Kinder verbrachten ihre Freizeit nahezu ausschließlich auf der Straße und waren ständig in Bewegung. Um Freunde zu treffen, musste man rausgehen, selbst das Telefon im Haushalt war keine Selbstverständlichkeit.

Dann änderte sich vieles auf einmal: Durch die zunehmende verfügbare Kaufkraft entwickelten sich viele neue Industriezweige gleichzeitig, zum Beispiel die Elektronik, die Nahrungsmittelindustrie mit einem unendlich wachsenden Fertigproduktemarkt, Fast-Food-Ketten, Tourismus, Modeindustrie, der Kosmetik- und Schönheitssektor, der Bildungs- und der Freizeitbereich. Jeder wollte vom wirtschaftlichen Wachstum profitieren. Das ganze öffentliche Leben wandelte sich rapide – und mit ihm die Ansprüche. Das Auto wurde eine Selbstverständlichkeit, die Waschmaschine, der Staubsauger, das Telefon, viel länger haltbare Lebensmittel nahmen den Menschen unendlich viel Bewegung. Parallel nahm der mentale Stress für die meisten Menschen zu. Plötzlich spielten Lifestyle, Individualität und soziale Anerkennung zunehmend eine große Rolle. Fast jeder hatte die Möglichkeit, seinen Wohlstand aus eigener Kraft zu gestalten.

In diesem Zusammenhang erinnere ich mich an viele Gespräche mit meinen älteren Patienten Mitte der 1990er-Jahre, die ich neben dem Medizinstudium in der Hauskrankenpflege betreute. Die meisten wünschten sich die alten Zeiten zurück. Auf meine naive Nachfrage, wie das sein könne, dass man sich Zeiten der Not, des Krieges, der Entbehrungen zurückwünscht, war die Antwort immer dieselbe: Damals seien der Zusammenhalt, die Hilfsbereitschaft, das Miteinander anders, menschlicher, viel persönlicher gewesen. Zu diesem Zeitpunkt hatten weder meine Patienten noch ich eine Vorstellung davon, wie Internet, Smartphone und Social Media wenige Jahre später die Welt zusätzlich verändern würden und dass uns schon wenige Jahrzehnte ständig wachsender Wohlstand in der westlichen Welt in ernsthafte klimatisch-existenzielle Schwierigkeiten bringen werden.

Aber was hat der Stoffwechsel damit zu tun? Natürlich hatten all diese Veränderungen Einfluss auf die Entstehung von Übergewicht:

Mehr Nahrungsvielfalt, andere Freizeitgestaltung, deutlich weniger Alltagsbewegung, aber auch zunehmender Stress in unterschiedlichen Variationen sind dafür einige Parameter. Es ist nur plausibel, dass sich unser kluger, adaptiver Stoffwechsel verändert und den neuen Voraussetzungen angepasst hat. Schon damals war Übergewicht nicht nur Ausdruck von falschem, übermäßigem Essen: **Genauso wie heute konnten Stress, Kummer, Sorgen, ungeplante Ereignisse und genetische Voraussetzungen zu Gewichtsproblemen führen.**

Die Anpassung des Stoffwechsels an die neue Zeit gelang bei dem einen besser als bei den anderen und so ist es nicht verwunderlich, dass ab den 1970er-Jahren Übergewicht und Adipositas mit allen einhergehenden gesundheitlichen Risiken und daraus resultierenden Krankheiten sprunghaft anstiegen. Parallel entstand die „Abnehmindustrie", leider weitgehend unabhängig von der wissenschaftlichen Forschung. Übergewichtige Menschen wurden zunehmend stigmatisiert, ausgegrenzt und als maßlos und faul dargestellt. Betroffene hatten es im privaten Sozialleben und in der beruflichen Entwicklung zunehmend schwerer, sich zu behaupten und durchzusetzen. Der Kampf gegen die Pfunde begann – auch in den Medien.

Hunger galt als probatestes Mittel gegen Übergewicht und aufgrund der gesellschaftlichen Freiheit, auch der sexuellen, wurden ein gutes Aussehen und ein gewisser Körperkult zum unverzichtbaren Teil des modernen Lebensgefühls. Der Markt wurde mit Nahrungsergänzungsmitteln, Diäten, Zeitschriften, Büchern voller Ratschläge überschwemmt. **Jeder wollte den schnellen Erfolg, der sich auch zügig einstellte, weshalb man nach erfolgreicher Abnahme sofort wieder in alte Verhaltensmuster fiel.** Man wusste ja, was zu tun war, wenn das Gewicht wieder anstieg. Bemerkte man irgendwann, dass die ursprüngliche Methode nicht mehr den gewünschten Erfolg brachte, gab es innovative Möglichkeiten, die noch besseren Erfolg versprachen. Bald kamen erste Zweifel auf, vor allem bei den Übergewichtigen, die natürlich merkten, dass ihr Gewicht immer schneller wieder anstieg, obwohl sie gefühlt weniger gegessen haben. Mit zunehmenden Abnehmversuchen wurde der Erfolg immer schlechter. Niemand wollte diesen Zusammenhang sehen. Wie kann das sein: Wenig essen und dann so dick? Niemals!

Die Stigmatisierung

Übergewichtige Menschen können kaum auf Verständnis hoffen, noch nicht mal im Umfeld von Ernährungsberatungen. Eine Patientin erzählte mir, dass ich bis heute die Einzige sei, die ihr in all den Jahren glaubte, dass sie weder Fast Food in sich hineinstopfe noch nur faul auf dem Sofa läge. Mal abgesehen davon, dass ich nie davon ausgegangen bin, da sie sonst wohl nicht den Weg in meine Praxis gefunden hätte, erzählte sie mir von einer Begegnung in einer Ernährungsberatung, die sie vor unserem ersten Termin aufsuchte. Dort sagte sie wohl sinngemäß, dass sie schließlich keine ganze Packung Dominosteine esse, aber drei bis vier Stück mal sehr gern. Darauf erhielt sie lapidar als Antwort, man sähe ja, dass sie 40 Jahre lang Dominosteine in sich hineingestopft hätte und sie jetzt einfach mal ganz darauf verzichten solle. Solch eine Aussage zeugt nicht nur von sehr wenig Feingefühl, sondern auch von mangelnder Qualifikation in der Beratung.

BEISPIEL AUS MEINER PRAXIS
Ulrike, 52 Jahre, Beamtin

Ulrike – 165 cm groß und über 123 kg schwer – kam im Frühjahr 2023 in meine Praxis. Viele lange Diäten hatte sie hinter sich, danach Intervallfasten ohne erfolgreiche Abnahme. Sie war so weit, den radikalen Schritt einer OP gehen zu wollen. Davor hatte sie aber gehörigen Respekt – berechtigterweise. Für ihre Verhältnisse war sie derzeit im Schlemmermodus, heißt: Sie ernährte sich ihrer Meinung nach so, als wäre es sowieso egal, und ließ sich nach eigener Aussage gerade gehen. Sie entschuldigte sich bei mir dafür und hatte ein sehr schlechtes Gewissen. Ich habe mir dann beschreiben lassen, was bei einer Frau mit jahrzehntelanger Diäterfahrung und Gewichtsproblem „Schlemmen" heißt:

FRÜHSTÜCK Tag 1/2/3
bevor sie das Haus verließ: Kaffee mit Milch, 1 Glas Zitronenwasser

IM BÜRO Tag 1/2/3
- 1 Haferbrötchen mit Marmelade (Tag 1)
- 1,5 Scheiben Haferbrot mit Belag (Tag 2)
- Obst und 5 Datteln (Tag 3)

MITTAGESSEN
- 350 g Kartoffeln mit 300 g Kräuterquark (Tag 1)
- Salat mit 1 Banane und 5 Datteln (Tag 2)

NACHMITTAGS
- in der Regel meist nur 1 Milchkaffee mit 1–2 Datteln

ABENDS
- 1 Scheibe Haferbrot mit 100 g Frischkäse (Tag 1)
- 1 Wiener Schnitzel mit Salat im Restaurant (Tag 2)

Damit isst sie ausgewogener als viele andere Menschen. Und: Sie isst natürlich viel zu wenig, überhaupt kein Grund, sich zu schämen. Mir würden zwar sofort ein paar Dinge einfallen, die ich auf dem Speiseplan anders gestalten würde, aber dadurch erklären sich doch keine 123 kg? Mir fallen viele Menschen ein, die mit dieser Essensmenge keine Probleme hätten. So sah ihre erste Vermessung aus:

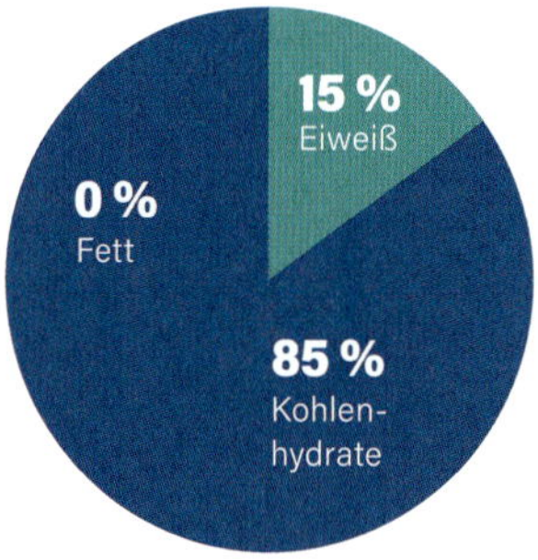

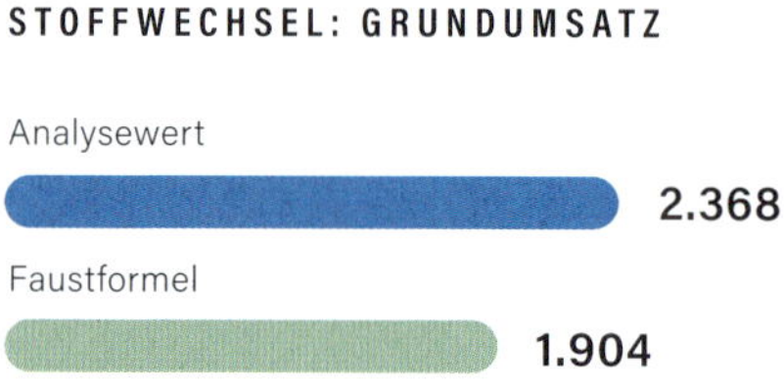

MUSKEL-FETT-ANALYSE

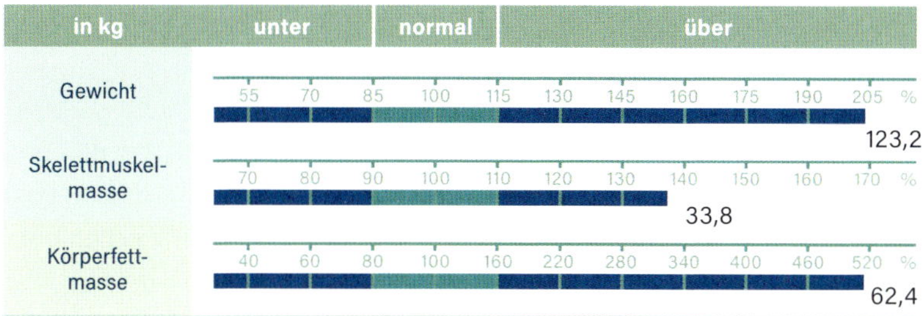

Was fällt direkt auf? Keine Fettverbrennung in Ruhe, absolut gar nichts, obwohl ein normal funktionierender Stoffwechsel genau das in Ruhe machen sollte. Obwohl Ulrike nur 165 cm groß ist, hat sie einen richtig großen Grundbedarf von über 1.900 kcal. Vier Dominosteine müssten energetisch also locker weggesteckt werden. Positiv war ihre gute Stoffwechselleistung von weit über 2.000 kcal. Somit arbeitete der Stoffwechsel noch gut, nur ging er nicht mehr an die eigenen Fettreserven. Für mich bedeuteten die Ergebnisse Entspannung: Das bekomme ich hin, und zwar ohne anfängliche Gewichtszunahme. Ich konnte also voll loslegen. Die Patientin war aufgeschlossen, hatte Humor und eine gewisse Selbstironie, obgleich sie starke private Sorgen hatte, die ich ebenfalls ernst nahm.

Was verordnete ich Ulrike für die ersten vier Wochen zu essen?

FRÜHSTÜCK

- Mindestens 80 g Haferflocken mit Milch und Honig oder 80 g Brot mit Belag nach Wahl, und zwar um 6:30 Uhr, bevor sie das Haus verließ
- Bis 9:00 Uhr weitere 100 g Brot mit Belag; zusätzlich Obst und Gemüse, konnte sie selbst entscheiden

MITTAGESSEN BIS 14:00 UHR

- entweder 300 g gekochte Kartoffeln
- oder 200 g gekochte Pasta/Reis/Bulgur etc.
- oder 200 g belegtes Brot mit beliebiger Beilage

Da mir im Ernährungstagebuch auffiel, dass zu wenig Gemüse und andere Ballaststoffe gegessen wurden, empfahl ich, unbedingt darauf zu achten. Am Nachmittag darf in jedem Fall griechischer Joghurt mit Honig, Obst und Nüssen gegessen werden und jeden zweiten Tag wären bis 16:00 Uhr sogar Süßigkeiten kein Problem, zum Beispiel ein Stück Kuchen oder ein Eis oder ein Dessert nach dem Mittagessen oder eine halbe Tafel Schokolade (50 g) oder fünf Kekse oder drei bis vier Pralinen. Abends waren mir die Essenszeiten egal, aber ich riet ihr, in den ersten vier Wochen möglichst auf nennenswerte Kohlenhydrate zu verzichten. Dazu empfahl ich Bewegung: dreimal wöchentlich eine Stunde Ausdauer am Stück. Mir war es sehr wichtig, Ulrike erst mal den Druck zu nehmen und ihr zu zeigen, wie viel etwa 2.300 kcal sind, ohne zu zählen. Und wie Sie merken, war es tendenziell mehr als ihre ursprüngliche „Schlemmerei".

Das Einzige, was mich an ihrem ursprünglichen Plan störte, war, dass sie anstatt mal ein gutes Stück Kuchen oder gute Schokolade vermehrt Trockenfrüchte gegessen hat. Denn Datteln und Bananen haben einen sehr hohen Anteil Fruchtzucker und da dieser nicht durch Insulin verstoffwechselt, sondern mitunter direkt in der Leber zu Fett abgebaut wird, sind sie bei so starkem Übergewicht und einer fehlenden Fettverbrennung in Ruhe nicht empfehlenswert. Außerdem hatte die Frau laut Anamnese eine Fettleber.

Nach Kontrolle mit Ablauf der vier Wochen hatte Urlike immer noch keine Fettverbrennung, womit die Vermutung, es könne sich beim ersten Mal um einen Messfehler gehandelt haben, entkräftet werden kann. Aber sie hatte nicht ein Gramm zugenommen. Bingo! Wir waren also auf dem richtigen Weg, der Stoffwechsel nahm unsere Friedenspfeife an. Ich empfahl ihr noch dreimal wöchentlich Kohlenhydrate am Abend hinzu, damit sie auch im Sozialleben freier und entspannter agieren konnte. Nach weiteren vier Wochen waren 2,8 kg Fett weg und der Stoffwechsel fing an zu arbeiten.

Somit konnten wir nach acht Wochen mit den kontrollierten Reduktionsphasen beginnen. Die Empfehlungen dafür möchte ich an dieser Stelle noch zurückhalten, denn ich möchte nicht Anlass für Ihre Hundertste fehlgeschlagene Diät sein. Erst mal muss jeder erkennen, wie und wie viel er essen muss, um sein Gewicht stabil halten zu können, sich einen Überblick über seinen Stoffwechsel verschaffen und in innere Klausur gehen. Denn was man zu sich nehmen muss, um zum Beispiel 123 kg zu halten, muss man auch bei 90 kg essen. Wenn man das verstanden hat und das konsequent und dauerhaft in sein Leben integrieren kann, ohne sich komplett zu verbiegen, hat man eine reelle Chance, langfristig abzunehmen. Und nur dann.

Nach einigen kurzen Reduktions- und langen Essensphasen erreichten wir nach achtmonatiger Therapiezeit folgendes Zwischenergebnis: –14 kg Körperfett.

Plus: eine wunderbare Fettverbrennung in Ruhe, nach wie vor eine Stoffwechselleistung bei etwa dreimal täglich kohlenhydratreicher Ernährung. Die meiste Zeit von den acht Monaten hat die Patientin kohlenhydratreich gegessen.

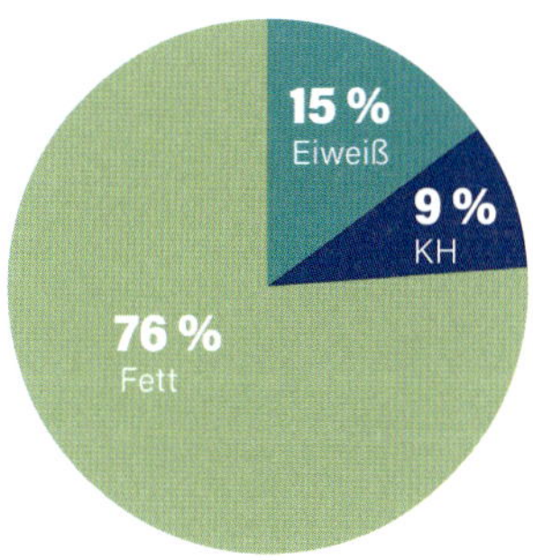

STOFFWECHSEL: GRUNDUMSATZ

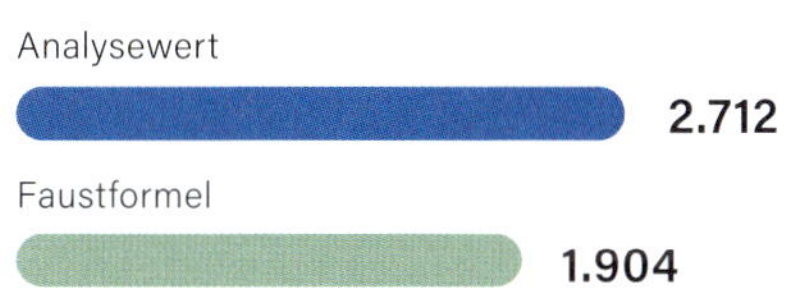

MUSKEL-FETT-ANALYSE

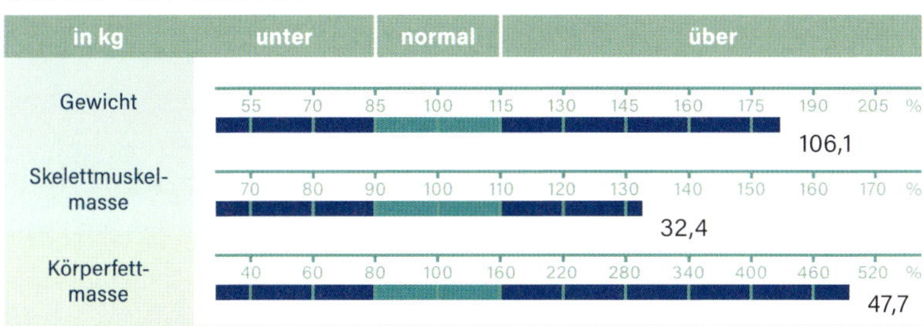

Der Magenbypass

Zurück zum geschichtlichen Exkurs (siehe Seite 164), der sich hervorragend für meine Demonstrationen eignet: In den 1990er- und zunehmend Anfang der 2000er-Jahre waren Menschen aus purer Verzweiflung schon so weit, sich ihren Magen um zwei Drittel operativ verkleinern und große Teile des Dünndarms einfach herausschneiden zu lassen.

Ich selbst arbeitete 2008 in einer Klinik, in der täglich solche Eingriffe getätigt wurden. Allerdings hatte ich damals schon meine Sprechstunde von heute. Natürlich umschwärmten mich sofort die leitenden Chirurgen und legten mir nahe, meine Patienten in deren System zu schleusen. Ich konnte erleben, dass Operateure und Ärztinnen, die den Eingriff koordinierten und darüber Vorträge hielten, wie Stars behandelt wurden. Und obwohl es für die Bewilligung einer solchen OP durch den Kostenträger strenge Auflagen gab, war es für Patienten damals durchaus möglich, in einer niedergelassenen Praxis innerhalb von zehn Tagen einen OP-Termin zu ergattern.

Die Kassen zahlten viele Tausende Euro für den Eingriff. Ein insgesamt lukratives Geschäft und so wundert es nicht, dass sich immer mehr Kliniken bemühen, die Zulassung für Adipositas-Chirurgie zu erhalten. Hier gibt es zunehmend Qualitätsunterschiede. Selbst die Kliniken merken, dass eine schlechte Vor- und Nachbetreuung einen großen Einfluss auf den Gesamterfolg des Eingriffs hat und sich die Erfolgsquoten sehr schnell herumsprechen. Denn auch in diesen Fällen ist entscheidend, wie die Betroffenen ihre Lebensgewohnheiten einschließlich der Ernährung ändern. Aus diesem Grund gibt es Kliniken, die ein mehrmonatiges präoperatives Coaching zur Voraussetzung für die Operation machen.

Es war unglaublich, wie schnell manche Menschen entschieden waren, Teile ihres Magens und Dünndarms für immer abzugeben, um den Traum des ewig Schlanken zu verwirklichen. Was vielen vorher nicht klar war – ob durch Fehlberatung oder schlichtes Ignorieren der Wirklichkeit: **Auch nach einem Magenbypass kann man wieder zunehmen, und zwar ordentlich. Er ist kein Freibrief für „nie wieder Hunger" und „für immer schlank"!** Denn der Hunger entsteht im Kopf und der Energieverbrauch ebenfalls.

Unabhängig davon, dass es postoperativ sogar zu Todesfällen kam, gibt es heute Zahlen zum Verlauf: Der durchschnittliche Gewichtsverlust nach einer erfolgreichen bariatrischen Operation beträgt etwa 33 Prozent des ursprünglichen Körpergewichts. Allerdings nimmt mindestens ein Drittel der Patienten mehr als 25 Prozent des Gesamtgewichtsverlusts wieder zu – diese Zunahme erfolgt typischerweise innerhalb von zwei bis fünf Jahren nach der OP.

Der Vorteil einer Magenbypass-Operation liegt auch darin, dass ein großer Teil der Operierten immer noch ohne erneute Diabeteserkrankung ist. Allerdings sind die Langzeitdaten schwierig zu beurteilen, da bis zu 60 Prozent der operierten Menschen nach spätestens vier Jahren die regelmäßige Kontrolle in der Klinik abbrechen, der Datenpool wird also zunehmend kleiner. So können Daten nur von Menschen erhoben werden, die unter Beobachtung bleiben.

Das kann das Ergebnis massiv verzerren, was immer wieder ein großer Kritikpunkt unter Wissenschaftlern bezüglich der bariatrischen Chirurgie ist. Trotzdem kann diese Art von Eingriff für Menschen mit schwerstem Übergewicht und Stoffwechselerkrankungen wie Diabetes eine Chance sein, danach ein gesünderes Leben zu führen und die Lebensqualität deutlich zu verbessern.

Aber das gelingt nur, wenn der Betroffene selbst komplett die Verantwortung für seine Situation übernimmt und langfristig eine Verhaltensänderung durchhält. Denn auch der Magenbypass oder ein Schlauchmagen ist keine Garantie für ein langfristig schlankes Leben. Im Schnitt erreicht die Gewichtsabnahme nach zwölf bis 24 Monaten ein Plateau (Tiefstgewicht), anschließend kommt es in vielen Fällen wieder zu einer Gewichtszunahme. Genau dann hat sich der Stoffwechsel mit den Folgen dieses operativen Eingriffs arrangiert. Ab diesem Zeitpunkt gilt es, den Stoffwechsel diszipliniert dauerhaft auszugleichen.

Heutzutage werden zwei Drittel des Magens und der Großteil des Dünndarms nur stillgelegt, aber eine Reaktivierung oder komplette Wiederherstellung des ursprünglichen anatomischen Zustands nach Jahren ist leider ohne langfristige gesundheitliche Einschränkungen oftmals nicht möglich.

WANN ERGÄBE EIN SOLCH GRAVIERENDER EINGRIFF WIRKLICH SINN?

Ganz einfach: wenn das Übergewicht ein großes lebensbedrohliches Problem geworden ist, wenn jemand unter nicht beherrschbaren Stoffwechselerkrankungen leidet, nicht mehr in der Lage ist, auf konservativem Weg sein Gewicht zu reduzieren, wenn jemand unter einer sogenannten morbiden, refraktären Adipositas leidet oder wenn durch Übergewicht eine völlige Bewegungseinschränkung vorherrscht. Kurzum: Mit 130 kg Körpergewicht, als sonst gesunder Mensch, würde ich es nicht empfehlen. Aber glauben Sie mir: Viele haben sich mit viel weniger Übergewicht dafür entschieden.

BEISPIEL AUS MEINER PRAXIS

Nora, 58 Jahre, Angestellte

Nora kam mit über 120 kg zum ersten Mal in meine Praxis. Wir stellten die Ernährung um und das Gewicht ging auf 115 kg runter – mit deutlich mehr Essen als vorher. Doch ihr fiel es schwer, sich tagsüber an das regelmäßige Essen und die Mengen zu halten, gleichzeitig hatte sie privat viel Stress. Also entschied sie sich vor etwas mehr als zwei Jahren für einen Magenbypass: Sie war nervlich am Ende und wollte endlich das Gewichtsthema loswerden. Ich konnte sie nicht umstimmen und bot ihr an, sie dabei zu begleiten, um ihr langfristig helfen zu können. Die OP verlief ohne nennenswerte Komplikationen und Nora nahm innerhalb eines Jahres 30 kg ab. Ihr tiefstes Gewicht war postoperativ 88 kg. Doch drei Jahre später begann sie, langsam auf 95 kg zuzunehmen, obwohl sie rein physiologisch natürlich nicht mehr so viel essen konnte wie früher. Was war passiert?

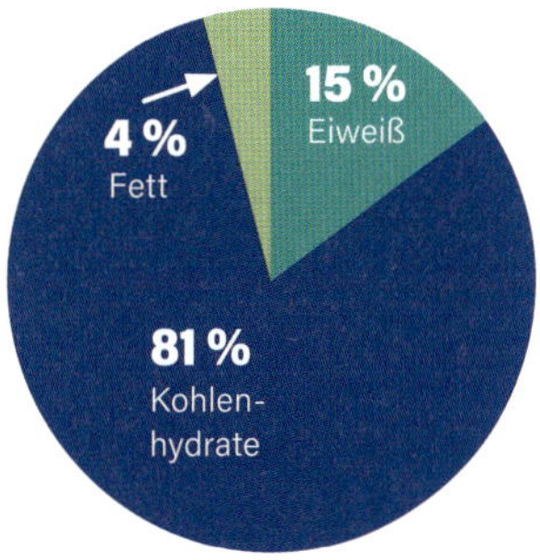

STOFFWECHSEL: GRUNDUMSATZ VOR DER OPERATION

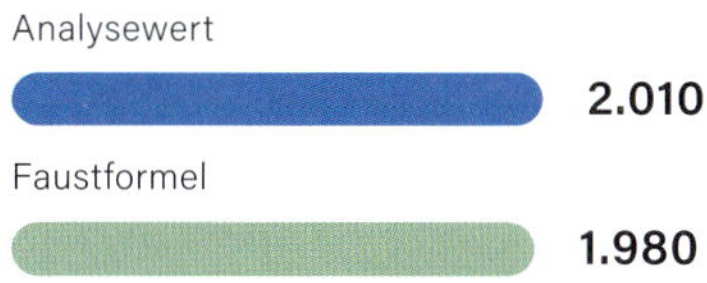

MUSKEL-FETT-ANALYSE VOR DER OPERATION

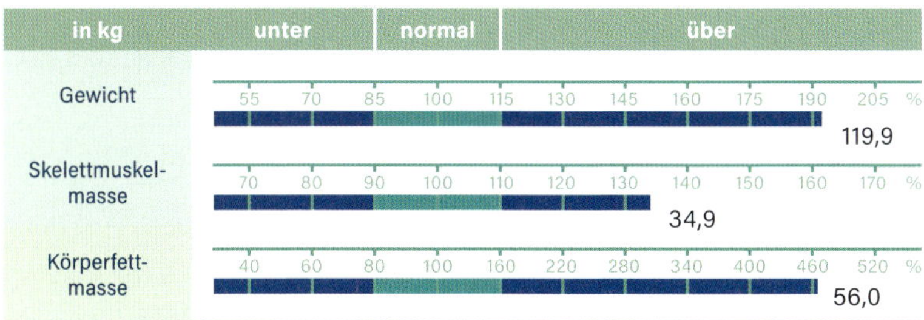

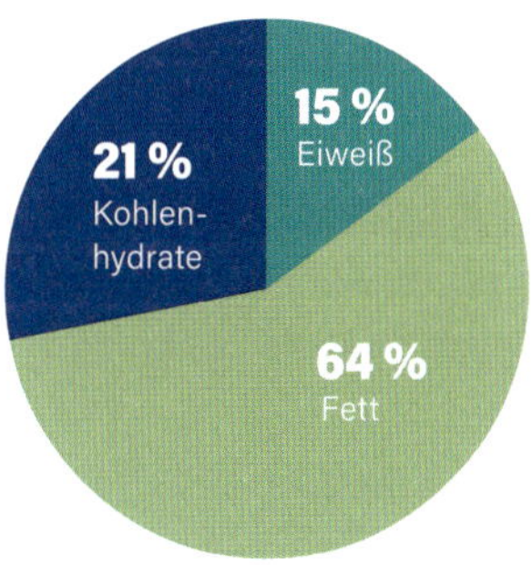

STOFFWECHSEL: GRUNDUMSATZ 2 JAHRE NACH DER OPERATION

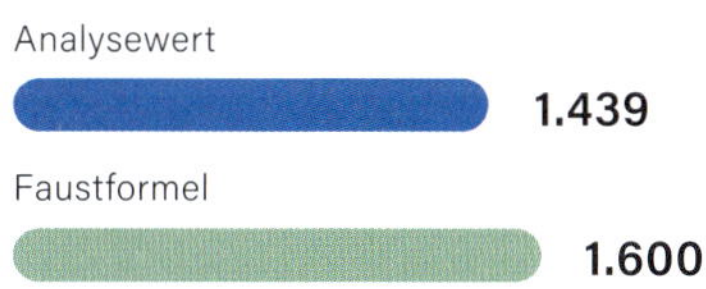

MUSKEL-FETT-ANALYSE 2 JAHRE NACH DER OPERATION

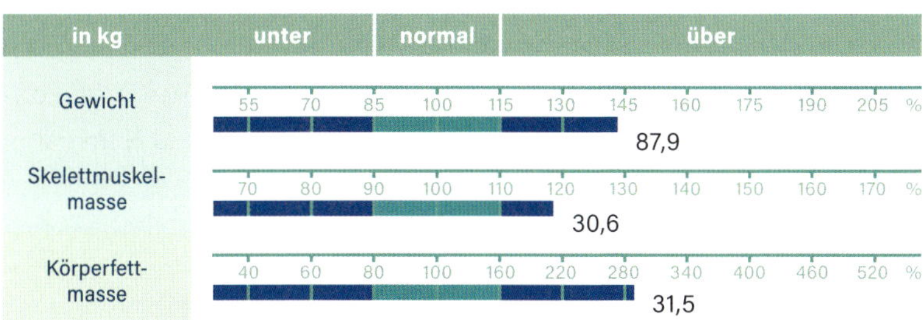

Natürlich hat sich nicht nur ihr Grundbedarf verringert, da man lebendes und energieverbrauchendes Organgewebe stillgelegt hat und ein beachtlicher Muskulaturverlust postoperativ ebenfalls nicht unnormal ist, sondern das Gehirn hat zusätzlich den Sparmodus ausgerufen. Nach der Operation hat es erst mal nicht so schnell realisiert, was passiert war, und glich die erhebliche fehlende Energiezufuhr durch den Verbrauch der Fettreserven aus. Aber so ein Gehirn ist ja nicht dumm und merkte irgendwann, dass in der Energiezufuhr etwas dauerhaft nicht stimmt. Und durch die jahrzehntelange Diäterfahrung konnte es schnell auf altbewährte Muster zurückgreifen und Reserven in Form von Körperfett aufbauen. Sie sehen, Noras Stoffwechselleistung ging wieder unter den Grundumsatz von 1.600 kcal auf 1.440 kcal herunter.

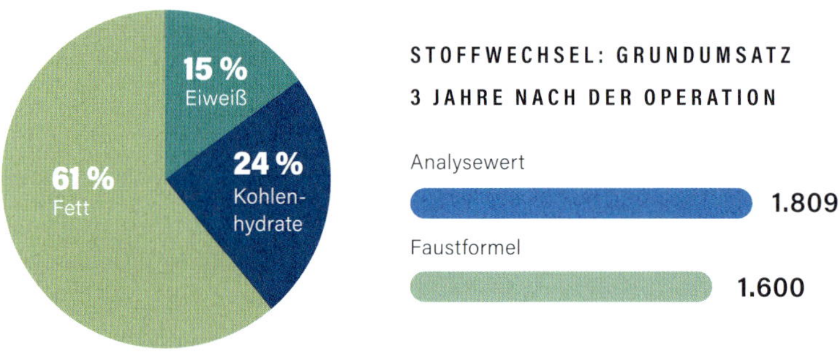

MUSKEL-FETT-ANALYSE

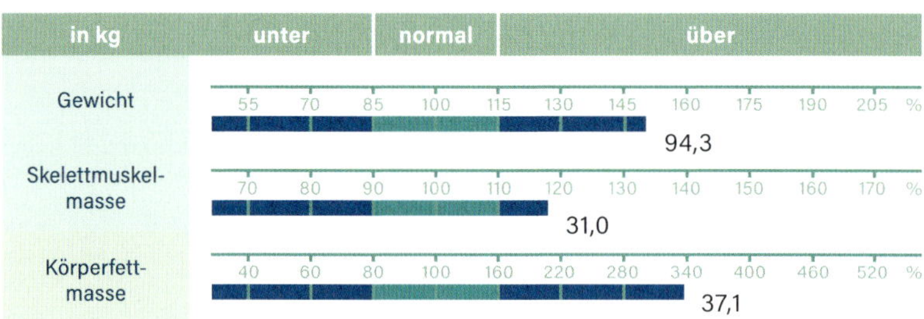

Allerdings muss man an dieser Stelle erwähnen, dass ein Drittel des gesamten postoperativen Gewichtsverlustes Muskulatur darstellt und sich der Grundumsatz somit sowieso verändert.

Immer wenn durch Ausnahmen wie Geburtstage und andere Feierlichkeiten mal ein bisschen mehr Nahrung zugeführt wurde, versuchte der Stoffwechsel, daraus wieder eine Notreserve zu bauen, weil er sich für schlechte Zeiten wappnen wollte. Die Patientin war nun fast 60 Jahre alt und konnte auch nicht einfach mal täglich joggen gehen, zumal sie das bisher nie gemacht hatte. Und sie würde mit dem kleinen Magen auch nicht mehr die Mengen essen können, die sie zusätzlich benötigen würde.

Also versuchen wir, den Stoffwechsel wieder auszugleichen, die Nahrungsmenge vorsichtig zu steigern, damit sich der Körper erneut an eine höhere Leistung anpasst und nicht so schnell weiter zunimmt. Wenn uns das gelungen ist und der Körper bei vermehrter Nahrung gewichtsstabil ist, können wir versuchen, wieder unter die 90 kg zu kommen, denn unter dieser Schwelle sollte sich die Patientin befinden, um weit von der 100-kg-Marke entfernt zu sein – auch mental. Das vermutliche Idealgewicht von unter 80 kg wird sich nicht mehr ohne Weiteres erreichen lassen, dafür hat der Körper schon zu viel gelernt. Nun mussten wir denselben Weg gehen wie vor der OP, und zwar ihren Energiebedarf mit passender Nahrung ausgleichen, da der Körper nicht mehr an seine Reserven geht, sobald die Energiezufuhr geringer ist. Das hieß für die Patientin stopfen, denn nun fiel es ihr unendlich schwer, die Nahrung in einen anatomisch verkleinerten Verdauungstrakt zu bekommen. Sie musste nun mindestens genauso diszipliniert sein wie vor der OP und das auch noch mit ungewissem Ausgang. Natürlich versuchten wir, das Gewicht zu stabilisieren, damit der Magenbypass nicht völlig umsonst war. Am Vormittag aß sie zweimal Kohlenhydrate, mittags zweimal Kohlenhydrate und irgendwann auch abends. Nun sieht der Stoffwechsel so viel besser aus und ist momentan stabil.

BEISPIEL AUS MEINER PRAXIS

Theresa, 55 Jahre, Angestellte

Theresa hatte ein ähnliches Problem: Mit knapp 140 kg hatte sie eine Magenbypass-Operation und reduzierte im ersten Jahr ihr Gewicht auf 92 kg. Fünf Jahre später kam sie zu uns mit 105,5 kg und war völlig verzweifelt, da ihre Betreuungspraxis ihr wieder zu viel Essen unterstellte und sie versuchte, nicht mehr als 1.500 kcal zu sich zu nehmen.

Für mich ist es unbegreiflich, dass eine auf bariatrische Chirurgie spezialisierte Praxis keine Ausrüstung für Stoffwechselvermessungen hat. Oftmals nicht mal eine Bioimpedanzwaage, die es seit Jahren in fast jedem guten Fitnessstudio und in Physiotherapie-Praxen gibt. Das wäre meines Erachtens in solch einer Arztpraxis absoluter Mindeststandard. Auch eine Spirometrie. Ich meine, wenn eine Stoffwechselbeobachtung Sinn ergäbe, dann ja wohl dort, wo man den Menschen einen Großteil ihres Verdauungssystems stilllegt. Aber leider sind diese Geräte immer noch kein Standard in medizinischen Praxen, die sich mit Gewichtsreduktion beschäftigen. Ich jedenfalls habe mich dazu entschieden, mein gesamtes Therapiesystem über diese Schiene den Menschen zugänglich zu machen.

Zurück zu Theresa: Sie tappte im Dunkeln und war ziemlich verzweifelt, da sie berechtigterweise große Angst davor hatte, mit einem Drittel Magen und wenig Dünndarm wieder bei 140 kg zu landen. Das waren ihre ersten Vermessungen: 1.950 kcal verbrauchte sie schon in Ruhe, ohne dass sie auch nur minimal aktiv war. Ihre Stoffwechselleistung: 2.100 kcal, also viel zu langsam.

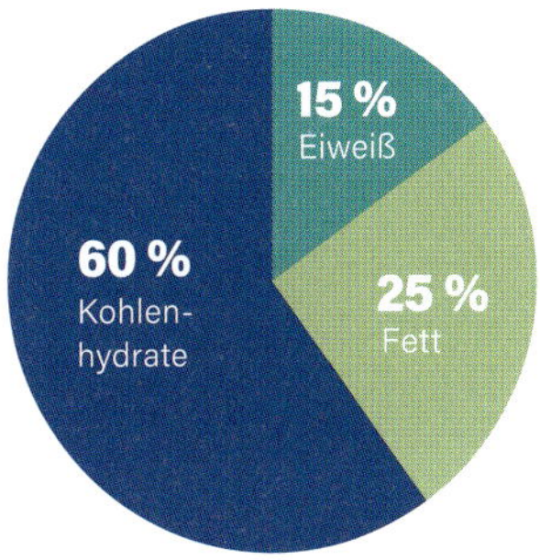

STOFFWECHSEL: GRUNDUMSATZ

4 JAHRE NACH DER OPERATION

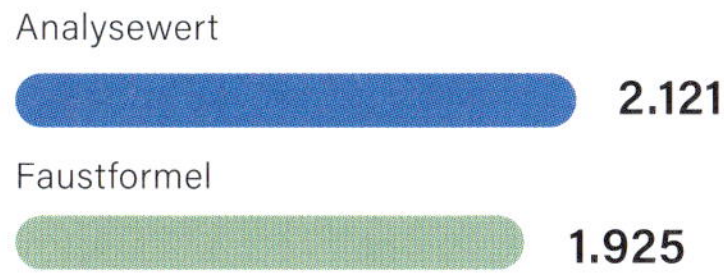
Analysewert
2.121
Faustformel
1.925

MUSKEL-FETT-ANALYSE

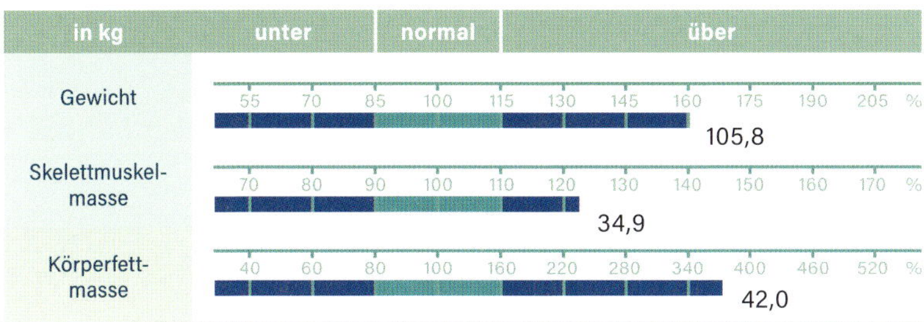

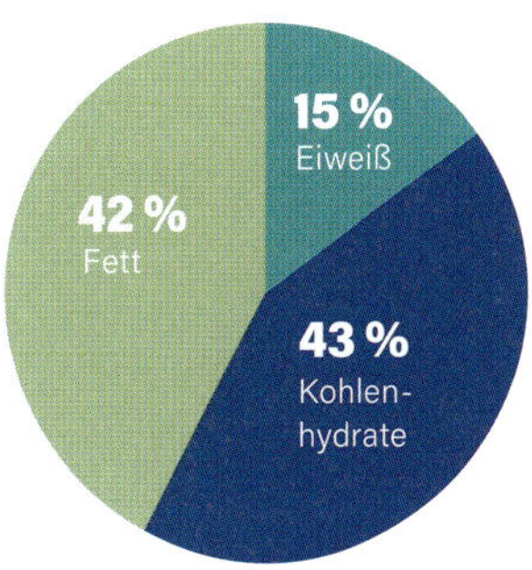

STOFFWECHSEL: GRUNDUMSATZ

5 MONATE NACH BEHANDLUNGSBEGINN

Analysewert
2.291
Faustformel
1.867

Ihr Ernährungsprotokoll:

MORGENS
Tag 1: 3 EL Müsli, 125 g Beeren, fettarme Milch
Tag 2: 1 trockenes Brötchen und 1 Eiweißshake

MITTAGS
Tag 1: 400 g bunter Salat und 1 Eiweißshake
Tag 2: 150 g Hühnchen und ¼ Baguette

ABENDS
Tag 1: Salat, Hühnchen und 4 Stück Baguette
Tag 2: Salat, Hähnchenkeule und 3 Duplo

Und sie hatte eine wirklich schlechte Fettverbrennung und kam nicht annähernd auf ihren Verbrauch. Nach etwa fünf Monaten hat sie es endlich geschafft, die Kohlenhydratmengen zu essen – das war wirklich schwer. Denn verteilen Sie mal vier Brote und mittags 350 g Kartoffeln in so einer kleinen Magenecke. Aber sie war wieder bei 98 kg und trieb dreimal wöchentlich Sport.

MUSKEL-FETT-ANALYSE 5 MONATE NACH BEHANDLUNGSBEGINN

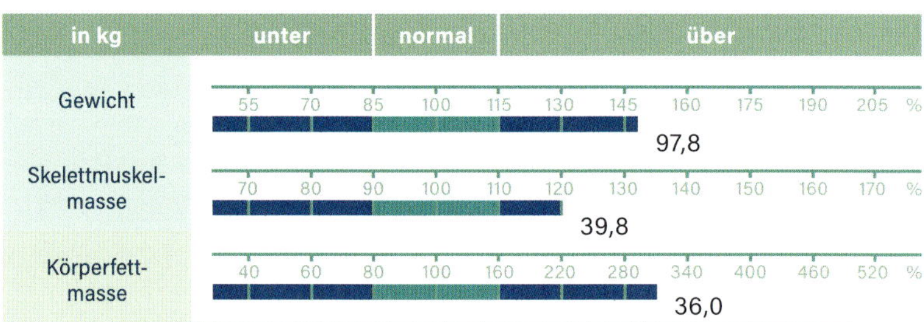

In den vergangenen Jahren habe ich viele Patienten kennengelernt, deren hohe Erwartungen nach solch einem Eingriff nicht eingetreten sind. Sehr häufig kommt es zudem infolge des Eingriffs zu einer Unverträglichkeit gegenüber bestimmten Lebensmitteln oder auch zu einem Unwohlsein durch ein verändertes Stoffwechselniveau.

MEINE EMPFEHLUNG

Interessieren und entscheiden Sie sich für solch einen Eingriff, suchen Sie vorher eine Möglichkeit, Ihren Stoffwechsel zu vermessen und sich seriös darüber beraten zu lassen, welche Veränderung Ihres Lebens nach der Operation unumgänglich ist. Suchen Sie sich eine Beratung in einer Praxis, die nicht daran interessiert ist, eine OP an Ihnen durchzuführen, damit Sie unabhängig und differenziert beraten werden. Lassen Sie sich offen über alle Eventualitäten aufklären und entscheiden Sie dann, ob Sie damit langfristig leben können.

Versuchen Sie, vor der Operation Ihre Ernährungsweise zu ändern, sie anzupassen und die für die Zukunft notwendige Bewegung in Ihren Alltag zu integrieren. Betrachten Sie das wie ein Training, denn etwas anderes ist Verhaltensänderung nicht. Haben Sie dann ein Gefühl dafür entwickelt und sind der Meinung, Sie können das in Ihr Leben integrieren, suchen Sie ein seriöses Operationszentrum auf und lassen sich dort noch mal ausführlich zu diesem Eingriff beraten. Es ist eine Lebensentscheidung! Kein operativer Eingriff nimmt Ihnen dauerhaft eine ausreichende Ernährungsweise oder die Notwendigkeit von Bewegung ab.

Denn gelingt es Ihnen nicht, nach der Operation Ihr Leben so auszurichten, dass Sie das Ergebnis der Operation dauerhaft halten können, ergibt diese definitiv keinen Sinn. Kommt es dann erneut zu einer Gewichtszunahme, ist man im medizinischen Sinn fast austherapiert. Und irgendwann wird die Frage auftauchen, welche Konzepte man wirkungsvoll anwenden kann, wenn der Verdauungstrakt massiv verkleinert wurde und das Gehirn bereits gelernt hat, auch damit wieder Körperfett aufzubauen.

Zurück zu einem leistungsfähigen Stoffwechsel

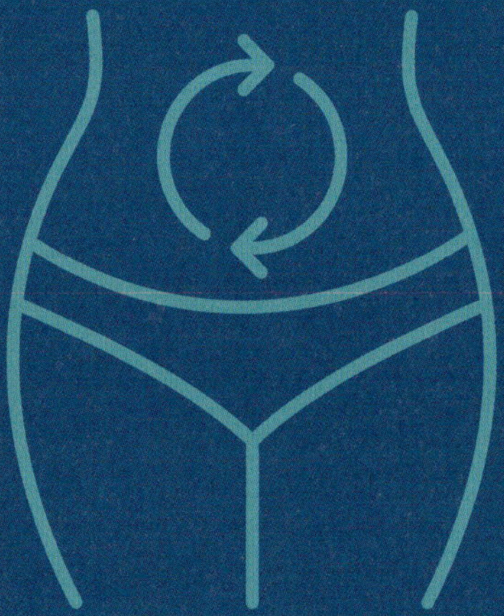

Mit vielen Kohlenhydraten und mehr Essen abnehmen: die Therapie • Wie man die „Einmal Übergewicht, immer Übergewicht"-Regel überwindet • Die neuen Mahlzeiten: Kohlenhydrate satt • Snacks, Süßspeisen oder Alkohol? • Tipps zur Bewegung • Stressmanagement • Abnehmen ohne Folgen: behutsame kurze Reduktionsphasen

Mit vielen Kohlenhydraten und mehr Essen abnehmen: die Therapie

Grundsätzlich hat sich in unserer erfolgreichen Arbeit gezeigt, dass es wichtig ist, Phasen zu unterscheiden, in denen das Gewicht gehalten oder reduziert werden soll. Wenn immer so gegessen wird, dass man eigentlich abnehmen möchte, ruiniert man sich möglicherweise auf Dauer seinen Stoffwechsel.

Wenn ich nun einen Teil des Buches unseren Therapiekonzepten widme, möchte ich nochmals deutlich darauf hinweisen, dass ich nicht den Anspruch erhebe, ein „Für-immer-schlank-Kielkowski-Konzept für alle" zu haben. Vielmehr schaue ich mir die Funktion des Stoffwechsels meiner Patienten und ihre aktuellen Alltags- und Lebensumstände sehr genau an. Der Stoffwechsel – besser gesagt: Ihr Gehirn – lässt sich nicht lumpen! Darum lassen Sie uns zuerst mit Ihrem Gehirn die Friedenspfeife rauchen, dann nimmt auch Ihr Körper bald wieder ab. Ist Ihr Gewicht nach Änderung einiger Ernährungs- und Lebensgewohnheiten stabil, läuft Ihr Stoffwechsel wieder auf Touren und konnten Sie sich mit der Ernährungs- und Lebensweise, die dazugehört, anfreunden, gehen wir ans Gewichtverlieren. Versprochen!

Den Stoffwechsel neu zu konditionieren, ist eine Grundsatzentscheidung, die Verständnis, Geduld und eine langfristige Verhaltensänderung benötigt. Ein Stoffwechsel, der kaum noch bereit ist, Körperfett zu verlieren, hat gelernt, seinen Energiespeicher zu schützen und weniger Energie für sein Leben zu verbrauchen. Das hört sich einerseits genial an, ist andererseits für die Gesundheit ein Warnsignal. Außerdem haben Sie auf den vorherigen Seiten gelernt, dass er aus vielerlei Gründen nicht an seine Fettzellen gehen kann. Ein langsamer Stoffwechsel, der das Sparen gelernt hat, spart im wahrsten Sinne des Wortes am Leben und an wichtigen Funktionen. Er gibt einfach weniger Energie für wichtige Stoffwechselwege aus, die für die Gesundheit unerlässlich sind. Und das wird von vielen Experten seit Jahrzehnten verkannt.

Ein permanentes Energiedefizit führt eben nicht zu dauerhafter Autophagie und somit zur Erneuerung der Zellen oder zur Verjüngung; im System müssen Abstriche gemacht werden. Da das Gehirn nicht vorrangig den eigenen Verbrauch reduziert und wir auch nicht überleben würden, wenn auf jeden zweiten Herzschlag verzichtet wird oder wir nur noch dreimal pro Minute atmen, wird lieber an regenerativen Prozessen gespart. Also am Immunsystem, an der Muskelregeneration, an der Gelenkregeneration und vielem mehr. Der überwiegende Teil meiner Patienten leidet deshalb unter ständiger Müdigkeit, Infektanfälligkeit sowie Muskel- und Gelenkbeschwerden. Ein Stoffwechsel, der kaum noch abnimmt, wurde möglicherweise schon eine sehr lange Zeit nicht mehr gut versorgt. Aus diesem Grund kann das Problem auch nicht innerhalb weniger Wochen korrigiert werden.

Wenn Sie noch nicht bereit sind, die Geduld aufzubringen, Ihren Stoffwechsel neu zu trainieren, sondern nach wie vor das schnelle, unbedingte Abnehmen vor Augen haben, sollten Sie dieses Buch noch mal zur Seite legen, Ihren eigenen Weg suchen und beschreiten. Sollten Sie irgendwann feststellen, dass nichts mehr geht, können Sie es jederzeit wieder zur Hand nehmen.

WIE MAN DIE „EINMAL ÜBERGEWICHT, IMMER ÜBERGEWICHT"-REGEL ÜBERWINDET

Wie lange dauert es, einen Stoffwechsel wieder zum besseren Funktionieren zu bringen? Hier kann ich nur für meine Arbeit sprechen und auf unzählige einzelne Stoffwechselvermessungen zurückgreifen: In erster Linie ist das vom Alter des Patienten abhängig und davon, wie lange und wie oft der Stoffwechsel schon starken Energieschwankungen ausgesetzt war – manchmal brauchen meine Patienten wirklich einen langen Atem. Im Durchschnitt erkennen wir nach frühestens sechs bis acht Wochen die ersten Veränderungen in die richtige Richtung. Danach können wir mit den meisten Patienten bereits eine Gewichtsreduktion anstreben. Damit beginnen wir, wenn unseren Patienten die richtige Energiezufuhr über den Tag mühelos gelingt und sie uns das Gefühl vermitteln, dass sie diese Umstellung gut und perspektivisch langfristig in ihren Alltag integrieren können. Das ist die Grundvoraussetzung. Plus: ein stabiles Gewicht.

Es kann auch mal passieren, dass es drei bis sechs Monate dauert, manchmal sogar länger, bevor der Stoffwechsel überhaupt bereit ist, wieder an seine Reserven zu gehen. Wir versuchen immer, das den Patienten plausibel und anschaulich zu erklären. Dabei können wir ihnen ihren eigenen Stoffwechsel demonstrieren und die meisten bringen dafür sehr schnell sowohl Verständnis als auch Respekt auf – Panik und Angst sind hier wie so oft schlechte Ratgeber. Die meisten sind diszipliniert und klug genug zu erkennen, dass sie trotz aller Versuche selbst nicht weitergekommen sind, und verlangen von mir nicht, ihr Problem in drei Wochen zu lösen. Patienten, die dieses Verständnis nicht aufbringen können, werden von mir dahingehend aufgeklärt, dass ich nicht die richtige Lösung sein kann.

Der Leidensdruck meiner Patienten, besonders von Frauen, ist mitunter immens. Das Gewichtsproblem geht oft mit viel Unsicherheit, Selbstablehnung, fehlendem Selbstwertgefühl und wenig Lebensfreude einher. Häufig beherrscht es viele Jahre bis Jahrzehnte das alltägliche Leben und nicht selten sehe ich es auch als meine Aufgabe an, mit meinen Patienten grundsätzliche Gespräche über Stressbewältigung, Selbstvertrauen, Selbstfürsorge und Abgrenzung zu führen. Nicht vergessen: Ein Gewichtsproblem ist immer die Summe mehrerer Faktoren und niemand kann es dauerhaft lösen, indem er nur seine Ernährung umstellt. Auch darüber müssen wir reden.

ERSTER WICHTIGER SCHRITT: STOFFWECHSEL STABILISIEREN

Kommen wir zu meiner sogenannten Stoffwechselstabilisierung, zu Stoffwechseltraining, Anregungsphase, Erhaltungsphase, einfach zu einem stoffwechselfreundlichen Essen. Diese Phase fordert den Patienten eigentlich die größte Leistung ab, da sie auch den größten Wandel erfordert. Das Essen! Die Kohlenhydrate! Allerdings kann ich sehr zuversichtlich berichten, dass die wenigsten Patienten in dieser Phase weiter an Gewicht zunehmen – vorausgesetzt, sie schaffen eine wirklich konsequente Umstellung.

Dann geht es in unserem Therapieansatz darum, den Patienten einen Weg aufzuzeigen, wie viel sie essen müssen, um ihr Gewicht jetzt und später zu halten. Dabei beobachten wir den Stoffwechsel und können sehen, wie er mit unseren zunehmenden Veränderungen zurechtkommt. Das ist, ehrlich gesagt, die größte Herausforderung meiner Arbeit, denn wie im Verlauf des Buches mehrfach beschrieben, nahmen meine Patienten vorher immer weiter zu, obwohl sie in weiten Teilen kontrolliert essen und darauf achten, wenig Kohlenhydrate zu sich zu nehmen. Doch ein Stoffwechsel, der nur noch einen Ruheverbrauch von weniger als 1.000 kcal hat, wird nur auf diesem Niveau Körperfett verbrennen können, er kann auch nur auf diesem Niveau entgiften oder sich verjüngen – sollten wir das wunderbarerweise kausal belegen können ...

Bis ein nennenswerter wissenschaftlicher Durchbruch mit wenigen Risiken erzielt wird, bin ich der Meinung, dass kein Therapeut eine nachhaltige Möglichkeit hat, den Stoffwechsel seiner übergewichtigen Patienten positiv zu beeinflussen, wenn er keine saubere Anamnese erhebt und sich den einzelnen Stoffwechsel nicht durch eine wie auch immer geartete Analyse herleiten kann. Die Technik für die Arztpraxis gibt es und man muss noch nicht mal ein über die Maßen teures Gerät anschaffen. Finanziell würde es sich zudem schnell amortisieren, da die meisten Menschen bereit sind, in eine sinnvolle und transparente Stoffwechseltherapie zu investieren. Als Therapeut kann man auch sinnvolle Kooperationen aufbauen, beispielsweise mit Fitnessstudios und Physiotherapeuten, die häufig über entsprechende Messgeräte verfügen. Und es wird auch nicht mehr lange dauern, bis gute, bezahlbare Stoffwechselmessgeräte für den Privathaushalt auf dem Markt sind.

Wenn man ständig versucht, so zu essen, dass man abnimmt, isst man oftmals in Summe zu wenig. Der Stoffwechsel reagiert darauf, seine Leistungsfähigkeit lässt nach, er fängt an zu sparen und man nimmt genau dann zu, wenn man sich eine Ausnahme gönnt. Aufgrund meiner Erfahrung und all meiner Beobachtungen empfehle ich bei einem verlangsamten Stoffwechsel die in der Übersicht zusammengefassten Dos and Don'ts.

DOS AND DON'TS BEI VERLANGSAMTEM STOFFWECHSEL

- Keine dauerhafte Low-Carb-Ernährung
- Kein dauerhaftes Intervallfasten bei Übergewicht
- Kein Kalorienzählen
- Kein Punktezählen
- Kein intuitives Essen bei Übergewicht
- Keine Nahrungsergänzungsmittel als Mahlzeitenersatz
- Keine Low-Fat-Ernährung
- Keine langen, radikalen Diäten
- Keine Süßstoffe
- Kein Sport auf nüchternen Magen bei Übergewicht
- Vorerst kein Kraftsport bei Übergewicht

- Frühstücken wie ein Kaiser, Mittagessen wie ein König und Abendessen – nicht unbedingt – wie ein Bettelmann! Jawohl, fast so, wie es unsere Großmütter schon gesagt haben. Das ist physiologisch äußerst sinnvoll.
- Kartoffeln, Reis, Pasta und Brot können wir ruhig als perfekte Energiequelle nutzen.
- Aerober Sport, also Ausdauersport, verbrennt Fett und regeneriert die Muskulatur, somit wird ebenfalls Muskulatur aufgebaut.
- Nur so viel Gewicht abnehmen, wie der Stoffwechsel freiwillig hergibt, auch wenn es länger dauert. Unbedingt kontrollieren, ob es sich bei der Gewichtsabnahme um Körperfett oder Muskeln handelt.
- Keine Gewichtsreduktion über einen längeren Zeitraum, sondern etappenweise, um das Gehirn nicht zu überlasten.

ALLGEMEINE TIPPS: WORAN ERKENNEN SIE EINEN GUTEN ERNÄHRUNGSTHERAPEUTEN?

Während sich jeder Ernährungsberater nennen darf, gelten für medizinische Ernährungstherapeuten und -wissenschaftler strengere Voraussetzungen wie ein Studienabschluss (Diplom, B. Sc., M. Sc.) in Oecotrophologie, Ernährungswissenschaften oder einem vergleichbaren Studiengang plus ein Ernährungsberater-Zertifikat. Wichtig finde ich außerdem, wie ein Ernährungstherapeut auf Patienten und deren Fragestellungen eingeht. Ganz wichtig: **Ein guter Ernährungstherapeut macht Ihnen keine Heilsversprechen für sein Konzept!**

Folgende Ansätze können auf eine vertrauenswürdige Ernährungsberatung schließen lassen:

1. Der Therapeut sagt Ihnen nicht, dass Sie nur die Hälfte essen sollten und grundsätzlich zu dick sind, weil Sie zu viel essen. Sondern er glaubt Ihnen auch, wenn Sie sagen, dass Sie gar nicht so viel essen.
2. Er erteilt Ihnen nicht pauschal den Rat, Kohlenhydrate von Ihrem Speiseplan zu streichen.
3. Ein guter Therapeut verkauft Ihnen keine eigenen Nahrungsergänzungsmittel oder Shakes mit dem Versprechen, dass Sie damit abnehmen.
4. Ein verantwortungsvoller Therapeut leitet sich Ihren Stoffwechsel her, um individuell dessen Leistung und Funktion gut einschätzen zu können. Dafür nutzt er geeignete Technologien.
5. Ein guter Therapeut schlägt Ihnen auch keinen Weg vor, an dem Sie schon dreimal in ähnlicher Form gescheitert sind.
6. Durchaus hilfreich sind Bewertungen oder Referenzen von Freunden und Bekannten, die auch nach Jahren noch erfolgreich auf die Behandlungen zurückblicken.

WAS IST IHRE HAUSAUFGABE IN DER ERNÄHRUNGSTHERAPIE?

Jeder, der sein Gewichtsproblem perspektivisch lösen möchte und schon einiges versucht hat, um schnelle Erfolge zu erzielen, aber weder das Tempo noch die Methode langfristig durchgehalten hat, muss sich vor einem neuen Therapiebeginn folgende Dinge klar vor Augen führen: Kein Therapeut kann einem Betroffenen die Verantwortung für das Übergewicht abnehmen. Die Verantwortung liegt in den eigenen Händen. Ein Therapeut kann nur begleiten, aufklären und beraten, doch die Umsetzung der Behandlung liegt immer bei den Betroffenen selbst.

Deshalb ist es auch in deren Ermessen, ein Behandlungskonzept zu finden, das zu ihrem Leben passt und dauerhaft umsetzbar ist. Natürlich ist das mit Veränderung in Alltag und Verhalten verbunden. Wer alles so lassen möchte, wird ein komplexes Thema wie Übergewicht definitiv nicht lösen können. Zumindest nicht langfristig. Ein Gewichtsproblem dauerhaft zu lösen, ist deshalb eine grundsätzliche Entscheidung, die in der Regel immer mit einer beständigen Verhaltensänderung einhergehen wird. Denn die Lebensumstände, die dazu geführt oder es verschlimmert haben, werden in der Regel immer wieder Auslöser für eine erneute Zunahme sein. Das bedeutet, dass kein Gewichtsverlust von anhaltendem Erfolg gekrönt sein wird, wenn jemand immer wieder in alte Verhaltensmuster fällt – egal, welche das waren.

Aus meiner beruflichen Erfahrung kann ich an dieser Stelle sagen, dass viele Menschen häufig einem Irrtum aufsitzen. Sie glauben: Sind 10 kg Gewicht weg, ist alles beim Alten, nur eben mit 10 kg weniger. Aber es darf nicht vergessen werden, dass Übergewicht eine Dekompensation des Stoffwechsels bedeutet, was nichts anderes heißt, als dass er übermäßige Belastungen nicht mehr ausgleichen konnte. Der Stoffwechsel hat aufgrund bestimmter Voraussetzungen Übergewicht aufgebaut und wird das immer wieder tun, sobald diese Umstände wieder eintreten. Deshalb sage ich meinen Patienten als Erstes immer: einmal Übergewicht, immer Übergewicht! Man kann das durchbrechen, aber nicht mal eben so.

Ein Stoffwechsel, der zu Übergewicht neigt und dieses bereits entwickelt hat, trägt so etwas wie einen **SETTING POINT** in sich, ein metabolisches Gedächtnis für diese Stoffwechselsituation. Nimmt beispielsweise ein Mann 20 kg ab und landet bei gesunden 80 kg, hat er immer noch ein Gewichtsproblem gegenüber einem anderen, der ebenfalls schlank bei 80 kg ist, aber noch nie ein Gewichtsproblem hatte, der essen kann, wie er möchte, und immer diese 80 kg hält. Der zuerst beschriebene Mann muss auf seine 80 kg achten.

Dauerhafte Verhaltensänderung ist ein Punkt, wofür vielen meiner Patienten lange das Verständnis fehlt. Das wird immer wieder deutlich, wenn zum Beispiel Situationen auftreten, die auch früher nur Ausnahmen bildeten, zum Beispiel Urlaub, Weihnachten oder eine opulente Party. Viele Patienten können sich lange nicht vorstellen, dass diese Ausnahmen dauerhafte Fallstricke darstellen können, und leider selbst in diesen Situationen bewusst ins Risiko gegangen werden muss. Bedeutet: Auch diese bleiben eine bewusste Entscheidung. Verfällt man wieder in alte Verhaltensmuster – und sei es nur kurz –, kann das zu einer Gewichtszunahme führen. Davon geht die Welt nicht unter und das lässt sich auch korrigieren. Man muss nur wissen, wie das gelingen kann, dafür die nötige Disziplin aufbringen und selbst Verantwortung übernehmen. Ich persönlich kenne wenige Menschen in meinem Umfeld und meinem Alter, die schlank sind und nichts dafür tun müssen.

Kein wesentliches Gewichtsproblem lässt sich schnell lösen – nach dem Motto: In zwei Monaten habe ich Klassentreffen und will dafür 10 kg weniger auf die Waage bringen. Natürlich kann dieses Ziel auf radikale Weise durchaus erreicht werden, nur sollte man das seinem schon problematischen Stoffwechsel nicht antun, denn es ist der nächste Schock, den er garantiert abspeichert. Ich pflege meinen Patienten zu sagen, dass sie mit jeder radikalen, unüberlegten Diät zunehmend jede Möglichkeit verpulvern, das Abnehmen künftig einfacher zu machen. Denn jede Reduktion ist ein Verhaltensmuster, das unser Gehirn als Stress empfindet, es als Gefahr abspeichert, um das nächste Mal dieser Methode gegenüber gewappnet zu sein. Alle erfahrenen Diätkenner können ein Lied davon singen, dass jeder Abnehmweg in der

Regel nur einmal perfekt funktioniert und beim zweiten Mal häufig schon schwerer fällt. Das ist allerdings zusätzlich abhängig davon, wie lange diese Methode beim ersten Versuch angewandt wurde. Je länger, desto größer ist die Möglichkeit des Gehirns zu lernen.

TYPISCHE ERNÄHRUNGSFEHLER BEI ÜBERGEWICHT IM ALLTAG

Die im Folgenden genannten Punkte sollten in der Summe eigentlich eher mit geringem Gewicht assoziiert sein, sie können aber bei vorhandenen Gewichtsproblemen das Gegenteil bewirken.

1. Kein oder nur ein minimales Frühstück
2. Morgens nüchtern das Haus verlassen
3. Morgens nüchtern Sport treiben oder nüchtern mit dem Fahrrad zur Arbeit fahren
4. Am Arbeitsplatz zwischendurch unregelmäßig snacken
5. Mittagessen entweder ganz ausfallen lassen, gegebenenfalls unregelmäßig essen, regelmäßig jedoch zu wenig oder zu spät Mittag essen
6. Nachmittags zu süßen Snacks greifen, da sich der Heißhunger meldet
7. Abends die größte Mahlzeit des Tages zu sich nehmen

Start in den Tag: Kohlenhydrate satt

Beginnen wir mit dem **FRÜHSTÜCK** – und denken Sie dabei an den altbekannten Spruch „morgens wie ein Kaiser, mittags wie ein König und abends wie ein Bettelmann". Was steckt dahinter? Nachts regenerieren wir nicht nur, sondern tanken Energie auf, erholen uns und sammeln Kraft für den nächsten Tag. Wir erinnern uns: Selbst die Autophagie, das sogenannte körperliche „Entmüllen", findet im Schlaf statt, nicht nur, wenn man fastet. Das bedeutet, dass der Stoffwechsel, unabhängig von alltäglichen Herausforderungen, am Morgen ausgeruht ist und schon physiologisch seine höchste Leistungsfähigkeit besitzt. Selbst ein verlangsamter, träger Stoffwechsel hat nach einer langen Ruhephase die meiste Kraft. Alle Systeme fahren hoch. Damit wird deutlich, wie wichtig erholsamer Schlaf für den Stoffwechsel und die gesamte Gesundheit ist. Wir wissen nämlich heute, dass Übergewicht selbst bei diszipliniertem Essen allein durch Schlafstörungen entstehen kann.

Wir beginnen unser Tagwerk, haben in der Regel den ersten Stress, sind aktiv. Dieser Zustand hält bis in den Nachmittag an und nimmt mit zunehmendem Tagesverlauf ab. Irgendwann fahren die Systeme runter und es folgt das Bedürfnis, erneut zu schlafen. Eine Ausnahme bildet der Schichtdienst, vor allem der Nachtdienst.

Bleiben wir jedoch beim Frühstück: Hat man kein Gewichtsproblem, vor allem noch nie gehabt, und einen Stoffwechsel mit einer guten Leistung und einer guten Fettverbrennung in Ruhe, ist es egal, ob man frühstückt oder nicht. Wohlgemerkt: vorerst! Denn selbst ein perfekter Stoffwechsel kann sich jederzeit verändern, er kann aufhören, den Stress zu kompensieren, und irgendwann ein Gewichtsproblem aufbauen. Deshalb empfehle ich jedem Menschen, auch wenn er einen perfekten Stoffwechsel hat und ihn gern behalten möchte, zu frühstücken, um dem Gehirn den Stress zu nehmen. Jedenfalls würde ein perfekter Stoffwechsel ein fehlendes Frühstück, also fehlende Energie, kompensieren.

Zur Erinnerung: Die Leber baut ihre eingespeicherten Kohlenhydrate ab (Glykogen) und gibt diese ins Blut, stabilisiert so den Blutzuckerspiegel, damit für das Gehirn genug Glucose vorhanden ist, um den lebendigen Morgenalltag zu bestreiten. Der Insulinspiegel ist niedrig, da keine Nahrung aufgenommen wird. Die Muskelzellen setzen ebenfalls aus ihren Kohlenhydratspeichern Glucose frei, denn bei zunehmender körperlicher Aktivität ist auch in ihnen Glucose das bevorzugte Substrat, da daraus über die Glykolyse schnell und unkompliziert nötige Energie bereitgestellt werden kann – schneller als aus den Fettdepots.

Sind die Glucosereserven zunehmend erschöpft und der Blutzuckerspiegel sinkt, wird das im Gehirn sofort realisiert. Es sendet das Signal „Energiemangel" und über mehrere Stoffwechselwege entsteht der Befehl „Hunger". Bis ihm durch Nahrungsaufnahme stattgegeben wird, kann sich der Stoffwechsel durchaus auch in seiner Leistung verlangsamen oder aus Amino- und Fettsäuren Glucose herstellen. Sobald Nahrung aufgenommen wird, werden alle Lücken wieder gefüllt und ausgeglichen. Sollte keine Nahrung kommen, bezahlt der Körper aus seinem Speicher: aus Glykogen, Fett und Aminosäuren. Alles regeneriert sich immer wieder nach der Nahrungsaufnahme und das Gewicht bleibt stabil.

Ich weiß, dass es vor vielen Jahren noch die Diskussion gab, ob das Frühstück notwendig sei oder nicht. Selbst auf universitärer Ebene hieß es lange, dass die Zeiten der Nahrungsaufnahme unwichtig seien, Hauptsache, die Gesamtenergiemenge in Kalorien stimmt. Dann gab es eine zeitlich stark versetzte Relativierung dieser Aussage. Zum Beispiel revidierte die Universität Berlin unter Professor Pfeiffer diese Annahme deutlich schneller als beispielsweise München. Aber das Frühstück ausfallen zu lassen oder es ausschließlich mit Quark und Obst zu bestreiten, sollte zumindest keine Empfehlung mehr für Menschen mit Übergewicht sein. Das ist nämlich auch biochemisch nicht plausibel. **Wenn der Körper ab morgens bis zum Nachmittag den höchsten Verbrauch hat, sollte er in dieser Zeit die meiste Energie auch in Form von Kohlenhydraten zugeführt bekommen.** Wer das immer noch nicht glaubt und weiterhin mit nichtssagenden Beobachtungsstudien um die Ecke kommt, den lade ich herzlich in meine Praxis nach Berlin zur Sichtung unserer unzähligen Messungen mit oft jahrelangem Monitoring ein.

Aber auch ohne diese Messungen gibt es wunderbarerweise viele kluge Köpfe, zu denen Ernährungs- und Sportwissenschaftler gehören, die mir unterstützend zur Seite springen würden, weil sie biochemisch denken können.

Noch mal klar zum Verständnis: Übergewichtige Menschen haben ganz oft keinen gut funktionierenden Stoffwechsel mehr, der einfach an seine Fettreserven geht, wenn gefastet, gehungert, Low Carb gegessen oder massenweise Eiweiß zugeführt wird. Bei diesen Menschen baut Krafttraining häufig keine Muskeln mehr auf, sondern Ausdauertraining. Dazu später mehr. Jedenfalls funktionieren die herkömmlichen Regeln, um den Fettstoffwechsel anzuregen, bei den meisten gewichtskranken Menschen nicht.

Übergewicht ist ein Ungleichgewicht im Stoffwechsel, in unserem Energiehaushalt, sonst gäbe es dieses Problem nicht. Viele übergewichtige Menschen essen kein Frühstück – zum einen, weil sie immer wieder hören, wer kein Frühstück oder nur Magerquark isst, verbrennt Fett, und zum anderen ist das Frühstück die Mahlzeit am Tag, auf die die meisten Menschen verzichten können.

Warum ist das so? Weil viele Menschen morgens schon so unter Stress stehen, entweder weil sie Termine im Kopf haben und deshalb aufgeregt sind oder weil sie ihre Kinder versorgen, in die Schule oder den Kindergarten bringen müssen, bevor sie selbst ins Büro hetzen. **Die Stresshormone im Blut, die bereits am Morgen ansteigen können, sind in der Lage, das Hungergefühl eine gewisse Zeit zu unterdrücken, und wenn man wenig Zeit hat, vergisst man das Essen und empfindet oft überhaupt keinen Hunger.**

Ein anderer Grund: Sie haben abends genug gegessen und sind morgens noch satt, denn im Schlaf wird die Energie einer Hauptmahlzeit nicht benötigt. Mit zunehmendem Tagesverlauf, zunehmender Leistung schwindet auch die Kraft und der Stoffwechsel wird über den Tag noch träger und müder. Deshalb kann ich nur aus Erfahrung sprechen, dass übergewichtige Menschen unbedingt ihre Hauptmahlzeit am Morgen essen und verhindern sollten, nüchtern das Haus zu verlassen. Schließlich wird mit zunehmendem Energieverbrauch der Stress fürs Gehirn immer stärker und der Sparzwang immer größer, vor allem der Muskelabbau nimmt deutlich zu. Mein Fazit: Vom Frühstück ist noch nie jemand dick geworden! Denken Sie mal an einen Ofen: Was man morgens hineinlegt, wenn ordentlich geheizt werden muss, ist abends in jedem Fall verbrannt. Und morgens lässt sich der Ofen am besten heizen, da sich auch bei schlechtem Stoffwechsel noch der bestmögliche Sauerstoffgehalt im Blut befindet – und für ein gutes Feuer benötigt man nun mal Sauerstoff.

Das Gehirn möchte eine Energieversorgung adäquat zu seinem Verbrauch. Der ist nun mal morgens und vormittags am höchsten, mittags und am frühen Nachmittag noch hoch. Das ist Biochemie und natürlich messbar. Wir können also resümieren: **Das Frühstück ist die Mahlzeit, die sich bei all unseren Patienten auf einen trägen Stoffwechsel positiv und langfristig verändernd ausgewirkt hat.** Bitte verzeihen Sie mir, aber das kohlenhydratreiche Frühstück ist für mich plausibel und keine Ideologie. Weit über 95 Prozent unserer Vermessungen am zweiten Termin nach wochenlangem kohlenhydratreichem Frühstück zeigen eine zunehmend positive Entwicklung – sowohl in der Leistung als auch in der Fettverbrennung.

Auf dem Frühstück reite ich gern herum, Sie merken es schon! Ein fehlendes Frühstück ist bei vielen Menschen heutzutage normal. Jetzt rechnen Sie mal: Wenn die letzte Mahlzeit abends in der Woche gegen 20:00 Uhr stattfindet und man erst am späten Vormittag oder mittags das erste Mal etwas isst, ist das doch sehr nah am 16:8-Intervallfasten, und zwar ohne nachzudenken oder sich gezielt dafür zu entscheiden. **Im Grunde gab es vor dem Hype ums Intervallfasten schon genug Daten, die das Abnehmversprechen von vornherein entzaubert hätten.** Nun bleibt abzuwarten, ob diese Methode wenigstens zum langen Leben und zur biologischen Verjüngung führt. Allein mir fehlt der Glaube, denn für komplexe Themen – und den Stoffwechsel zähle ich definitiv dazu – gibt es in der Regel keine einfachen Lösungen.

Hat ein Stoffwechsel gelernt zu sparen und seine Arbeit dem Hungerstoffwechsel angepasst, bekommt das Gehirn hormonell ständig Nahrungsknappheit vermittelt – das läuft hauptsächlich über Cortison. Allerdings kann wie im Fettgewebe auch im Gehirn die Sensibilität der Hormonrezeptoren irritiert sein. Die Kaskaden reagieren nicht mehr adäquat auf die Reize. Wenn sich nun die Vorzeichen ändern und zunehmend wieder gute Glucosespiegel gemessen werden, Nahrung zuverlässig vorhanden ist, und zwar zu Zeiten des höchsten Energieverbrauchs, können sich diese Kommunikationssysteme stückchenweise regenerieren.

Das gelingt jedoch nur, wenn diese Reize regelmäßig gesendet werden. Um seinen Stoffwechsel wieder gut einzustellen, bringt es wenig, mal zu frühstücken und mal nicht. Möglicherweise nehmen Sie dann sogar zu, weil das Gehirn auf Sparflamme läuft und versucht, alles, was zusätzlich an Energie kommt, effektiv zu verwerten und einen Teil davon im Körperfett zu speichern. **Da diese Energie tagsüber in jedem Fall verbraucht wird, stellt das Frühstück in der Regel keine Gefahr für eine Gewichtszunahme dar.**

WELCHE FRÜHSTÜCKSEMPFEHLUNG GEBE ICH MEINEN PATIENTEN?

Da ich weiß, wie schwer es für Menschen ist, die teilweise nie gefrühstückt haben, plötzlich morgens zu essen, versuche ich, vorerst tiefzustapeln. Wichtige Fragen sind: Wann stehen meine Patienten auf und wann gehen sie aus dem Haus? Hier gibt es unterschiedlichste Möglichkeiten. Viele stehen sehr früh auf, gehen aber erst gegen 9:00 Uhr aus dem Haus. Andere stehen sehr früh auf und gehen sehr früh aus dem Haus. Viele arbeiten mittlerweile im Homeoffice. Meine erste Vorgabe ist, niemals nüchtern aus dem Haus zu gehen, noch nicht mal mit dem Hund Gassi oder ins Büro, das nur 5 Minuten von zu Hause entfernt ist. Oder nüchtern mit der Arbeit zu beginnen. Und nüchtern Sport zu treiben, wenn Übergewicht besteht, geht bei mir gar nicht. Bevor das Leben anfängt, neben seinen Grundfunktionen zusätzlich Energie für Leistung zu verbrauchen, wird Energie bereitgestellt.

Wer morgens um 6:00 Uhr keine vier Scheiben Brot herunterbekommt, kann diese Menge aufteilen, zum Beispiel eine Scheibe, bevor man aus dem Haus geht, und die restlichen im Auto oder am Arbeitsplatz. Mit meinen Patienten bespreche ich die Möglichkeiten, die es gibt. Nicht zu frühstücken, ist jedenfalls keine Option mehr, da Übergewicht bereits vorhanden ist. In der ersten Zeit verfluchen mich viele meiner Patienten und – Sie werden lachen – das sage ich ebenfalls beim ersten Termin. Denn wer noch nie richtig gefrühstückt hat, wird sich am Anfang durchkämpfen müssen.

Jetzt höre ich sofort die erste klassische Frage: „Muss ich auch essen, obwohl ich keinen Hunger habe?" Natürlich nicht, aber dann wird sich an Ihrem Stoffwechsel womöglich nichts ändern. Auch das Hungergefühl ist in unserem Stoffwechsel metabolisch programmiert worden, wenn man aufgrund seines Alltags ein bestimmtes Ernährungsverhalten hat. Und zwar über eine lange Zeit. Oftmals ist es sogar so, dass abends die größte Mahlzeit des Tages gegessen wurde und danach geht man schlafen. Diese aufgenommene Energie wird weder verbraucht, noch wird sie im Schlaf vollständig verwertet.

Das bedeutet, dass ein Großteil dieser Energie morgens einem noch bis zum Hals steht und es deshalb völlig plausibel ist, dass man satt ist und keinen Hunger hat. Nicht selten erklären mir meine Patienten stolz, dass sie bis zum Mittagessen ohne Probleme durchhalten können und nichts brauchen. Wenn wir uns dann gemeinsam die letzte Abendmahlzeit anschauen und anhand des Ernährungsprotokolls nachvollziehen können, dass ab mittags bis in den späten Abend immer mehr gegessen wird und das Durchhaltevermögen keineswegs dem des Vormittags entspricht, wird vielen klar, was das Problem sein könnte.

Im Laufe der Jahre kann ich für viele meiner Patienten zwei wesentliche Aussagen treffen:

1. Wer richtig gefrühstückt hat und rechtzeitig richtig Mittag isst, hat am Abend deutlich weniger bis gar keinen Hunger mehr. Dem Gehirn ist genug Energie bereitgestellt worden – und zwar zu der Tageszeit, zu der der Verbrauch am höchsten war.
2. Der Heißhunger auf Süßes oder Salziges ab dem Nachmittag ist in den meisten Fällen weg. Denn Heißhunger ist überwiegend keine Zuckersucht, wie meine Patienten oft befürchten, sondern ein massives Energiedefizit des Gehirns – ein Glucosedefizit.

Eine wichtige Beobachtung bei all unseren Patienten ist: Hungergefühl lässt sich trainieren! Wird ein desolater Stoffwechsel wieder zuverlässig und gut versorgt, wächst er in seiner Leistung und benötigt in jedem Fall mehr Energie, um die Felder, die er aus Spargründen brachliegen lassen musste, richtig beackern zu können. Er fordert also die Energie wieder ein. Jedenfalls benötigen meine Patienten häufig viele Wochen bis einige Monate, bevor sie morgens wieder mit einem Hungergefühl aufwachen, obwohl sie in meiner Therapie abends nicht mehr die Hauptmahlzeit zu sich nehmen. Aber irgendwann bekomme ich sie alle, dann kommen sie glücklich in die Praxis und sagen: „Wenn ich morgens wach werde, habe ich Hunger und freue mich auf mein Frühstück!"

Dafür verschwindet der Heißhunger am Nachmittag und es gibt zusätzliche positive Effekte des ausgiebigen Frühstückens, die ich bei meinen Patienten beobachte:

- Sie sind am Abend satter als früher und können gut auf die Hauptmahlzeit verzichten.
- Sie fühlen sich kräftiger, fitter und am Abend nicht mehr so ausgelaugt.
- Auffällig viele Patienten haben unmittelbar nach Therapiebeginn wieder einen deutlich besseren Schlaf und regenerieren in dieser Zeit.

Hinzu kommt, dass viele Patienten, die vorher unter Muskel- und Gelenkschmerzen oder vermehrter Migräne gelitten haben, ebenfalls eine deutliche Besserung ihrer Beschwerden spüren. Das ist den wieder aktivierten regenerativen Stoffwechselprozessen zu verdanken. Und ganz wichtig: Unsere diabetischen Patienten beschreiben trotz vermehrter, guter Kohlenhydratversorgung zum einen einen niedrigeren Blutzucker und zum anderen oft geringere Insulinmengen bei Patienten mit Diabetes Typ 1.

WIE SIEHT NUN DAS FRÜHSTÜCK AUS?

Jedem, der im Tagesdienst arbeitet, empfehle ich, in der Woche bis spätestens 9:00 Uhr gefrühstückt zu haben. Wobei das erste Frühstück in jedem Fall gegessen werden sollte, bevor das Haus verlassen wird – selbst wenn man nur mit dem Hund eine Runde dreht. Die Menge hängt von Geschlecht und Körpergröße ab. Aber ich kann schon mal sagen: Unter 150 g Brot oder Brot und Müsli im Verhältnis von 1:1 bekommt keiner meiner Patienten verordnet.

Beim Belag lasse ich meinen Patienten weitgehend freie Hand, denn vom Frühstück kann man nicht dick werden, wenn man es richtig organisiert. Dennoch sollte der Belag eher mager als fett gewählt werden. Ich erwähnte schon, dass es nicht wirklich wissenschaftliche Beweise dazu gibt, ob Lebensmittel gesund oder ungesund sind. Hier existieren viele Ideologien und eigentlich kann man es sich aussuchen. Aber in unzähligen Beobachtungsstudien gibt es durchaus Korrelationen, die häufiger auftreten und Sinn ergeben. Deshalb habe ich mich in meiner Beratung auf bestimmte Lebensmittelgruppen konzentriert und empfehle diese auch. Denn Menschen, die gesundheitliche Probleme haben und den Wunsch, diese zu verändern, benötigen eine gewisse Sicherheit in der Betreuung – gerade bei Gewichtsproblemen sind diese Menschen verständlicherweise komplett verunsichert. Am liebsten möchten sie von mir eine klare Gebrauchsanweisung erhalten, was sie wie viel und wann essen dürfen.

Das habe ich bisher nie getan, denn meine Patienten sollen wieder ein eigenes Gefühl für eine ausreichende Ernährung entwickeln. Eigentlich gebe ich nur die Kohlenhydratmengen morgens und mittags vor, zusammen mit der Zeitspanne, wann diese zu sich genommen werden sollten. Deshalb ist zu Beginn der Behandlung die disziplinierte Umsetzung wichtig, damit wir die Vermessungsergebnisse in den Folgeterminen realistisch beurteilen können. Sobald ein Stoffwechsel wieder gut funktioniert, der Körperfettanteil verringert werden konnte und das Gewicht stabil ist, kann man einige Dinge lockerer angehen und ausprobieren.

Sollten diese jedoch erneut zu Problemen führen, weiß man, dass sie einem nicht guttun. Aber der Weg zu einem funktionierenden Stoffwechsel sollte nachvollziehbar und transparent sein, damit meine Patienten zukünftig selbst wissen, wie sie sich verhalten können, um nicht mehr in alte Fallen zu tappen.

WELCHE NAHRUNGSMITTEL EMPFEHLE ICH ZUM FRÜHSTÜCK?

KOHLENHYDRATE

- Brot und Brötchen, die nicht aus Weißmehlen gefertigt werden
- Cerealien wie Haferflocken, Reis, Dinkelflocken und Ähnliches, ohne Zusätze
- Reis, Kartoffeln, Nudeln, vom Vortag vielleicht, wenn Sie mögen

EIWEISS

- Joghurt, Milch, Quark, Skyr, Hüttenkäse (auch vegetarisch/vegan)
- Nüsse, Samen
- Fruchtaufstrich, Hummus
- Käse, magerer Schinken und Aufschnitt, gern auch ein Frühstücksei

BALLASTSTOFFE

- Obst, Gemüse wie Gurke, Tomate und Paprika

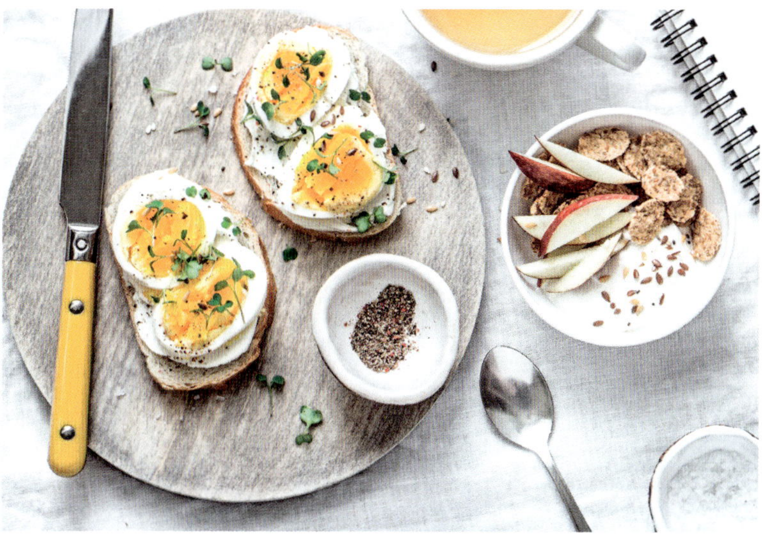

WORAUF ICH ZU BEGINN AUFMERKSAM MACHE, WENN ÜBERGEWICHT UND EIN LANGSAMER STOFFWECHSEL MIT SCHLECHTER FETTVERBRENNUNG BESTEHEN

Um einen Stoffwechsel wieder anzuregen, empfehle ich, Brot mit Cerealien zu kombinieren und nicht nur Müsli zu essen. Denn mir geht es anfangs darum, dem Stoffwechsel wieder ordentlich Energie zur Verfügung zu stellen, die auch im System ankommt. Gutes Müsli ist gesund, hat aber einen sehr hohen Anteil an Ballaststoffen, die bekannterweise schwer resorbiert und somit zum Teil ausgeschieden werden. Zusätzlich hat Müsli die Eigenschaft, im Magen aufzuquellen und vorerst schnell satt zu machen. Da es mir jedoch darum geht, zu wenig essende Menschen wieder zu den richtigen Tageszeiten mit Energie zu versorgen, möchte ich sie mit Müsli nicht zu schnell sättigen.

Wer jetzt rebelliert und sagt „Morgens reicht Müsli mit Obst", der sollte einen Blick auf unsere Tausenden ersten Stoffwechselvermessungen und die dazu passenden Ernährungsprotokolle werfen. Wenn Sie eines zur Genüge finden, dann die Angabe „zum Frühstück Joghurt mit Obst" – so häufig, als wäre das schon der Grund fürs Übergewicht. Tatsächlich ist es aber eher der Ausdruck eines schlechten Gewissens und einer morgens besonders intakten Disziplin, die in vorauseilendem Gehorsam wohl Joghurt und Quark mit Obst verlangt.

Mit meinen Patienten gehe ich einen anderen Weg: Frühstücken wie ein Kaiser! Und da Müsli, wie erwähnt, schnell satt macht, aber nicht unbedingt ausreichend Kohlenhydrate liefert, empfehle ich meinen Patienten, Brot und Müsli zu kombinieren. Beispiel: Verlässt jemand vor 7:00 Uhr das Haus, wäre ein Müsli oder Haferflocken mit Milch und Honig perfekt und bis 9:00 Uhr zum zweiten Frühstück ein großes, doppeltes, belegtes Brot.

Auf Fruchtsäfte empfehle ich zu verzichten und stattdessen lieber das gesamte Obststück zu verzehren. Der größte Fruchtzuckeranteil befindet sich im Saft und Fruchtzucker ist bekanntlich in großen Mengen problematischer als reine Glucose. Denn er wird insulinunabhängig verstoffwechselt und somit in der Leber auch zu einem großen Teil in die De-novo-Lipogenese, also die Neubildung von Fettsäuren, eingespeist. Das bedeutet, dass ein Großteil der Fructose gleich mal in Fett umgewandelt wird. Habe ich aber ein Fettverbrennungsproblem, zum Beispiel aufgrund eines hohen Bauchfettanteils, wird die Fructose nachhaltig schlecht in Energie umgewandelt. Die Fructose kann somit zu einer Fettansammlung in der Leber führen und im Zusammenhang mit einer Fettlebererkrankung stehen. Isst man jedoch die komplette Orange zum Frühstück, nimmt man auch sämtliche Faser- und Ballaststoffe auf, an die ein Großteil der Fructose gebunden ist. Das führt dazu, dass während der Verdauung weniger Fructose aufgenommen und vermehrt ausgeschieden wird. Aber man versorgt sich trotzdem optimal mit Vitaminen und Mineralien.

Bei starkem Übergewicht rate ich, mit Obstsorten, die einen hohen Fruchtzucker- und einen geringen Ballaststoffanteil haben, eher vorsichtig umzugehen. Als Spitzenreiter betrachte ich Bananen, Trauben und Kirschen. Wesentlich besser sind Himbeeren, Blaubeeren, Erdbeeren, Aprikosen, Pflaumen und Orangen.

Grundsätzlich bin ich ein großer Verfechter unverarbeiteter Nahrungsmittel. Allerdings ist das in der heutigen Zeit gar nicht so ohne Weiteres abgrenzbar, da selbst Lebensmittel wie Butter, Frischkäse, Käse, Brot und Milchprodukte irgendwie verarbeitet sind. Ich meine damit: Lassen Sie vor allem alles links liegen, was ein Fertigprodukt oder -gericht ist oder was erkennbar viele Zusatzstoffe enthält. Emulgatoren, Säuerungsmittel, künstliche Aromen und Farbstoffe, künstliche Süßstoffe: All das ist noch nicht ausreichend erforscht und gehört deshalb nicht auf den Teller. Wir wissen heute, dass ein Stoffwechsel metabolisch lernt und auch Zusatzstoffe eine biochemische Wirkung hervorrufen können, bevor sie abgebaut und ausgeschieden werden, diese jedoch nicht zwangsläufig transparent etikettiert werden müssen.

Als Brotsorten empfehle ich zu Beginn unseres gemeinsamen Weges alles außer Weißbrot, Toastbrot, Laugengebäck, weiße Brötchen, Knäckebrot und glutenfreiem Brot, wenn keine medizinische Notwendigkeit vorliegt. Gut sind Vollkornbrot, Dinkelbrot, gern auch ein gutes Graubrot, Sauerteigbrot und vieles mehr. Zur Erklärung: Brotsorten mit reinem Weizenanteil wie Weiß-, Toast- und Laugenbrot sind deshalb nicht ratsam, weil das Weizenmehl eigentlich nur noch aus reiner Stärke, Salz, Hefe und Wasser besteht. Die Kleie und der Keimling, die die Nährstoffe und Ballaststoffe enthalten, wurden in der Regel vollständig entfernt.

So kommt es beim Verzehr bei vielen Menschen zu einem steilen Anstieg des Blutzuckerspiegels und einer gleichzeitig hohen Insulinantwort. Für gesunde Menschen mit normalem Gewicht und Stoffwechsel ist das kein Problem. Außerdem haben wir gelernt, dass der Blutzuckerspiegel bei jedem Menschen individuell bei bestimmten Lebensmitteln ansteigen kann. Da aber meine Patienten in der Regel ein Gewichtsproblem und damit bereits einen gestörten Stoffwechsel haben – aus welchen Gründen auch immer –, gehe ich immer vom kleinstmöglichen gemeinsamen Nenner aus. Und Glucose, die ohne jegliche Ballaststoffe resorbiert wird, kann den Blutzuckerspiegel schneller ansteigen lassen als beispielsweise die aus Vollkornbrot oder einem guten Mischbrot.

Sollte der Blutzucker aufgrund einer hohen Ballaststoffdichte langsamer ansteigen, hat es zudem den Vorteil, dass das Sättigungsgefühl deutlich länger anhält, da die Insulinreaktion geringer ausfällt. Ganz klar stelle ich nochmals fest, dass ein permanent niedriger Blutzucker keineswegs bei jedem zu einer grandiosen Fettverbrennung führen muss. Der kann auch ein Hemmschuh sein!

Eine Messung der Fettverbrennung kann wirklich richtungsweisend sein! Ist erst mal genug Insulin im Blut, sorgt es auch gnadenlos dafür, dass der Blutzuckerspiegel absackt und die Kohlenhydrate in den Muskel- und Fettzellen landen. Eine geringe Insulinantwort dagegen hält den Blutzuckerspiegel länger stabil. Basierend auf dieser biochemischen Grundannahme empfehle ich eher dunkles und ballaststoffreiche Brot. Doch Achtung: Unter dem Deckmäntelchen des Vollkornbrots oder dunklen Brots sind auch Varianten unterwegs, die nur geringe Anteile vollen Korns haben und zum Beispiel mit Malz gefärbt sind. Hinschauen oder Nachfragen lohnt sich!

GLUTENFREI: GROSSER HYPE, GROSSER MYTHOS

Nun muss ich wahrscheinlich noch die Frage beantworten, was ich gegen Knäckebrot habe. Eigentlich gar nichts, aber für meine Therapie hat es eine zu geringe Energiedichte und ich möchte meine Patienten satt bekommen und kohlenhydratreich ernähren. Und was spricht gegen glutenfrei? Ein großer Mythos und Hype! Kaum haben Studien herausgefunden, dass glutenfreies Essen gesundheitliche Risiken bergen kann und demzufolge für gesunde Menschen nicht ratsam ist, kommt der neue Mythos um die Ecke, dass alle Menschen mit einer Hashimoto-Erkrankung glutenfrei essen sollten. Ich war baff! Diese Korrelation ist inzwischen mehrfach untersucht worden und wird definitiv nicht empfohlen, da die Nachteile einer glutenfreien Ernährung überwiegen können. Als die Studien vor einigen Jahren herauskamen, die darauf hinwiesen, dass glutenfreies Essen zu erhöhten Blutfetten und erhöhtem Blutzucker führen kann und das Risiko für koronare Gefäßverkalkung birgt, haben sich meine Erwartungen bestätigt.

In der Tat: Menschen mit einer Zöliakie, die entweder im Kindesalter oder selbst im späten Erwachsenenalter entsteht, dürfen kein Gluten zu sich nehmen, da ihnen der verarbeitende Enzymkomplex fehlt. Wer dann aber auf die Idee gekommen ist, das für Hashimoto-Patienten als nachahmenswert zu erachten, weiß ich nicht. Fakt ist, dass **Gluten auch viele gute Eigenschaften für unseren Körper hat und das gänzliche Fehlen keineswegs jedem guttut.**

Es gibt auch eine sogenannte **Glutensensitivitätsstörung.** Das bedeutet, dass einige Menschen durchaus eine Zeitlang ab einer bestimmten Glutenmenge gastrointestinale Störungen entwickeln können, die man als Therapeut ebenfalls ernst nehmen muss. Das Ziel der Therapie sollte aber nicht sein, Gluten komplett aus dem System zu nehmen, sondern man nimmt es für eine bestimmte Zeit komplett aus der Ernährung, gibt es anschließend in geringen Dosen wieder hinein und testet, ab welcher Menge Probleme auftreten. Auf diese Weise lernt auch der Patient ohne Angst seine eigene Toleranzschwelle kennen. Bei Hashimoto glutenfrei zu essen, ohne an Zöliakie oder einer Sensitivitätsstörung zu leiden, wird nicht empfohlen. Aus meiner praktischen Tätigkeit kann ich berichten, dass sehr viele Menschen glutenfrei essend in meine Behandlung kommen, entweder weil sie glauben, Gluten mache dick, oder weil sie eine Schilddrüsenerkrankung haben und fälschlicherweise glauben, kein Gluten essen zu dürfen. **In meiner Behandlung fangen wir wieder langsam an, Gluten in die Ernährung einzubinden, und das führt oftmals zu einem gesteigerten Wohlbefinden.**

AUCH BEI BROT KOMMT ES AUF QUALITÄT AN

Viele meiner Patienten backen ihr Brot selbst und ich bin immer wieder erstaunt, wie schnell und unkompliziert das möglich ist. Dabei kann man selbst so gut mit den Nährstoffen und gutem Getreide variieren, dass jeder die Möglichkeit hat, gesundes, wohlschmeckendes Brot zu essen. Das würde ich aus ernährungsphysiologischer Sicht jedem empfehlen, dem es zeitlich und logistisch möglich ist. Und mittlerweile gibt es wunderbare Bücher über das Brotbacken und fantastische Rezepte.

Vielsaatenbrot und Frühstücksbrötchen aus dem Brotbackbuch „Gesund und schlank mit Brot" vom Brotdoc Dr. med Hollensteiner, ISBN 978-3-95453-310-7

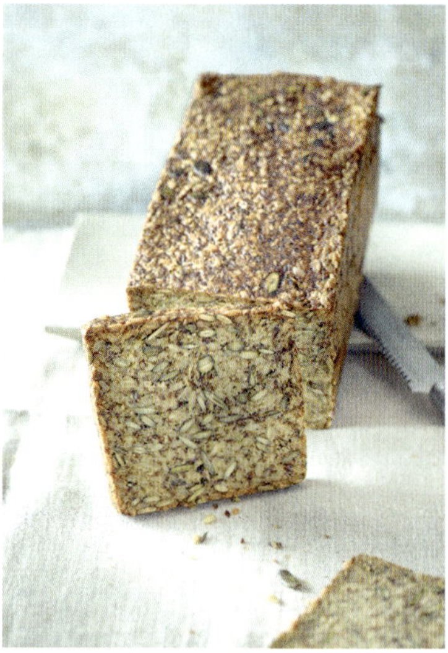

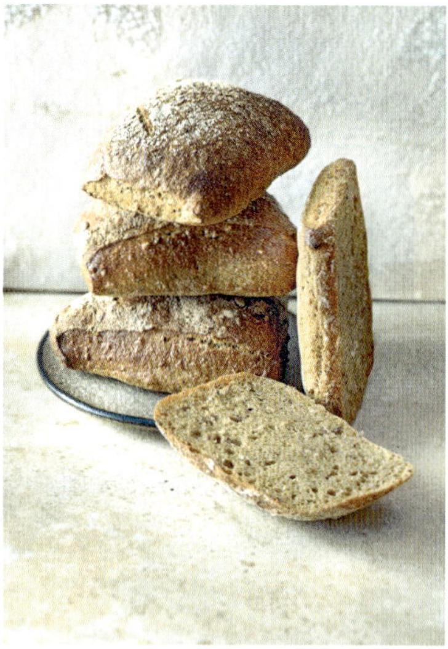

Es ist naheliegend, dass ein handwerklich in Langzeitgärung hergestelltes Biovollkornbrot mehr für die Gesundheit leisten kann als ein nie schimmelndes Industriebrot, was voller Zusatzstoffe steckt und aus Auszugsmehlen gebacken wurde.

Wem das nicht gelingt, dem empfehle ich, als Alternative gutes Brot beim Bäcker seines Vertrauens zu kaufen, bevor man im Supermarkt auf abgepackte Sorten zurückgreift. Denn dort sind die Zusatzstoffe am wenigsten transparent. Trotzdem ist es auch möglich, sich mit gutem abgepacktem Brot ausreichend zu ernähren. Leider gilt Brot in der heutigen Zeit bei vielen Menschen ebenfalls als problematisch, obwohl Brot seit Hunderten von Jahren das Nahrungsmittel schlechthin ist, lange bevor Themen wie Übergewicht überhaupt präsent wurden. Wir erinnern uns: Laut der KHK-Studie senkte der Verzehr von viel Brot die Sterblichkeit um 43 Prozent.

Grundsätzlich ist zum Frühstück von allem etwas erlaubt, denn wenn eine Mahlzeit am wenigsten für Übergewicht verantwortlich ist, dann das Frühstück. Vorausgesetzt, es wird morgens gegessen und nicht erst mittags. Immer daran denken: Was man morgens in einen Ofen legt, ist am Abend nicht nur verbrannt, sondern sorgt für gleichmäßige Wärme. Und damit der Ofen nicht ausgeht, muss man spätestens mittags nachlegen, und zwar Kohlenhydrate!

Das ideale Mittagessen setzt auf Kohlenhydrate

Ich neige dazu, meinen Patienten lediglich die Kohlenhydratmengen und die Zeitfenster der Nahrungsaufnahme zu empfehlen – zumindest in den Phasen, in denen es um Gewichtserhaltung geht. Denn vor den Kohlenhydraten haben die meisten übergewichtigen Menschen, die abnehmen möchten, Angst. Essen soll aber langfristig Normalität werden und die Vorlieben sind unterschiedlich. Zunehmend soll jeder die Verantwortung für sein Essverhalten selbst übernehmen und entsprechend kreativ werden. Würde ich meinen Patienten für ihren Alltag genaue Pläne schreiben, würden sich die meisten zu sehr darauf verlassen – und die Wahrscheinlichkeit, dass sich Fehler einschleichen, nimmt von Tag zu Tag zu. Für die Reduktionsphasen gibt es konkretere Vorgaben.

Meine Patienten sollen ihren Stoffwechsel verstehen lernen und ausreichend, regelmäßig und kohlenhydratreich essen. Wenn tagsüber genügend gegessen wird, ist der Hunger am Abend ungleich kleiner und die persönliche Kraft am Tag wesentlich höher. Denn auch vom Mittagessen kann man schwer dick werden, wenn man es bis spätestens 14:00 Uhr zu sich nimmt. Zumindest ist das bei dem weitaus größten Teil unserer Patienten so. Anders sieht es bei Schichtarbeit oder bei Menschen, die morgens sehr lange schlafen, aus.

Warum empfehlen wir unseren Patienten, bis spätestens 14:00 Uhr Mittag zu essen? Im Übrigen ebenfalls eine sehr große Herausforderung, denn meistens ist unser Alltag so strukturiert, dass wir über die Mittagszeit durcharbeiten, da wir unsere Arbeit schaffen wollen, und in vielen Büros gibt es keine oder nur schlechte Voraussetzungen für ein gutes Mittagessen. Für die meisten Menschen gehört eine richtige Mittagsmahlzeit heute nicht mehr zum normalen Alltag. Auch ist das Hungergefühl bei vielen um diese Zeit nicht ausgeprägt, was aber

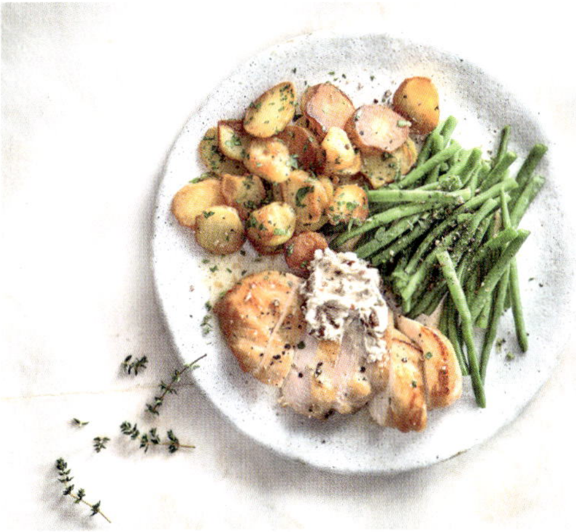

Hähnchen mit Kartoffeln und Bohnen, ein Gericht aus dem Praxisbuch zur Stoffwechsel-Revolution (mehr Informationen siehe Seite 231).

oft mit dem vorherrschenden Stress zu tun hat. Das heißt, dass ein Stoffwechsel, der gelernt hat, tagsüber nicht an seine Fettreserven zu gehen, sondern vermehrt aus den Muskeln Glucose herzustellen, sich immer weiter reduziert. Und wenn er schließlich am Abend die Hauptmahlzeit bekommt, mit der er ins Bett gehen darf, kann er sich hervorragend Reserven zur Seite legen. Schon aus physiologischen Gründen wird seine Leistung nicht mehr hochfahren, denn er ist ja müde und auf Schlaf eingestellt.

Es ist eben nicht egal, wann gegessen wird – Hauptsache, die Kalorienmenge stimmt. Eine immer noch gängige Behauptung, an der jedoch weder biochemisch noch physiologisch irgendetwas plausibel ist, wenn man bereits einen gestörten Stoffwechsel hat. Selbst Menschen, die noch keine Gewichtsprobleme haben und am Abend ihre Hauptmahlzeit essen, würde ich als Ernährungsmedizinerin raten, den Stoffwechsel durchaus mal analysieren zu lassen, um zu sehen, ob er sich bereits verlangsamt hat. Sollte das der Fall sein, besteht ein Risiko, in Zukunft ein Gewichtsproblem zu entwickeln. Wieso sollte man denn immer darauf warten, erst bei Vorhandensein eines Problems zu reagieren? Heutzutage verfügen wir über so gute Erkenntnisse, dass die meisten Gewichtsprobleme präventiv angegangen werden könnten.

Die Menge der empfohlenen Kohlenhydrate hängt auch mittags von denselben Faktoren ab, die ich beim Frühstück betrachte: Ergebnisse der Stoffwechselvermessung, Alter, Grundumsatz, Körpergröße und Stressfaktor im Alter.

Ich rate zu folgenden Nahrungsmitteln:

- Kartoffeln, gern als Pellkartoffeln, sehr ungern als Pommes, denn auch hier gilt: Je stärker die Kartoffel verarbeitet ist, umso weniger Ballast- und Faserstoffe hat sie. Das wiederum bedeutet, dass die Stärke mit zunehmender Verarbeitung ungebunden zur Verfügung steht und den Blutzuckerspiegel somit womöglich schneller und stärker ansteigen lassen kann. Ebenfalls entscheidend ist, was zur Kartoffel gegessen wird. Wird sie mit Salat und viel Gemüse kombiniert, ist die Salzkartoffel oder der Kartoffelbrei in guter ballaststoffreicher Gesellschaft.

- Pasta. Jawohl, Pasta! Es muss nicht zwangsläufig die Vollkornvariante sein. Mittags erfüllt die gute italienische Pasta aus Hartweizengrieß, schön al dente gekocht, ebenfalls ihre Aufgabe als Energielieferant. Allerdings empfehle ich meinen Patienten, die noch abnehmen müssen, in der Woche maximal zwei- bis dreimal Pasta zu essen. Auch hier sollte immer auf ausreichend Ballaststoffe in Form von Gemüse geachtet oder vorab ein guter Salat gegessen werden. Dazu darf es auch mal die Hackfleisch- oder die Sahnesauce mit Lachs sein. Besser sind Tomatensaucen mit viel frischen Kräutern.

- Reis, wobei es sich ähnlich wie bei Weißbrot oder Pommes verhält: Weißer, sehr weich gekochter Reis hat wenig Ballaststoffe und somit einen recht hohen, schnell verfügbaren Zuckeranteil. Trotzdem muss es nicht immer nur Vollkornreis sein – eine gute Mischung aus geschältem und Vollkornreis in Form von Basmatireis ist völlig in Ordnung, wenn man ihn gut verträgt. Auch hier ist der Ballaststoffanteil der Beilagen nicht zu vernachlässigen und Sushi mit seinen Nori-Blättern, die nun mal weißen Reis umhüllen, bleibt in Kombination mit Fisch und Algen eine großartige Mahlzeit.

- Hülsenfrüchte, ein alter Allrounder unter den Lebensmitteln, der jedoch häufig in größeren Mengen nicht immer gut vertragen wird. Hülsenfrüchte haben einen guten Kohlenhydratanteil, der allerdings mit einem sehr hohen Ballaststoffanteil einhergeht, also sehr langsam verdaut wird und langsam Energie liefert. Deshalb sehe ich mittags, wenn ich meinen Patienten viel Energie in Form von Kohlenhydraten zur Verfügung stellen möchte, die Hülsenfrüchte gern in Kombination mit Kartoffeln, Nudeln oder Reis. Auch Couscous, Quinoa und Amaranth sind wunderbare kohlenhydrat- und ballaststoffreiche Lebensmittel für den Mittag.

Auf meinen Plänen steht gern „beliebige Beilagen". Damit lasse ich es meinen Patienten offen, ob sie mittags Fisch, Fleisch, Tofu, Käse oder was auch immer essen wollen, allerdings empfehle ich immer Gemüse, Salat, Samen und Kerne etc. Je nach Stoffwechsel und Fettverbrennung sollte eine Mindestmenge an Eiweiß auf dem Teller sein und natürlich weise ich darauf hin, dass nicht täglich Fleisch gegessen werden muss. Aber Eiweiß muss sein.

Diese und weitere Gerichte finden Sie im Kochbuch „Abnehmen mit Kohlenhydraten – das Praxisbuch zur Stoffwechsel-Revolution" (siehe Seite 231).

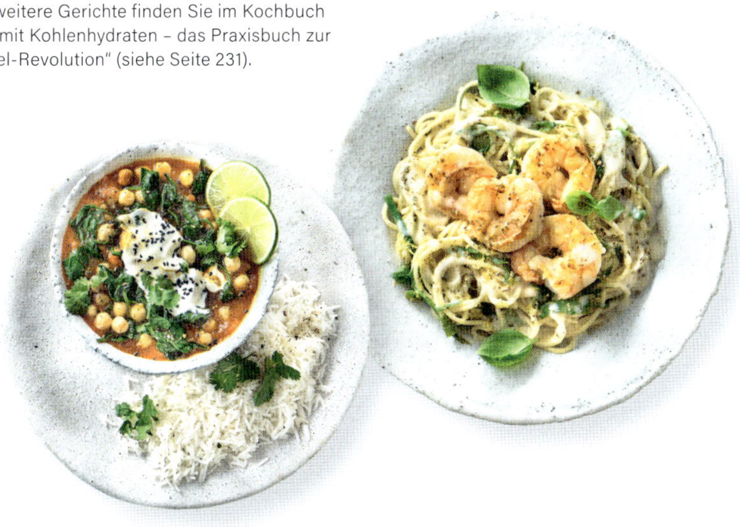

Das Abendessen: Qualität entscheidet

Kommen meine Patienten das erste Mal zu mir und sehe ich anhand der Unterlagen und Vermessungen, dass der Stoffwechsel im Keller ist und die Hauptmahlzeit eher am Abend stattfindet, baue ich für die ersten vier Wochen erst mal das Frühstück und das Mittagessen ziemlich üppig auf und empfehle, das Abendessen vorerst kohlenhydratfrei zu gestalten. Es sei denn, ein Patient hat starkes Untergewicht, was ebenfalls vorkommt, oder es handelt sich um ein Kind oder einen Jugendlichen. Aber einem erwachsenen übergewichtigen Menschen setze ich die ersten Wochen ein weitestgehend kohlenhydratarmes Abendessen auf den Speiseplan.

Allerdings – das möchte ich vorwegnehmen – versuchen wir, abends mindestens dreimal wöchentlich Kohlenhydrate zuzugeben, sobald unsere Patienten mit ausreichendem kohlenhydratreichem Frühstück und Mittagessen gewichtsstabil sind und sich an diese Mahlzeiten gewöhnt haben. Mit großem Erfolg! Denn niemand kommt in der Regel darum herum, auch mal abends Kohlenhydrate zu essen – das muss ein Stoffwechsel aushalten können. Allerdings immer weniger als mittags, was auch völlig ausreichend ist, da ein tagsüber gut versorgter Stoffwechsel abends nicht ausgehungert ist. Und somit wird das Abendessen wieder eine Frage der Qualität statt der Quantität.

Folgende Lebensmittel sind in diesem Fall kein Problem:

- Salate, Gemüsepfannen, Gemüseeintöpfe
- Fleisch, Fisch (falls es nicht schon mittags gegessen wurde)
- Tofu, Seitan, Tempeh, Edamame, Nüsse, Samen, Algen
- Mozzarella, Halloumi, Feta und andere Käsesorten
- Milchprodukte wie Joghurt, Hüttenkäse und Magerquark oder ihre vegetarischen/veganen Alternativen

Snacks, Süßspeisen oder Alkohol?

Wie halte ich es in der Praxis mit Snacks, Süßspeisen oder Alkohol? Tatsache ist: Wer gern Wein, Bier oder einen Cocktail trinkt, wird dauerhaft genauso wenig darauf verzichten können, wie jemand, der gern Süßigkeiten wie Kuchen und Schokolade mag. Deshalb kann es nicht richtig sein, das komplett zu verbieten. Unter starkem Leidensdruck und während einer erfolgreichen Diät können wir alle eine gewisse Zeit auf lieb gewonnene Laster verzichten. Und dass Alkohol und raffinierter Zucker gesundheitliche Risiken bergen, wissen wir alle. Ein Raucher weiß auch, wie schädlich eine Zigarette ist. Aber so ist es nun mal und auf bestimmte Dinge können wir nicht oder noch nicht gänzlich verzichten. Also stellt sich die Frage, inwieweit sich manches in den Alltag integrieren lässt, um trotzdem den Istzustand positiv zu beeinflussen.

Das kann Ihnen so genau niemand beantworten, also muss man es ausprobieren. Angst zu machen ist jedenfalls keine Lösung und bringt dauerhaft keinen Erfolg. Aus meiner Praxiserfahrung kann ich Ihnen sagen, dass betroffene Menschen viel eher in der Lage sind, lieb gewonnene Laster stark zu reduzieren, statt sofort darauf zu verzichten. Ich sage meinen Patienten immer: „Wenn Sie darauf bestehen, jeden Abend zwei Liter Bier oder eine Flasche Wein zu trinken, werde ich Ihnen wahrscheinlich nicht helfen können. Aber wenn wir versuchen, erst mal aus zwei Litern Bier einen halben Liter zu machen und aus einer Flasche Wein zwei Gläser, werden wir in vier Wochen sehen, was passiert."

Übrigens fällt mir an der Stelle ein: Ein großes Thema in meiner täglichen Arbeit sind Getränke wie Cola light. Eigentlich plausibel. Meine Patienten versuchen, durch Verzicht auf Kohlenhydrate ihr Gewicht zu reduzieren, fühlen sich dadurch natürlich schlapp und müde, also versuchen sie, mit Kaffee und koffeinhaltigen Getränken gegenzusteuern. Und dem Heißhunger begegnet man auf wunderbare Weise gleich noch mit, schließlich ist kein Zucker enthalten.

Ehrlich gesagt, ist das fatal. In koffeinhaltigen Light-Getränken gibt es wahrscheinlich nicht einen einzigen Stoff, der irgendeinen positiven Einfluss auf den Stoffwechsel hat, außer Wasser. Aber Ihnen zu sagen, wie ungesund Alkohol, gezuckerte, koffeinhaltige Getränke, Süßigkeiten, Nikotin und vieles mehr ist, ergibt nicht wirklich Sinn. Denn erstens wissen Sie es selbst, diese Ratschläge können Sie jeden Tag auf Social Media oder in der Zeitung lesen, im Radio hören, im Fernsehen sehen, von Ihrem Hausarzt hören. Doch all diese Dinge steuern nun mal das Suchtzentrum im Gehirn an und das gibt lieb gewonnene Dinge nicht ohne Weiteres her. Demnach ist es viel sinnvoller, an der Dosis und dem Verhalten statt an Verboten zu arbeiten.

Also stehen ein bis zwei Gläschen Wein oder ein Bier am Abend auf meinem Plan, wenn in der Anamnese regelmäßiger Alkoholgenuss angegeben wurde. Ich möchte meinen Patienten ja helfen und ihnen nicht Dinge herunterbeten, die sie vor mir schon tausendmal gehört haben. **Auf meinem Plan steht auch, dass jeden zweiten Tag bis 16:00 Uhr Süßigkeiten erlaubt sind. Natürlich meine ich damit nicht die große Gummibärchentüte mit der Tafel Schokolade hinterher!** Doch jeden zweiten Tag muss es möglich sein, sich für eine Süßigkeit zu entscheiden, ohne weiter an Gewicht zuzulegen. Also kann es ruhig mal die kleine Tüte Gummibärchen oder etwas Schokolade sein. Und jetzt kann ich Ihnen von fast 20 Jahren Erfahrungswerten berichten: Die meisten meiner Patienten benötigen gar keine Süßigkeiten mehr, wenn sie richtig gefrühstückt haben, und profitieren auf diese Weite von mehr Qualität als Quantität.

Tipps zur Bewegung

Ernährung kann keinen Bewegungsmangel ausgleichen. Denn ist ein Stoffwechsel bereits träge und langsamer geworden, kann er schön in seinem Erdloch vor sich hinvegetieren, wenn er nicht durch Bewegung gereizt wird. Gleichzeitig bringt weniger essen nichts, wenn der Stoffwechsel eh schon träge ist und Energie einspart.

Bewegung unterteilen wir in unserer Praxis in folgende Kategorien:

- Keine Bewegung und sitzende Tätigkeit
- Keine Bewegung, aber viel berufliche Alltagsbewegung
- Viel Bewegung, auch im Beruf
- Kein Sport
- Ein- bis dreimal wöchentlich Sport
- Täglicher Sport
- Leistungssport

Alle Patienten meiner Praxis vereint das Thema „Gewichtsproblem" und es kommen alle Kombinationen von Bewegungsmustern vor. Das macht klar, dass Bewegung allein nicht automatisch vor Gewichtsproblemen schützt. Es hängt von der Funktion das Stoffwechsels ab, welche Art der Bewegung vorerst für dessen Ausgleich und Neukalibrierung sinnvoll ist. Grundsätzlich befürworte ich selbst bei bereits verringerter Muskulatur vorrangig Ausdauersport und nicht Kraftsport. Warum? Übergewicht ist oft, zumindest bei den meisten meiner Patienten, ein Problem der Fettverbrennung. Messen wir schon in Ruhe die Verbrennung von hauptsächlich Kohlenhydraten anstelle von Fett, wird der Körper unter sportlicher Belastung sehr schnell an seine Grenzen kommen und das Gefühl von Energienot signalisieren. Wie wir nun wissen, ist das ein Signal, das das Gehirn nicht mag. Es steuert mit Stresshormonen dagegen, was die ohnehin gestörte Fettverbrennung zusätzlich belastet. Der Körper muss dann vermehrt selbst die eigene Muskelmasse in Zucker umwandeln. Basierend auf der griechischen Mythologie nennt man so etwas Sisyphusarbeit, also eine sich ständig wiederholende und scheinbar fruchtlose Anstrengung: Wir versuchen, über Sport Muskulatur aufzubauen, die wir quasi im selben Augenblick abbauen, um den Energiebedarf des Sports auszugleichen. Eine anaerobe Belastung, wie sie beim Kraftsport häufig ist, wäre also kontraproduktiv.

Einige Messdaten aus Untersuchungen deuten inzwischen darauf hin, dass Kalorien teilweise beim Kraftsport versacken und Kraftsport deshalb nicht adäquat auf den Stoffwechsel übertragen wird. Das stärkt eine Hypothese, die ich seit über 15 Jahren durch alle meine Vermessungen deutlich beobachten konnte und die jetzt in den Fokus der Wissenschaft rückt. Deshalb empfehle ich vorerst Ausdauersport und den Verzicht auf Kraftsport, um den Stoffwechsel zu beobachten. Unsere Daten bei Menschen mit Stoffwechselstörungen weisen deutlich darauf hin, dass sehr wohl ein Muskelzuwachs durch Ausdauertraining bei Übergewicht zu beobachten ist, dagegen oft ein Muskelabbau unter Kraftsport. Auch diese Daten werden mittlerweile auf universitärer Ebene retrospektiv und prospektiv evaluiert. Ich bin diesbezüglich entspannt, da ich das Phänomen seit vielen Jahren bewusst beobachte und unendlich viele Messungen das bestätigen.

Leitet man sich die normale Funktion von physiologischem Muskelstoffwechsel und Energiestoffwechsel des Körpers her, bezieht bekannte Störungen ein und betrachtet, welche Ersatzstoffwechsel der Körper

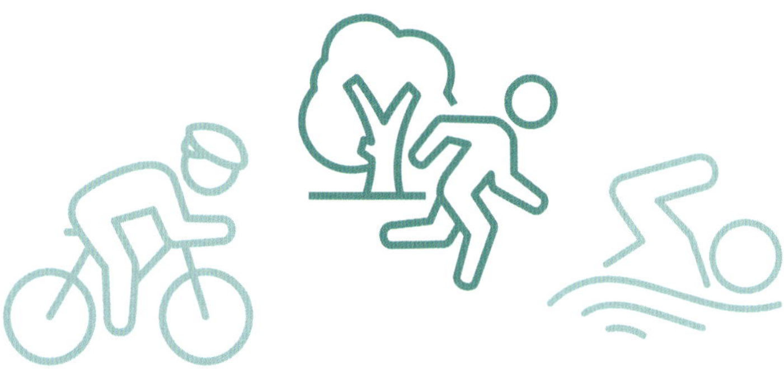

unter Stress und bei starkem Übergewicht aufweisen kann, wird ein möglicher Muskelabbau unter Kraftsport plausibel. Haben meine Patienten gut abgenommen und verfügen wieder über eine gute Stoffwechselleistung und Fettverbrennung in Ruhe, können sie Kraft- und Ausdauersport miteinander kombinieren. Allerdings empfehle ich auf der Basis jahrelanger Beobachtung, in einem Verhältnis von Kraftsport zu Ausdauersport von 1:2 zu bleiben, mit Ausnahme von Leistungssportlern, die wir ebenfalls betreuen. Zudem rate ich, bei Stoffwechselstörungen nicht täglich Sport zu treiben, sondern maximal jeden zweiten Tag.

Weshalb? Wenn ein Patient bisher nicht regelmäßig Sport getrieben hat, ist es unwahrscheinlich, dass er schlagartig und regelmäßig auf Dauer fünfmal die Woche sportlich aktiv wird. Da die Daten jedoch darauf hindeuten, dass jegliche Bewegung unter 150 bis 300 Minuten pro Woche sich nicht produktiv auf den Stoffwechsel auswirken, sage ich meinen Patienten, dass sie unter dreimal wöchentlich eine bis anderthalb Stunden Sport keinerlei Stoffwechselanregung erwarten sollten. Und das ist schon eine gewaltige Umstellung, dreimal wöchentlich regelmäßig Bewegung einzubauen. Also rate ich zum Minimum. Ich empfehle in dem Fall außerdem, sich feste Zeiten dafür einzurichten, da Erwachsene mit einem vollen Arbeits- und Familienalltag nicht darauf warten können, Sport zu treiben, wenn sie Zeit haben. Denn diese Zeit wird sich in der Regel nicht von allein ergeben. Aus diesem Grund ist es am Anfang besonders wichtig, sich klare Termine dafür zu reservieren. „Am Anfang" sage ich deshalb, weil sich nach regelmäßiger Bewegung meistens so viele positive körperliche Empfindungen einstellen, dass man gern dabeibleibt – selbst wenn die meisten beginnen, mit einem riesigen inneren Schweinehund an der Leine Sport zu treiben. Ich kann Ihnen aus Erfahrung sagen: Bei entsprechender Regelmäßigkeit wird dieser zunehmend kleiner.

Ein weiterer wesentlicher Grund spricht für Ausdauersport: Er hat den Vorteil, dass Stress abgebaut wird. Wer sich ihm wirklich hingibt, wird schnell merken, dass das Gehirn dabei entspannt. Erfahrene Ausdauersportler bestätigen, dass darin oft sogar ein Suchtpotenzial – ausgelöst durch Endorphin-Ausschüttungen – steckt.

WELCHE SPORTARTEN EMPFEHLE ICH?

In erster Linie muss Bewegung Freude machen, da sie dauerhaft in den Alltag integriert werden sollte. Da ergibt es keinen Sinn, mit etwas zu beginnen, was man nur widerwillig macht. Außerdem hängt die Art der Bewegung mit der verfügbaren Zeit zusammen.

Gute Ausdauersportarten sind alle, die einem Spaß machen:

- Ballsport
- Joggen, Walken, Schwimmen, Fahrradfahren, Ausdauertraining (auch indoor im Studio)
- Tanzkurse, rhythmische Fitnesskurse

Ideal ist, wenn man einzelne Sportarten miteinander kombiniert, um für mehr Abwechslung zu sorgen.

Was können Sie tun, wenn Sie aufgrund Ihrer momentanen Lebenssituation keine festen wöchentlichen Termine einplanen können? Dann könnten Sie Ihren Arbeitsweg mit dem Fahrrad absolvieren oder wenigstens dreimal in der Woche zügig zum Arbeitsplatz gehen. Das ist zum Beispiel meine einzige Möglichkeit der Bewegung: Ich laufe mit meinem Hund vier Kilometer in die Praxis und wieder nach Hause. Das braucht etwa eine Stunde. Ja, dafür muss ich mindestens 45 Minuten früher aufstehen, aber mittlerweile mache ich das gern. Es ist die einzige Zeit am Tag, in der ich meinen Gedanken frei nachhängen kann, und das ist die Routine, die meinen Stoffwechsel ausgleicht. Natürlich war das eine Umstellung, denn mit eigener Praxis, Mitarbeitern, Kindern und Hund habe ich nie Langeweile und der Tag hat auch für mich eigentlich zu wenige Stunden, um alles perfekt zu schaffen. Trotzdem nehme ich mir die Zeit und habe nicht das Gefühl, andere Dinge weniger gut zu bewältigen. Im Gegenteil: Die Zeit des Gehens gib mir die Möglichkeit, in Ruhe notwendige Entscheidungen zu treffen und die Dinge meines Alltags zu durchdenken.

Hat man einen Arbeitsweg, in den man schwer Bewegung integrieren kann, weil man beispielsweise auf öffentliche Verkehrsmittel angewiesen ist, könnte man entweder am Morgen oder nach der Arbeit prüfen, ob wenigstens eine Teilstrecke zu Fuß zurückgelegt werden kann – am besten 30 bis 40 Minuten. Zeiterfassung ist übrigens sicherer als ein Schrittzähler. Tracker zählen nämlich oft Erschütterungen, zum Beispiel beim Schreiben auf der Tastatur oder beim Bügeln, und ehe man sich's versieht, glaubt man, 10.000 Schritte am Tag gelaufen zu sein. Überschlagen Sie deshalb, wenn der Schrittzähler am Arm 10.000 Schritte anzeigt, ob Sie wirklich etwa sieben bis acht Kilometer (was etwa 10.000 Schritten entspricht) zurückgelegt haben.

Meine Patienten, die in Pflegeberufen, im Einzelhandel, auf der Baustelle oder in Handwerksberufen arbeiten, die viel Tagesbewegung beinhalten, müssen nicht noch mindestens dreimal die Woche Sport treiben. Hier ist in der Regel genug Bewegung vorhanden und langfristig muss nur am Ernährungsverhalten etwas geändert werden. Ich habe aber auch genug Patienten, die bis zu sechsmal die Woche Sport treiben, ständig in Bewegung sind und trotzdem Übergewicht haben. Zu vieles Essen ist in der Regel nicht ihr Problem. Eher das Gegenteil: Durch viel körperliche Bewegung und oftmals zu weniges Essen ist der Stoffwechsel in einen absoluten Sparmodus gerutscht. Hier werden Sport und Bewegung auf jeden zweiten Tag reduziert und der Stoffwechsel muss durch mehr Essen aus dem Loch geholt werden.

Stressmanagement

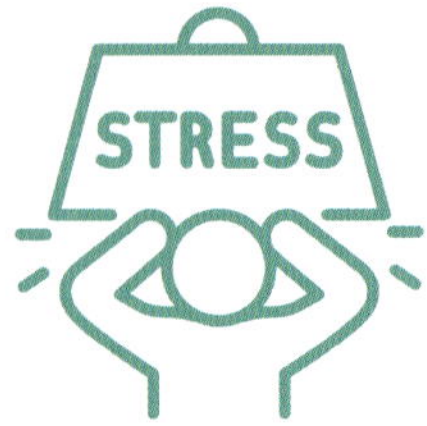

Stress ist eigentlich die Hauptursache, die einen Stoffwechsel ins Ungleichgewicht bringt. Langfristig kann dieser zu starkem Übergewicht führen. Nun werden bestimmt einige aufschreien und sagen: „Mich macht Stress schlank!" Schon klar, aber das bedeutet eben nicht, dass es bei vielen anderen keine gegensätzlichen fatalen Folgen hat. Die Hauptrolle kann hier das Stresshormonsystem spielen, das permanent erhöht ist und somit auf Dauer den gesamten Stoffwechsel verbiegt, krank und auch übergewichtig macht.

Gründe für Übergewicht infolge von Stress:

- Vermehrte Nahrungsaufnahme während oder nach Stressereignissen
- Verlangsamter Stoffwechsel, der durch hohe Cortisolwerte vermehrt Muskeln abbaut und die Fettverbrennung hemmt und so schon bei normaler Energiemenge den Körperfettanteil erhöht

Stress kann unterschiedlich verursacht werden:

- Mentaler Stress (zum Beispiel durch Kummer, psychische Erkrankungen, Schlafstörungen, Überforderung im privaten oder beruflichen Leben)
- Körperlicher Stress, zum Beispiel durch zu wenige Ruhephasen
- Stress durch falsche Ernährung, zum Beispiel aufgrund dauerhaft zu weniger Kohlenhydrate
- Stress durch äußere Einflüsse wie Lärm, schlechte Luft, Kälte, Wärme

Wie können Sie Stress bewältigen? Vorab sei gesagt: Niemand anderes als Sie selbst kann für Ihren Stress Verantwortung übernehmen. Selbst wenn Personen oder Situationen in Ihren Augen der Auslöser Ihres Problems sein mögen, können nur Sie allein das verändern, entweder durch Vermeidung, Abgrenzung oder Wandel der Einstellung gegenüber dem auslösenden Faktor. Dabei hilft es als Erstes, sich einzugestehen, dass man an seine Grenzen gekommen ist. Darauf sollte eine schonungslose und selbstreflektierte Aufklärung folgen, was die Auslöser sind.

Ja, ich weiß, das ist manchmal einfacher gesagt als getan. Doch hilfreich kann bereits ein offenes Gespräch mit Verwandten oder Freunden sein, die Ihnen wohlgesonnen und ehrlich gegenüberstehen. Aber mittlerweile gibt es online auch Selbsttests, die Ihnen helfen, die richtigen Fragen nach Schlaf- und Essverhalten, Terminplanung im Arbeitsleben sowie sozialen Kontakten zu stellen. Alles das gehört auf den Tisch. Sollte sich herausstellen, dass Sie die Lösung Ihres Problems nicht allein schaffen, sollten Sie das Gespräch mit dem Arzt Ihres Vertrauens suchen.

Wichtig in dem Zusammenhang zu wissen ist, dass auch positiver Stress zu Übergewicht führen kann. Das heißt, wenn Sie beispielsweise rund um die Uhr ausschließlich für Ihre Lieben da sind, immer abrufbereit parat stehen und Ihnen alles nicht als Stress vorkommt, weil Sie es ja gern machen. Fragen Sie sich in dem Zusammenhang, wie oft Sie am Tag Zeit für sich selbst haben, zum Beispiel auch, um in Ruhe das Mittagessen zu genießen. Gehören Sie zu den Menschen, die tagsüber voll in ihrem Beruf aufgehen, das Essen fast vergessen und abends vor Hunger vergehen? Und haben Übergewicht? Dann sollten Sie etwas ändern! Wenn Stress und Übergewicht bei Ihnen einhergehen, werden kurzzeitige Diäten wenig ausrichten können.

Es geht darum, Gehirn und Stoffwechsel regelmäßig zu entlasten, die Dauerschleifen zu durchbrechen, also für bestimmte Zeitintervalle eine innere Balance herzustellen.

Unabhängig davon, dass wir in der Praxis wirklich grundsätzliche problematische Themen besprechen und nach Lösungen suchen, helfen bei vielen Patienten schon einfachste Dinge:

- Ganz vorn steht mindestens dreimal wöchentlich Ausdauer- oder auch Kraftsport, der wie ein Break am Tag wirkt und das Gehirn aus den Alltagsroutinen zieht.
- Öfter mal Fußwege einplanen, um Termindruck zu entzerren
- Hörbücher oder die Lieblingsmusik bei einem Kaffee zwischendurch für etwa 30 Minuten hören
- Feste Mahlzeiten einplanen, immer Mittag essen
- Vor dem Einschlafen nicht das Handy in der Hand haben, grundsätzlich nicht ständig verfügbar sein, selektiver agieren
- Regelmäßiger Schlafrhythmus
- Erlernen von Meditationstechniken, autogenem Training, Entspannungsübungen. Hierfür gibt es inzwischen sehr gute Apps, aber auch Online-Kurse, die Sie begleiten können.
- Wenn Sie noch kleine Kinder haben, sprechen Sie sich offen mit Ihrem Partner ab und räumen Sie sich gegenseitig Freiräume ein.

Es gibt immer Gründe und Ausreden, nicht auf sich zu achten, aber als Arzt und als Mensch habe ich schon unzählige Male erleben müssen, dass wir irgendwie alle ersetzbar sind, auch wenn es schmerzlich ist – die Welt dreht sich immer weiter, notfalls auch ohne uns. Menschen, die ständig verfügbar sind oder glauben, es sein zu müssen, werden auch immer als Erstes belastet und um Hilfe gefragt. Doch sind sie nicht mehr verfügbar, gibt es plötzlich Alternativen. Also seien Sie selektiver mit sich selbst und gehen Sie kostbarer mit Ihren Ressourcen um! Das kann und sollte man lernen, spätestens, wenn man bereits gesundheitlich und kräftemäßig an der Wand steht. Lernen Sie, freundlich Nein zu sagen und andere Menschen um Unterstützung zu bitten, wenn Sie Entlastung brauchen. Schauen Sie sich in Ihrem Umfeld Menschen an, die diese Technik bereits beherrschen, sich um sich selbst zu kümmern, ohne unsozial oder egoistisch zu sein.

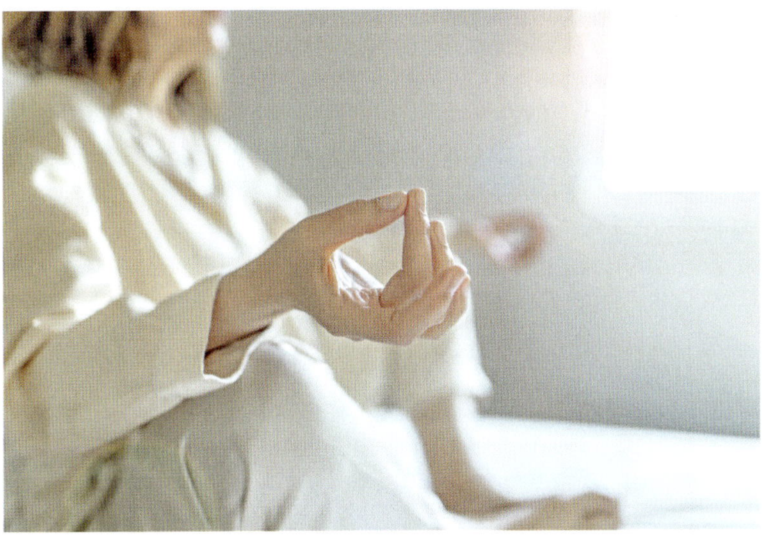

Abnehmen ohne Folgen: behutsame kurze Reduktionsphasen

Es würde sich falsch anfühlen, wenn ich am Ende dieses Buches eine Universallösung für richtiges Abnehmen präsentieren würde. Die gibt es nicht, was sich allein aus den vielen möglichen Ursachen erklärt. Viele Betroffene leiden unter Adipositas, was übersetzt heißt: pathologische Fettspeicherkrankheit. Das ist eine Erkrankung, die meistens mit leichtem Übergewicht beginnt, sich aber mit unterschiedlicher Intensität entwickelt und einen nicht vorhersagbaren Verlauf nimmt. Manche Betroffene erkranken in der Folge an Diabetes, Bluthochdruck, Fettleber und vielem mehr, andere nicht. Die einen können immer wieder gut abnehmen, die anderen kaum noch.

Die Ursachen dieser Erkrankung können in einem zu reichhaltigen Essen in Verbindung mit zu wenig Bewegung liegen, an organischen Erkrankungen, an genetischer Disposition, aber auch Folge unzähliger Diäten mit höchster Disziplin der Betroffenen sein. Da Übergewicht meistens über Jahre hinweg entsteht, besteht häufig ein langer Leidensweg. Die Ursachen lassen sich in der Regel nicht mehr eindeutig nachvollziehen und somit wird man als guter Therapeut ein wenig zum Detektiv. Man muss den richtigen Weg suchen und vor allem die richtigen Kompromisse für den individuellen Stoffwechsel finden. Zum einen bleibt eine pathologische Fettspeicherkrankheit in der Regel im Hintergrund bestehen, selbst bei erfolgreicher Gewichtsreduktion, und zum anderen geht es darum, bei vielen Menschen eine mögliche Erkrankung in der Zukunft zu verhindern.

So gehen wir bei unseren Patienten seit vielen Jahren erfolgreich vor:

1. Wir erklären ihnen die Analyseergebnisse genau, sowohl die der Vermessungen als auch unser Auswertungsergebnis aus der Anamnese und dem Ernährungstagebuch. So lernen unsere Patienten, ihren eigenen Stoffwechsel zu verstehen.
2. Wir versuchen Einsicht zu vermitteln, weshalb unsere Therapie ein Marathon und kein Sprint werden wird.
3. Es folgt eine sehr wichtige Gewichterhaltungsphase für die ersten Wochen, um aufzuzeigen, wie viel gegessen werden kann beziehungsweise muss, um ein Gewicht stabil zu halten.
4. Beim zweiten Termin nach einigen Wochen schauen wir, ob zum einen das Gewicht stabil geblieben ist und ob diese Veränderung langfristig ins Leben integriert werden konnte. An einigen Stellen wird in der Regel nachjustiert.
5. Nach etwa sechs bis acht Wochen, wenn der Stoffwechsel anzeigt, dass er sich mit der Ernährung wohlfühlt, wieder eine Fettverbrennung oder bessere Leistung vorhanden ist, gehen wir mit den Patienten in eine zwei bis vier Wochen lange Reduktionsphase. Diese endet selbst bei guter Abnahme spätestens nach vier Wochen, um den Stoffwechsel nicht wieder zu gewöhnen. Dann folgt erneut eine Erhaltungsphase.
6. Natürlich besprechen wir mit unseren Patienten Bewegungsmöglichkeiten, auch bei körperlicher Einschränkung, denn ohne Bewegung kommt man mit einem trägen Stoffwechsel nicht weit. Außerdem steuert man mit ihr der Herunterregulierung des Stoffwechsels, zum Beispiel der Thermogenese, entgegen. Dabei setzen wir zuerst auf Ausdauersport ohne Krafttraining.

7. Kohlenhydratmengen: Durchschnittlich kann man sagen, dass unsere Patienten je nach Körpergröße, Stoffwechselleistung, Fettverbrennung und Ausgangsgewicht zwischen 150 g und 180 g Brot zum Frühstück essen, was auf zwei frühe Mahlzeiten aufgeteilt werden kann, wenn man das Haus sehr früh verlässt. Einen Teil kann man als Haferflocken/Müsli zu sich nehmen und den Rest in Form von Brot (kein Weiß-/Laugenbrot oder Ähnliches). Mittags erreicht man die Kohlenhydratmengen zum Beispiel mit 300 g bis 350 g gekochten Pellkartoffeln, 200 g bis 250 g gekochtem Reis oder Pasta, wobei es wichtig ist, bis 14:00 Uhr gegessen zu haben. Männer mindestens 200 g Brot, 350 g bis 400 g Kartoffeln, alternativ 250 g bis 300 g gekochten Reis oder Pasta. Das sind erste Richtwerte, mit denen wir starten.

Unsere Reduktionsphasen sind also immer zeitlich begrenzt, der Stoffwechsel wird kontrolliert. Reduktions- und Erhaltungsphasen wechseln sich ab, um den Stoffwechsel aktiv zu halten und neu zu trainieren. In beiden Phasen kommen nur natürliche Lebensmittel auf den Speiseplan, zum Beispiel Quark, Joghurt, Buttermilch, Kefir, Ayran, Frischkäse, Mozzarella, Feta, Eier, Tofu, Lupine, Algen, Fisch, Fleisch, Hülsenfrüchte, Kartoffeln, Haferflocken, Brot, Brühe, Gemüse, fruchtzuckerarmes Obst, Nüsse, Samen, Körner, Öle. Vegane oder vegetarische Alternativen sind ebenfalls einsetzbar. Dabei versuchen wir, die Nahrungsbausteine wöchentlich zu variieren, damit sich der Stoffwechsel nicht festfährt.

Bei schlechter Gewichtsabnahme geben wir eher Lebensmittel hinzu, als dass wir welche wegnehmen. Wir beenden die Reduktion, wenn keine Abnahme zu sehen ist – dann nehmen wir den Stoffwechsel aus dem Stressgeschehen heraus und geben ihm wieder viel zu essen. Nach einigen Wochen startet ein neuer Versuch.

Für eine erfolgreiche Therapie sind für mich folgende Dinge sehr wichtig:

- Die Reduktion des Gewichts soll etappenweise erfolgen, immer bei aktivem Stoffwechsel.
- Der Körper soll sich nach Reduktionsphasen immer erst an ein neues Gewicht gewöhnen – nur dann bleibt am Ende der Jo-Jo-Effekt aus. In einem Vierteljahr kann man nach dieser Vorgehensweise auf stoffwechselschonende Weise je nach Ausgangs- und Zielgewicht bis zu 8 kg Körperfett verlieren. Dauerhaft!

Heißt das nun, dass man immer in die Praxis kommen muss, um abzunehmen? Nein! Natürlich sind viele Betroffene auch selbst in der Lage, ihren Stoffwechsel wieder in den Griff zu kriegen.

Gehören Sie zu denjenigen, die nur sehr schwer abnehmen oder bei geringen Essensmengen sehr schnell zunehmen, obwohl Sie gefühlt viel weniger essen können als andere, sollten Sie erst mal davon ausgehen, dass Ihr Stoffwechsel nicht richtig rund läuft. Im nächsten Schritt sollten Sie vor Ort entsprechende Messungen (Bioimpedanzmessung zur Verteilung von Fett, Muskeln, Wasser etc. und Spirometrie zur Erhebung Ihres Grundumsatzes) durchführen lassen; entsprechende Möglichkeiten finden Sie mithilfe der QR-Codes auf dem Buchumschlag. Natürlich können Sie sich auch online an unsere Praxis wenden, beispielsweise über Instagram oder TikTok, denn mittlerweile verfügen wir über einen so großen Erfahrungs- und Datenschatz, dass wir eine gute Online-Beratung durchführen können, wenn Sie uns Ihre Messergebnisse zur Verfügung stellen.

Nie wieder dick werden

Nach erfolgreicher Abnahme ist es der größte Wunsch eines jeden: nie wieder dick werden! Doch dafür gibt es keine Garantie und bisher scheitern sehr viele daran. Auch die Daten weisen stark darauf hin, dass es die Mehrzahl nicht dauerhaft schafft.

Liegt das am fehlenden Willen? An fehlenden Konzepten? An fehlender Aufklärung? Am Ende ist es eher eine Mischung aus mehreren Gründen: Viele Menschen denken, dass sie, wenn sie einmal diszipliniert abgenommen haben, wieder so essen können wie vorher und dass das Gewichtsproblem nur ein vorübergehendes Phänomen war. Andere glauben, das ursprüngliche Problem richtig ausgemacht zu haben, und lassen die Schokolade oder was immer sie sonst als Übeltäter identifiziert haben, weg. Sie treiben mehr Sport oder essen insgesamt weniger. Wiederum andere behalten die Diät halbherzig bei und gönnen sich zunehmend Ausnahmen. Trotzdem funktioniert es in vielen Fällen nicht. Denn wenn man sich die Zahlen der Übergewichtigen in Deutschland und die Menge der Abnehmwilligen anschaut, müsste sich doch endlich mal ein Trend Richtung sinkenden Übergewichts abzeichnen. Leider ist es eher umgekehrt.

Nun kann ich wiederum nicht für alle Menschen sprechen, sondern nur für meine eigene Arbeit: Wir haben eine hohe Quote an Patienten, die abnehmen und ihr Gewicht anschließend sehr gut halten, obwohl sie sehr viel mehr essen als vorher, weil wir ihren Stoffwechsel wieder aktivieren konnten. Hierbei begleiten wir unsere Patienten oft noch viele Jahre mit unseren Messungen. Wir haben aber auch Patienten, die nach Jahren zu uns zurückkommen und einen neuen Anlauf benötigen, weil sich in ihrem Leben etwas Grundsätzliches verändert hat oder eine Krankheit dazwischenkam. In den meisten Fällen haben diese Patienten aber immer noch weniger Gewicht als zu dem Zeitpunkt, als sie das erste Mal zu uns gekommen sind.

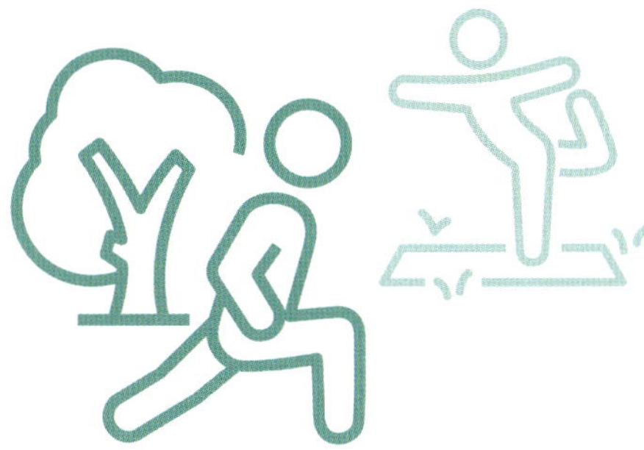

Was sind günstige Voraussetzungen, um sein Gewicht langfristig zu halten?

1. Verständnis von seinem eigenen Stoffwechsel und das Bewusstsein, selbst Verantwortung dafür zu übernehmen.
2. Wissen darüber, dass ein ehemals übergewichtiger Stoffwechsel immer wieder vermehrt Körperfett aufbauen kann und wird, wenn in alte Verhaltensmuster zurückgegangen wird.
3. Klare Entscheidung für eine langfristige Umstellung des Verhaltens im Umgang mit Bewegung, Nahrungsmitteln, Alkohol und Stress.
4. Einhaltung von Gewichtserhaltungsphasen, damit der Stoffwechsel sich darauf einstellen kann. Denn ein ständiger Wechsel und halbherzige Diäten, dann wieder unkontrollierte Tage können nicht nur zu ständig zunehmendem Gewicht führen, sondern den Stressstoffwechsel zunehmend belasten.
5. Gewichtserhaltung genauso diszipliniert wie die Diät betreiben.
6. Regelmäßige Bewegung ins Leben bringen und dabei – ganz wichtig – realistisch planen! Am besten feste Termine planen und in den Alltag integrieren. Mindestens dreimal wöchentlich eine bis anderthalb Stunden Sport beziehungsweise Bewegung, alles darunter bringt wenig. Es sei denn, man ist beruflich sehr aktiv.
7. Nicht ständig auf die Waage gehen. Gutes Abnehmen beginnt im Kopf. Einmal wöchentlich wiegen, immer am selben Wochentag. Und nicht ständig auf verschiedene Waagen steigen.

8. Bei leichten Gewichtsschwankungen nicht gleich nervös werden und den Stoffwechsel unter Druck setzen. Lieber noch eine Woche abwarten. Zeigt die Tendenz immer noch in die falsche Richtung, prüfen, ob sich einiges im Verhalten geändert hat, zum Beispiel alte Gewohnheiten, zu viele Ausnahmetage, weniger Bewegung, Stress, unregelmäßiges Essen. Direkt gegensteuern und nicht warten, bis 10 kg zurückgekommen sind. Denn dann hat man aufs Neue einen mühsamen Weg vor sich.

Wer für sich gelernt hat, so zu essen, dass er sein Gewicht hält und damit grundsätzlich zufrieden ist, hat eine bessere Chance, sein Gewicht langfristig zu halten, als jene, die ständig falsche Ernährungsweisen mit Diäten oder anderen Ernährungsmustern kurzfristig korrigieren. Deshalb suche ich mit meinen Patienten als Erstes den Weg der Erhaltung, manchmal einige Monate, bevor wir in regelmäßige Reduktionsphasen starten. Ich bin davon überzeugt, dass das ein großes Erfolgsgeheimnis unserer Arbeit ist. Eine Garantie für „niemals wieder dick" kann Ihnen keiner geben – das bleibt in Ihrer eigenen Verantwortung.

Das Praxisbuch zur Stoffwechsel-Revolution

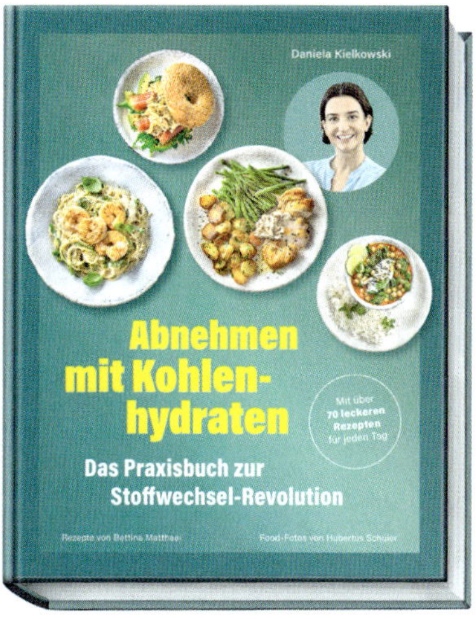

Text: Daniela Kielkowski
Rezepte: Bettina Matthaei
Food-Fotos: Hubertus Schüler
ca. 240 Seiten
Format: 19 × 24 cm
28,00 EUR (D)
ISBN 978-3-95453-334-3

Neben vielen köstlichen und alltagstauglichen Rezepten finden Sie im Praxisbuch einen ausführlichen theoretischen Teil. Die Rezepte orientieren sich an den in diesem Buch beschriebenen Gewichtsstabilisierungs- und Gewichtsreduktionsphasen.

Im Theorieteil lernen Sie, mit ausreichend Kohlenhydraten Ihren Stoffwechsel zu steuern und optimal zu versorgen, und erhalten Tipps, wie Sie Ihren Alltag entspannt in Balance halten. Eine Systematik zeigt Ihnen, wie sich Ihr Stoffwechsel verändert hat und wie Sie das wieder korrigieren können.

Impressum

BECKER
JOEST
VOLK
VERLAG

Originalausgabe
Becker Joest Volk Verlag GmbH & Co. KG
Bahnhofsallee 5, 40721 Hilden
www.bjvv.de, info@bjvv.de

3. Auflage Juni 2025
ISBN 978-3-95453-308-4

TEXT Daniela Kielkowski
REDAKTION Ralf Joest, Philine Anastasopoulos
BUCHGESTALTUNG, PORTRÄTS Justyna Schwertner
PROJEKTLEITUNG Ralf Joest
BILDBEARBEITUNG Markus Neis
LEKTORAT Doreen Köstler
DRUCK Graspo

Credits: S. 45 Aldona (Getty Images), S. 47 Okea (Getty Images/iStockphoto), S. 53 und S. 54 InBody, S. 58 uVida, S. 81 InBody, S. 105 fcafotodigital (iStock), S. 135 ttsz (iStock), S. 147 Zhenyakot (iStock), S. 152 andriano-cz (iStock), S. 201 OksanaKiian (Getty Images/iStockphoto), S. 206, S. 209 und S. 211 Hubertus Schüler, S. 223 PixelsEffect (iStock)